国家级实验教学示范中心
基础医学实验教学系列教材

临床基础实验

第3版

主　编　李芳邻　王　欣

副主编　钟　宁　黄　涛　梁　婷

编　委　（按姓氏笔画排序）

马兆珢　马德东　刘　腾　王　欣　王立杰
尹金岭　卢雪峰　边　圆　刘月冉　刘春兰
祁　磊　李　英　李芳邻　杨金玲　杨艳平
宋　静　张　凯　张　超　张晶卉　陆　楠
林晓英　孟晓慧　钟　宁　侯桂华　郭　虎
黄　涛　梁　婷　遇　晓　程汉智　邵　军

科学出版社
北　京

内 容 简 介

本教材为“国家级实验教学示范中心·基础医学实验教学系列教材”之一。基于国家教育部发布的医学教育最基本的医学学习能力培养要求，通过教材中所涉及的教学内容的学习，旨在使各专业学习者，尤其是医学类别下的学生能够快速掌握基本医学技能、医学思维和科学研究方法。本书按照不同阶段的学习要求，针对临床综合技能培养的特点，对实验项目的设计进行了基本、融合、创新的三级分层，分别侧重于基本功、临床思维、临床进展的实践训练，为学生临床与科研素质的提升打下扎实的基础。本版在第1版和第2版的基础上，针对临床基本技能的强化训练，增加了示范病例、临床思维问题等更加贴合临床实践的内容，便于学习者摆脱惯性思维，增加学习兴趣。书中涵盖的教学实验项目更符合临床实践中基础理论与临床技能融合性训练的要求，同时兼顾医患沟通学与医学科学的相关进展的学习。

本书适合医学院校各年制、各专业学生阅读，可作为临床、药学、口腔、预防、护理等专业的学生用书，也可作为执业医师、执业助理医师及住院医师的临床实践技能训练教材。

图书在版编目(CIP)数据

临床基础实验 / 李芳邻，王欣主编. —3版. —北京：科学出版社，2022.7

ISBN 978-7-03-072536-3

Ⅰ. ①临… Ⅱ. ①李… ②王… Ⅲ. ①基础医学–实验–高等学校–教材 Ⅳ. ①R3-33

中国版本图书馆CIP数据核字（2022）第099379号

责任编辑：胡治国　郭雨熙 / 责任校对：宁辉彩

责任印制：赵　博 / 封面设计：陈　敬

科学出版社 出版

北京东黄城根北街16号

邮政编码：100717

http://www.sciencep.com

北京富资园科技发展有限公司印刷

科学出版社发行　各地新华书店经销

*

2007年8月第　一　版　开本：787×1092　1/16

2022年7月第　三　版　印张：13 1/2

2024年7月第十三次印刷　字数：330 000

定价：59.80元

（如有印装质量问题，我社负责调换）

前　言

根据教育部“高等教育面向21世纪教学内容和课程体系改革计划”的指导，目前临床医学教学的“重视实践、重视技能训练、重视学习的实际效果”的思想日益突出。医学是一门实践性较强的学科，作为医学基础理论与临床实践相结合的桥梁学科，诊断学、手术学、核医学、医学伦理学更加强调其在实践中的应用，这些是医学生进入临床工作之前必须掌握的内容。这些课程所阐述的理论贯穿于临床实践的全程。为提高医学生和执业医师的综合素质，各种先进的技能训练系统和考核系统被应用于教学和考试中。自我国执行执业医师准入制度和住院医师规范化培训制度以来，我国临床水准在不断提高，这些均激活了各医学教育机构对教学模式和技能训练方法的改革。医学操作模型、生理模拟系统、标准化病人的参与也使临床情景模拟训练成为可能。这些技术的推广仍需要规范的教学方法加以实现，因此本类教材在现代医学教学中起着学习指南的作用。

本教材为“国家级实验教学示范中心教材”之一。在继承第1版及第2版临床基本技能的基础上，本书按照不同阶段的学习要求，针对临床综合技能培养的特点，对实验项目的设计进行了基本、融合、创新三级分层，分别侧重于基本功、临床思维、临床进展的实践训练，为医学生和医师素质的提升打下扎实的基础。针对临床基本技能的强化训练、临床实践中基础理论与临床技能融合性训练、医患沟通与医学科学进展，本教材进行了知识的补充与丰富。其内容包括，①基本实验：诊断学包括系统体格检查、病史采集、病历书写、临床基本操作、常用实验室检查方法及结果分析等；手术学包括基本手术技能、常用外伤处理等；核医学包括基本理论验证实验等。②融合实验：结合生动的临床案例，将所涉及的相关知识和临床技能加以融合，强调临床思维及临床分析能力的提高。③创新实验：将各学科最先进的理论进展及现代科技在医学中的应用进展加以融合，使读者在临床模拟情景中了解现代科技在疾病诊疗中的应用。在融合实验中增加了临床典型病例诊断性思维的训练，并与临床处理措施相结合。在创新实验中增加了分子诊断学的实验内容，使学习者充分体验到医学领域的研究进展在临床实践中的运用。其中标准化病人和高级生理模拟系统的引入可使学生在“真实”的临床环境中进行实践训练。创新实验选择了临床与新技术结合的成果，以及相对专业性更强的临床技能技术，利于学生通过体验临床实际开拓疾病研究思路。本教材不仅可以作为在校医学生的临床基本技能训练手册，还可以作为执业医师日常临床工作的指南。大部分实验后设置了真实病例及相关开放性小组讨论问题，这些病例和问题具有极强挑战性，高度符合临床思维方式和工作特点，有助于学习者临床能力的提升，根据自身兴趣定向查阅相关文献，提高学习的目的性。小组讨论形式也便于教师在实践教学中践行教学方法的变革和对学生学习能力的评估。

本教材适合医学院校各年制、各专业学生阅读，可作为临床医学、临床药学、口腔、卫生等专业学生的教学用书，也可作为执业医师、执业助理医师以及住院医师的临床实践技能训练教材。

李芳邻

2021年8月

目　　录

第一篇　基本实验

第二篇 融合实验和创新实验

第一篇　基本实验

第一章　诊断学基本实验

实验1　问诊与病史采集

【目的要求】

1. 掌握问诊的重要性及在诊断疾病中的作用。

2. 掌握问诊的内容、方法及注意事项。

3. 掌握特殊情况的问诊技巧。

【实验内容】 问诊（inquiry）是医生通过对患者或相关人员的系统询问获取病史资料，经过综合分析而做出临床判断的一种诊法。获取病史资料的过程又称病史采集（history taking）。问诊是医生积极主动的思维过程。通过问诊所获取的资料对了解疾病的发生、发展、诊治经过、既往健康状况和曾患疾病的情况及对现患疾病的诊断具有极其重要的意义。一个具有深厚医学知识和丰富临床经验的医生，常常通过问诊就能对某些患者做出准确的诊断。临床工作中，70%的诊断仅靠问诊可获得初步诊断，如上呼吸道感染、心绞痛、癫痫等。问诊不全面导致的病情了解不够详细和准确，易造成临床工作中的漏诊或误诊。对病情复杂而又缺乏典型症状和体征的病例，深入、细致的问诊就更为重要。

1. 问诊的方法及注意事项　医生应主动创造一种宽松和谐的环境以解除患者的不安心情。一般从礼节性的交谈开始，可先作自我介绍（佩戴胸牌），讲明自己的职责。和蔼可亲的态度有助于改善患者的紧张情绪，使病史采集能顺利地进行。

于问诊之初可采用一般性提问，让患者像讲故事一样叙述他的病情。此法可应用于现病史、既往史、个人史等。问诊过程可穿插直接提问，用于收集一些特定的有关细节及追溯首发症状开始的确切时间，直至目前的病情演变过程。尽量减少使用直接选择提问，要求患者回答“是”或“不是”，同时避免使用医学术语。一般在问诊的两个项目之间应使用过渡语言，使患者不会困惑，例如，发生病史之间的转变时，应讲明了解该内容的目的。问诊过程中应充分利用患者就诊资料核实患者提供的信息。如患者用了诊断术语，更应通过询问当时的症状和检查等以核实资料是否可靠。问诊结束须进行归纳总结，必要时请病史陈述者确认。问诊还包括了解患者的经济情况及精神支持，这有助于增加患者对医生的信任、了解患者就诊的确切目的和要求，在某些情况下，咨询和教育患者是治疗成功的关键。

问诊时医生应注意交谈时采取前倾姿势以表示正注意倾听，保护患者隐私。在患者的陈述离病情太远时，可适当插入问题，但不可生硬地打断患者的叙述，甚至用医生自己主观的推测去取代患者的亲身感受。提问时尽量避免使用医学术语以免引起误解，要注意系统性和目的性，不要采用责难式等不恰当语句，避免重复提问。如患者病情危重，应采用重点问诊和重点体格检查，快速获得病情相关的重要资料，迅速实施抢救，待病情稳定再做详细的补充问诊。问诊中对患者的描述应恰当地给予鼓励与赞扬，但对有精神障碍的患者，不可随便用赞扬或鼓励的语言。

2. 问诊的内容

（1）一般项目（general data）：姓名、性别、年龄、职业、婚姻状况、出生地、住址、入院日期、记录日期、病史陈述者及可靠程度等。

（2）主诉（chief complaint）：是指本次就诊最主要的症状或体征及其持续时间。

（3）现病史（history of present illness）：起病情况（起病时间、主要症状、病因或诱因）；主要症状的特点、发展与演变；伴随症状；诊治经过；发病以来的一般状况，如饮食情况、睡眠、体重变化、大小便情况等。

（4）既往史（past history）：包括既往健康状况和过去曾经患过的疾病、外伤与手术史、药物及食物过敏史、预防接种史等。

（5）系统回顾（systematic review）：可按照表格式病历的记录内容，应用闭合式问题进行提问。病情临床意义重要或必要时应记录在现病史和既往史中，包括呼吸系统、循环系统、消化系统、泌尿系统、血液系统、内分泌及代谢系统、神经精神系统、肌肉骨骼系统等。

（6）个人史（personal history）：出生地、居住地情况、是否久居；传染病接触史；生活、工作情况；有无烟酒等嗜好。

（7）婚姻史（marital history）：婚姻状况、结婚年龄、配偶及子女身体情况、夫妻关系等。

（8）月经（menstruation）与生育史（childbearing history）：月经初潮年龄、经期、持续天数、末次月经时间或绝经时间。月经量、色，有无痛经及白带情况等。妊娠与生育次数、流产情况、计划生育措施等。

（9）家族史（family history）：双亲、兄弟姐妹、子女的身体情况，以及家族中有无类似疾病或特殊遗传病情况。

3. 特殊情况的问诊技巧

注意针对焦虑、抑郁、敌意、理解力降低、危重等不同情况的患者进行问诊。注意残疾人、老人、儿童问诊方法。

【病例举例】 患者，女性，24 岁，小学教师，因“乏力、面色苍白 1 年”门诊就诊。

1. 现病史要点

1 年前感觉没力气，爬楼等活动后感觉拖不动腿。同事多说我脸色不好，比别人白得多，也有人说我脸色发黄，由于工作比较忙，总以为是因为劳累，也没有在意，未来医院检查。近来工作告一段落，而且准备近期要结婚了，前天去社区医院检查，说我有贫血，而且说肝功能检查里面有项胆红素升高。领导建议我休息几天，抽空去医院检查一下身体。

近 1 年来，我感觉精神稍差，睡眠较浅，夜间容易醒，食欲良好，饮食规律，体重无明显变化。小便颜色发黄，色较深，大便正常。

患者就诊状态：对自己的病比较担心，误以为有什么不好的病。

2. 其他相关病史

（1）既往史：5 年前查体曾发现略脾大，未行诊治。无传染病接触史，无食物及药物过敏史。

（2）个人史：无疫区久居史，无烟酒嗜好。

（3）月经婚育史：15 岁（3～5 天/30 天）××年××月××日，经期规律，经量正常，无痛经，未婚未育。

（4）家族史：父亲身体健康，母亲有贫血病史。

【小组讨论】

1. 在患者问诊配合良好的情况下，如何设计提问问题？

2. 在上述相关病史的描述中，还需要补充哪些内容？

3. 患者提问："医生，我是不是得了什么不好的病了，怎么会贫血呢？"你应如何回答？

4. 患者提问："医生，我的病是不是和我妈的贫血一样？我准备结婚了，可能遗传给我的孩子吗？"你应如何回答？

（李芳邻）

实验 2　全身一般状况检查

【目的要求】

1. 掌握一般检查的内容，确立全身体格检查的原则和规范。

2. 掌握一般检查的基本方法及其阳性或阴性的意义。

【实验内容】

1. 准备器材　包括体温计、血压计、秒表、听诊器、压舌板、手电筒、叩诊锤、棉签、卷尺、直尺、音叉。

2. 全身体格检查　应注意视、触、叩、听、嗅等基本方法，掌握动作要领及注意事项。进行全身体格检查时应按照一定的顺序，从头到脚，分段进行，明确检查的内容，重点突出。一般检查的内容包括性别、年龄、体温、脉搏、呼吸、血压、发育与营养、意识状态、面容与表情、体位、姿势与步态等。

（1）体温（temperature）

1）口测法：将消毒的体温计置于舌下，然后紧闭口唇，不用口腔呼吸，测量 5 分钟后读数。正常值为 36.3～37.2℃。本法仅适用于意识清醒状态的成人。

2）肛测法：被检查者取侧卧位，将肛门温度计（肛表）头部涂以润滑剂，徐徐插入肛门，深达肛门温度计的一半为止。测量 5 分钟后读数。正常值为 36.5～37.7℃。肛测法一般较口测法高 0.3～0.5℃。本法多用于昏迷者或婴儿。

3）腋测法：将体温计置于腋窝深部，上臂将体温计夹紧，测量 10 分钟，正常值为 36～37℃。本法需患者配合良好。

4）数字式电子体温计测温法：本法适用于体表测温，如额头或手腕部，患者需处于室内静息状态下，以避免环境等因素影响。

正常人在 24 小时内体温略有波动，一般波动范围不超过 1℃。在生理情况下，早晨略低，下午略高；进餐或运动后稍增高。女性排卵期体温也略升高，将测得的体温按其时间记录在病历的体温记录单上，连成的曲线，即为体温曲线。基础体温检测可用于推测女性的排卵时间。

（2）发育（development）：发育通常以年龄、智力和体格成长状态（身高、体重及第二性征）之间的关系来判断。发育正常时，年龄与智力、体格的成长状态是均衡的。

通过观察区别被检者的体型：①瘦长型（无力型）者，体高肌瘦，颈细长、垂肩，胸廓扁平，腹上角小于 90°。结核病患者多属于此种体型。②矮胖型（超力型）者，体矮健壮，颈粗短、面红、肩平，胸廓宽阔，腹上角大于 90°。此型可见于高血压患者。③匀称型（正力型）者，体格各部结构匀称适中，正常人一般多为此型。

（3）营养（state of nutrition）：营养状态需根据皮肤、毛发、皮下脂肪、肌肉的充实状况综合判断。标准的检查方法是测量前臂内侧及上臂背侧皮下脂肪的厚度或充实的程度。营养状态临床上常用良好、中等及不良三个等级来概括。

1）良好：皮肤光泽，黏膜红润，皮肤弹性良好，皮下脂肪丰满而有弹性，肌肉结实，指甲、毛发有光泽等。

2）中等：介于良好、不良两者之间。

3）不良：皮肤黏膜干燥、弹性减低，皮下脂肪菲薄，肌肉松弛无力，指甲粗糙有条纹或凹陷，毛发稀疏无光泽等。

营养不良多见于摄食不足、消化吸收不良，或消耗过多等，肥胖常见于单纯性肥胖或继发于某些内分泌疾病等。也可用 BMI（body mass index，BMI，身体质量指数，简称体质指数，又称体重指数）评估，它是用体重公斤数除以身高米数的平方得出的数字，是目前国际上常用的衡量人体胖瘦程度以及是否健康的一个标准指数。成人的 BMI 数值如下。

过轻：低于 18.5；正常：18.5～23.99；过重：24～28；非常肥胖：高于 32。

（4）意识状态（consciousness）：正常人意识清晰，反应敏锐、精确，思维合理，语言清晰，表达能力如常。检查意识状态的方法，一般多用问诊，通过与患者的对话了解其思维、反应、情感活动、定向力等，同时也做疼痛试验、瞳孔反射、角膜反射、肌腱反射等，以测定意识障碍的程度。

1）嗜睡：是病理的睡眠状态，但可被轻度刺激或语言唤醒，醒后能回答问题，但反应迟钝，回答问题简单而缓慢。停止刺激后可再入睡。

2）意识模糊：是较嗜睡更进一步的意识障碍，有定向力障碍，思维和语言不连贯，可有错觉与幻觉、躁动不安、谵语或精神错乱。

3）昏睡：处于熟睡状态，接近于人事不省，不易被唤醒。在强烈刺激下唤醒后很快又入睡，醒后答话含糊或答非所问。

4）昏迷：是最严重的意识障碍。浅昏迷时意识大部分丧失，无自主运动，对光、声刺激无反应，对疼痛刺激可出现痛苦表情或防御反应。角膜反射、瞳孔反射、眼球运动、吞咽反射等均存在。深昏迷时意识全部丧失，各种反射均消失。偶有深反射亢进或出现病理反射。深昏迷时机体仅能维持呼吸与血液循环功能。

5）谵妄：是一种以兴奋性增高为主的意识障碍，表现为意识模糊，定向力障碍，错觉与幻觉，躁动不安及语言错乱等。

（5）面容与表情（facial feature and expression）：正常人表情自如，无病容表现。在某些疾病时有痛苦表情。通过实习认识急、慢性病容，贫血面容、甲状腺功能亢进面容、黏液性水肿面容、二尖瓣面容、伤寒面容、肢端肥大面容、满月面容、病危面容等。

（6）体位（position）：是指患病时身体所处的位置。通过临床观察认识以下体位。

1）自动体位：身体可自由活动不受限制，正常人及轻病或疾病早期等多为自动体位。

2）被动体位：患者不能自由调整或变换体位，多见于极度衰竭或意识丧失的患者。

3）强迫体位：患病后患者被迫采取某种体位，以减轻痛苦，如强迫仰卧位、强迫坐位（端坐呼吸）、强迫蹲位、强迫立位、辗转体位等。

（7）姿势与步态（posture and gait）：正常人躯干端正，肢体活动灵活，步态稳健。病理情况下可出现姿势异常及步态改变。观察蹒跚步态（鸭步）、醉酒步态、慌张步态、跨阈步态及共济失调步态等。

3. 皮肤黏膜的检查

（1）颜色：观察皮肤黏膜颜色时，应注意毛细血管的分布、血液的充盈度、色素量的多少、皮下脂肪的厚薄等因素的影响。检查时注意有无苍白、发红、发绀、黄染，以及色素沉着或脱失等改变。因灯光下不易辨别皮肤颜色，最好在自然光线下进行观察。

（2）湿度及出汗：正常皮肤的湿度与自主神经功能有关。正常人的自主神经功能常有明显差异，有的人皮肤比较湿润，有的比较干燥。在气温高、湿度大的环境中出汗增多是生理调节表现。观察风湿热、结核、甲状腺功能亢进等出汗较多的患者的皮肤湿润情况，同时对比观察维生素 A 缺乏及黏液性水肿患者，因出汗较少所致的皮肤干燥情况。

（3）弹性：检查皮肤弹性的方法常取手背或上臂内侧部位，用示指和拇指将皮肤捏起。正常人于松手后皱褶立即平复，弹性减弱时皱褶平复缓慢。观察长期消耗性疾病或严重脱水者的皮肤弹性减弱和发热时血液循环增加、周围血管充盈而皮肤弹性增强的现象。

（4）皮疹：正常人通常无皮疹。若发现皮疹时，应详细观察并记录其出现与消退的时间、发展顺序、分布、形态、大小、颜色，以及压之是否褪色，平坦或隆起，有无瘙痒、脱屑等。通过临床检查识别湿疹、玫瑰疹、丘疹、斑丘疹、荨麻疹等特点。

（5）出血点与紫癜：直径小于 2mm 者为出血点，直径为 3～5mm 者为紫癜，直径在 5mm 以上者为瘀斑。片状出血并伴有局部皮肤显著隆起者为血肿。在某些血液病、重症感染等患者中，观察皮肤黏膜出血情况。

（6）肝掌及蜘蛛痣：检查时用指尖或棉棒杆压迫蜘蛛痣的中心（中央小动脉干），其辐射状小血管网即褪色，压力解除后又复出现。观察急、慢性肝炎或肝硬化患者，以及健康孕妇的面部、颈部、前胸及上肢等处的皮肤，注意有无蜘蛛痣及肝掌。

（7）瘢痕：观察外伤、感染、手术后皮肤所遗留的皮肤瘢痕，并记述部位及大小。

（8）水肿：检查水肿常用视诊及触诊法。轻度水肿单靠视诊不易发现，若以手指压迫出现局部组织凹陷，即为压陷性水肿；黏液性水肿及象皮肿时，虽有组织肿胀但指压无凹陷。检查水肿时观察眼睑、眶下、踝部或颈骨前等部位，根据水肿程度及范围区分轻、中、重三度。

（9）毛发：毛发颜色及分布，正常人存在不少差异，观察因年龄、疾病、营养、精神状态等因素所致的毛发改变。检查时应注意其颜色、脱落的形式和疏密程度等。

4. 全身浅表淋巴结的检查 检查淋巴结应按一定的顺序应用浅部滑动触诊法进行，以免遗漏。其顺序为耳前、耳后、乳突区、枕骨下区、颈后三角、颈前三角、锁骨上窝、腋窝、滑车上、腹股沟、腘窝等。检查时局部肌肉及皮肤应放松，由浅入深进行触诊。注意淋巴结的大小、数目、硬度、压痛、活动度、有无粘连，局部皮肤有无红肿、瘢痕、瘘管等，同时还应注意寻找引起淋巴结肿大的原发病灶。正常人有时可触及直径为 0.1～0.5cm 的表浅淋巴结，其质地较软，表面光滑，可推动，无压痛，多无临床意义。

【病例举例】 患者，男性，63 岁。食欲缺乏伴上腹部疼痛 2 个月，粪便稀且色黑 1 周。就诊时见患者面色苍白，消瘦，自述近期自行发现左颈下方出现一包块，若红枣大小。

【小组讨论】

1. 如何评估上述患者的一般检查项目？

2. 该患者大便异常的发生机制可能有哪些？临床意义如何？

3. 患者左颈部包块的部位、性质如何判断？其性状如何描述？如何应用触诊鉴别其性质？

（王　欣）

实验 3　头 部 检 查

【目的要求】 掌握头部的检查顺序与方法，了解正常状态和异常改变的临床意义。

【实验内容】

1. 准备器材 包括棉签、电筒、软尺、音叉、压舌板等。

2. 头部的检查 一般包括头颅外形、眼、耳、鼻、口腔等部位的检查。检查唇、口腔黏膜、牙及牙龈、扁桃体、咽和腭、舌等的检查，了解其临床意义较为重要。

头部及其器官的检查内容如下。

（1）头颅：头颅的检查应注意颅围大小、外形改变和运动异常。头围是指自眉间绕枕骨粗隆的周长。新生儿约为 34cm，出生后前半年增加 8cm，后半年增加 3cm，第二年增加 2cm，第三、四年增加 1.5cm。4～10 岁共增加约 1.5cm，到 18 岁可达 53cm 或以上，以后无显著变化。通过临床观察，认识小颅、巨颅、方颅、尖颅及变形颅等。小儿应注意囟门是否闭合。

（2）眼

1）眉毛：观察眉毛有无过于稀疏或脱落，尤其应注意外 1/3 的改变。

2）眼睑：眼睑有无下垂、水肿或闭合障碍，有无包块，内、外翻及倒睫等。上睑内眦皮肤有无黄色斑块。

3）结膜：检查结膜时应翻转眼睑才能进行。翻转眼睑的要领：用示指和拇指捏住上眼睑的中部的边缘，嘱被检查者向下看，此时轻轻向前下牵拉，然后示指向下压迫睑板上缘，并与拇指配合将眼睑向上捻转，即可将眼睑翻开。翻转眼睑时动作要轻巧、柔和，以免引起患者痛苦和流泪。注意观察结膜有无充血、苍白、出血点、颗粒及滤泡等。检查完毕后，上提眼睑复位。

4）眼球：注意眼球有无外凸及运动异常。观察甲状腺功能亢进患者的双眼球突出及因局部炎症或眶内占位性病变所致的单侧眼球突出。

检查有无斜视时用不透明物遮住一侧眼睛，嘱患者用另一侧眼凝视光源，在取下遮蔽物后如眼球偏斜，即为斜视。检查有无复视时嘱患者凝视光源，如看到两个光点即为复视。通过耳源性眩晕、小脑疾病患者，观察眼球震颤。其检查方法是嘱患者眼球随医生手指所示的方向（水平或垂直）运动数次（以“H”形方向运动为佳），观察眼球是否出现水平或垂直方向的运动。并练习用指压法检测眼压，即将双手示指置于一侧眼球上，并适度加压以检查眼球压力。

5）巩膜：注意巩膜有无黄染及黄染的程度，两眦部有无黄色斑块。

6）角膜：观察角膜的透明度，有无云翳、白斑、软化、溃疡及新生血管等。

7）虹膜：正常呈圆盘形，中央有圆形孔洞（即瞳孔），虹膜内有瞳孔括约肌和瞳孔开大肌，能调节瞳孔的大小。虹膜的颜色与色素多少有关。东方民族正常多为棕色。正常虹膜纹理呈放射状排列。在充分光线下观察有无纹理模糊或消失，颜色是否变淡，虹膜有无裂孔或形态异常等。

8）瞳孔：正常人瞳孔直径为 3～4mm。检查时注意瞳孔的大小、形状，双侧是否等大等圆，对光反射及调节反射有无异常等。

直接对光反射：用手电筒直接照射瞳孔，并观察其动态变化，正常人瞳孔受光线刺激后，双侧瞳孔立即缩小，移开光源后瞳孔迅速复原。间接对光反射：用手电筒照射一侧瞳孔，并用手隔开两眼，观察对侧瞳孔情况。正常人当一侧受光线刺激后，对侧瞳孔也立即缩小。调节反射：嘱被检查者注视 1 米以外的目标（手指），然后将目标迅速移近眼球（距眼球约 20cm 处），正常人瞳孔应逐渐缩小。同时两侧眼球向内聚合，称辐辏反射。检测动眼神经受损伤的患者，观察调节反射和辐辏反射消失的现象。

9）视力：学习使用视力表检测视力。通常用国际规定的标准视力表，分远距离和近距离视力表两种。远距离视力表是在距视力表 5 米处，能看清“5.0”行视标者为正常视力。近距离视力表是在距视力表 33cm 处能看清“5.0”行视标者为正常视力。近视力表能测定眼的调节功能。用视力表测定视力，光线应充足，光线来源应适当。检测时应将对侧眼睛用硬纸壳遮挡，但应避免用手指按压眼球。两侧分别进行测验。

（3）耳：注意耳郭外形有无外伤、结节及畸形等；外耳道有无分泌物，鼓膜有无内陷、外凸或穿孔；乳突有无压痛等。

以粗测法了解被检查者的听力情况。即在静室内嘱被测者闭目坐于椅子上，并用手指堵塞一侧耳道，医生持手表或以拇指与中指互相摩擦，自 1 米以外逐渐移近被检查者耳边，直至听到声音为止。听力正常时一般在 1 米处即可听到机械表声或捻指声，两侧听力大致相同。精测法检测听力则需用一定频率的音叉或电测听器等手段进行。

（4）鼻：注意鼻外形有无鞍鼻或蛙状鼻、酒渣鼻等异常，检查鼻中隔时医生将拇指置于鼻尖，其他手指置于额部，以拇指上推鼻尖，即可观察鼻中隔是否居中，有无穿孔；鼻黏膜有无充血、流涕、鼻塞及分泌物等。在高度呼吸困难的患者中，观察鼻翼扇动。鼻旁窦为鼻腔周围含气的骨质空腔，有 4 对，按以下方法检查各鼻旁窦有无压痛。

1）上颌窦：医生双手固定于患者的两侧耳后，将拇指分别置于左或右颧部向后按压。或一手扶持患者枕部，另一手的示指及中指分别置于左右颧部向后按压。

2）额窦：一手扶持患者枕部，另一手置于眼眶上面内侧用力向后按压。

3）筛窦：一手扶持患者枕部，以另一手拇指置于鼻根部与眼内眦角之间，向筛窦方向加压。或用示指及中指同时向左、右筛窦方向加压。

4）蝶窦：位置较深，不能进行体表检查。

（5）口：口的检查包括口唇、口腔黏膜、牙齿、舌、咽部及扁桃体、喉、口腔气味等。

1）口唇：健康人口唇红润光泽。检查贫血及主动脉瓣关闭不全等患者，观察口唇苍白情况。通过急性发热性疾病或真性红细胞增多症患者，观察口唇颜色深红的现象。在心肺功能不全、亚硝酸盐中毒、某些先天性心脏病等患者中，观察口唇发绀现象。通过严重脱水患者观察口唇干燥、皲裂情况。观察大叶性肺炎、感冒、流行性脑脊髓膜炎、疟疾等患者的口唇疱疹。在核黄素缺乏患者中观察口角糜烂；在黏液性水肿及肢端肥大症等患者中观察口唇肥厚情况。

2）口唇黏膜：检查时应在充分的自然光线下进行，也可用手电筒照明。正常的口腔黏膜光洁呈粉红色，注意观察有无出血点、瘀斑、溃疡、麻疹斑或色素沉着斑等。

3）牙齿与牙龈：应注意观察有无龋齿、残根、缺牙或义齿等，并注意牙龈有无出血、血肿及牙龈缘有无铅线等。用压舌板轻压牙龈根部观察有无溢脓及出血。

4）舌：检查舌形态及运动有无异常。正常舌质淡红色，敷有淡白色薄苔，在某些疾病时可有地图舌、草莓舌、牛肉舌、镜面舌、毛舌及厚苔舌等。在多发性骨髓瘤舌部淀粉样变患者中观察舌体有无增大。

5）咽部与扁桃体：检查咽部时，被检查者坐在椅子上，头略后仰，口张大并发“啊”音，此时医生将压舌板置于舌前 2/3 与后 1/3 交界处迅速下压，软腭即上抬，在手电筒照明的配合下可见软腭、悬雍垂、舌腭弓、扁桃体及咽后壁等。注意咽部有无充血、红肿、分泌物，扁桃体是否肿大等。

（6）腮腺：位于耳屏、下颌角与颧弓所构成的三角区内。正常人触不出腺体轮廓，腮腺肥大时可见到以耳垂为中心的隆起，触之界线不清，注意有无压痛及导管口有无分泌物等。

【病例举例】 患儿，男性，3 岁。玩耍时不慎摔倒，一长条状异物自口腔刺入，右眼眶下刺出，鼻腔及口腔内见少量渗血。

【小组讨论】

1. 该患者外眼检查的内容有哪些？其特殊病理表现可能代表什么临床意义？

2. 该患者鼻部如何检查？内容有哪些？

3. 口腔检查内容有哪些？其异常情况有哪些临床意义？

（李 英）

实验4 颈部检查

【目的要求】 掌握颈部的检查顺序与方法，并掌握正常状态和异常改变的临床意义。

【实验内容】 颈部检查内容包括颈部活动情况及外形检查、颈部血管（颈静脉怒张、动脉搏动）检查、甲状腺及气管位置检查。

正常人在坐位或立位时，颈部直立、两侧对称，伸屈及转动自如。检查时应特别注意有无斜颈及活动受限等。

1. 颈部血管 正常人立位或坐位时，颈外静脉不显露，平卧位稍见充盈。当平卧位或立位、坐位时均有明显充盈或扩张，则为颈静脉怒张。在右心功能不全的患者中观察颈静脉怒张程度。正常人在安静时颈动脉搏动一般不易看到，剧烈活动、心脏每搏输出量（又称搏出量）增加时，可见颈动脉有微弱搏动。在主动脉瓣关闭不全、甲状腺功能亢进等患者中观察颈动脉搏动。在三尖瓣关闭不全伴有颈静脉怒张的患者中，观察颈静脉搏动情况。

颈部大血管区，正常一般无血管杂音，当椎动脉、颈动脉或锁骨下动脉狭窄时，可在相应的部位听到血管性杂音，多在收缩期明显。但若在右锁骨上窝听到连续性嗡鸣样静脉音，则为生理性的，是由颈静脉流入上腔静脉口径较宽的球部所产生的。用手指压迫颈静脉时此杂音即可消失。

2. 甲状腺　甲状腺位于甲状软骨的下方，柔软不易被触及，在做吞咽动作时可随吞咽而向上移动。正常人甲状腺外观不突出，女性在青春期可略增大。当视诊不能明确甲状腺的大小或肿大的范围与轮廓时，可用触诊协助。检查时医生可站在被检查者的背后，双手拇指放在颈后，用其他手指在甲状软骨两侧进行触摸；也可在被检查者的对面以双手拇指和其他手指分别在甲状软骨两侧进行触诊，并同时嘱被检查者做吞咽动作。注意甲状腺的大小、性质、对称性、硬度、压痛及表面情况等。甲状腺肿大可分为三度。不能看出肿大但能触及者为Ⅰ度；能看出肿大又能触及，但在胸锁乳突肌以内者为Ⅱ度；超过胸锁乳突肌外侧缘者为Ⅲ度。

3. 气管　正常人气管位于颈前正中部。检查时嘱被检查者取坐位或仰卧位，使颈部处于自然直立状态，医生将示指与无名指分别置于两侧胸锁关节上，然后将中指置于气管之上，观察中指是否在示指与无名指中间。若不在中间则说明气管有移位。

【病例举例】　患者，女性，70 岁。颈前部包块 2 年，加重伴喘憋 2 个月。既往高血压病史 13 年，服药控制良好。吸烟 50 余年，每日 10 支。

【小组讨论】

1. 该患者颈部包块检查的主要内容是什么?

2. 该患者喘憋的病因和发生机制可能是什么?

3. 若进行胸部查体，可能的体征有哪些?

（卢雪峰）

实验 5　胸部检查（正常状态）

【目的要求】

1. 掌握胸部的体表标志、人工画线及分区。认识胸廓的正常形态及其变异。

2. 掌握肺部视、触、叩、听检查方法及其顺序，并认识其正常状态及其生理变异。

3. 掌握肺泡呼吸音、支气管呼吸音、支气管肺泡呼吸音的特点及正常分布。

【实验内容】

1. 胸部的体表标志

（1）前胸壁的骨骼标志：正中为胸骨，胸骨上部为胸骨柄。胸骨体与胸骨柄交界处的突起为胸骨角，胸骨角与第 2 肋软骨相接，为计数肋骨的主要标志。胸骨角的部位标志着气管分支处及主动脉弓和第 4 胸椎的体表水平。胸骨体末端为剑突。

（2）背部的骨骼标志：上部有两块肩胛骨，肩胛骨又有肩胛嵴和肩胛下角，当两臂下垂时，肩胛下角平第 7 或第 8 肋间。背部正中有脊椎棘突，第 7 颈椎棘突明显突出，计数胸椎棘突时可由此向下依次顺数。第 11～12 肋骨为浮肋。

2. 胸部体表画线

（1）前正中线：通过胸骨中央的垂直线。

（2）锁骨中线：通过锁骨肩峰端与胸锁关节端连线的中点所做的垂直线，在正常男子此线常通过乳头。

（3）腋前线：通过腋窝前皱襞所做的垂直线。

（4）腋后线：通过腋窝后皱襞所做的垂直线。

（5）腋中线：通过腋窝中央所做的垂直线。

（6）后正中线：通过脊椎棘突所做的垂直线。

（7）肩胛下角线：通过肩胛下角所做的垂直线。

3. 胸部的自然陷凹及分区

（1）腋窝：上肢内侧面与胸壁连接处的凹陷部。

（2）胸骨上窝：胸骨上方的陷凹部。

（3）锁骨上凹：锁骨上方的陷凹部。

（4）锁骨下凹：为锁骨下方的陷凹部。

（5）肩胛上区：背部肩胛冈以上的区域。

（6）肩胛下区：在背部两侧肩胛下角连线与第 12 胸椎水平线之间的区域。

（7）肩胛间区：两侧肩胛骨之间在肩胛下角水平以上的区域。

（8）腹上角：由两侧肋下缘汇合于胸骨下端所构成的夹角。一般成人为直角，矮胖体型者为钝角，瘦长体型者多为锐角。

利用胸部的体表标志、人工画线及分区，可以将患者的症状及体格检查所得的结果，给予准确的定位。

4. 肺脏检查

（1）视诊

1）胸壁：正常胸壁无明显静脉可见，两侧乳头对称，无隆起、内陷及破溃。

2）胸部形态：正常人胸廓外形大致对称，成人胸廓前后径小于左右径，其比例约为 1∶1.5；小儿与老年人则前后径仅略小于左右径或两者相等。若前后径过小，小于左右径的一半为扁平胸；前后径增大，与左右径大约相等，胸廓呈圆桶状，为桶状胸；胸骨下端显著前突，胸廓前后径大于左右径，胸廓前侧壁的肋骨向内凹陷者，为佝偻病胸（鸡胸）。若沿胸廓前面各肋骨与肋软骨连接处变厚增大，排列成串珠状，称佝偻病串珠。前胸部肋下缘向外翻，而剑突两侧沿膈肌附着部位向内凹陷，形成沟状，称为肋膈沟（又称哈里森沟，Harrison's groove）。

另外，还应注意观察胸廓有无一侧或局限性凹陷、隆起等畸形。

3）呼吸运动：正常人呼吸运动规则，两侧对称。成人每分钟呼吸 16～20 次，剧烈运动后呼吸增快；儿童呼吸较成人快，新生儿每分钟约为 44 次，随年龄增长逐渐变慢。男性及儿童多以腹式呼吸为主，女性则以胸式呼吸为主。

（2）触诊

1）呼吸运动：将两手掌平放于胸廓两侧的对称部位，嘱被检查者做深呼吸，比较两侧呼吸运动有无差别。正常人两侧动度相等，且均匀一致。观察有无一侧或双侧呼吸动度增强或减弱。

2）胸部压痛：用手指或手掌轻压胸壁，正常无疼痛。若浅部有压痛，可由胸壁的皮肤、肌肉、骨骼或神经等病变所致；白血病也可以引起胸骨或锁骨、肋骨疼痛或压痛。

3）触觉语颤：用两手掌或手掌尺侧缘轻轻平置于被检查者胸壁的对称部位，嘱被检查者重复发“一、二、三”或拉长发“一”音，此时胸壁上可触到由声波所产生的振动，即为触觉语颤。触诊时不可将两手强压在胸壁上，以免降低手掌的敏感性。应注意两侧对称部位的语颤是否相同。有无双侧、单侧或局部的语颤增强或减弱。正常人触觉语颤一般是对称部位相等，但在生理情况下也有一些差异。男性比女性较强，瘦者较胖者为强，成人较儿童为强；前胸上部因距声带上部较近，语颤较下部为强；后背上部因骨骼肌较厚而语颤较下部为弱；右肺较左肺靠近气管，且支气管较粗，短而直，故右胸上部语颤较左胸上部为强。

4）胸膜摩擦感：将手掌或手掌尺侧缘轻轻平贴于胸壁，嘱患者做深呼吸。正常人胸膜的脏层与壁层之间有少量液体润滑，呼吸时无摩擦感。当胸膜有炎症时，两侧胸膜表面变得粗糙，呼吸时可触及胸膜摩擦感，其特点类似于两片皮革相互摩擦的感觉。

（3）叩诊

1）体位：一般取坐位或卧位，使身体两侧平衡，肌肉松弛，呼吸平静而均匀。检查前胸时，胸部应稍向前挺；检查腋部时，将该侧手臂举起置于头上；检查背部时，两肩应下垂，身体稍向前弯，头略低，必要时取两手交叉抱肩或抱肘位。有时须取卧位，单侧卧位时必须两侧卧位对比叩诊，以除外由体位不同而引起的差异。

2）方法：叩诊有直接叩诊与间接叩诊两种方法。

直接叩诊法：用一手中间三指的掌面直接拍击前胸部或背部，借拍击的反响和指下的振动感来判断病变情况。当肺部病变较广泛，如大量胸腔积液、气胸、胸膜粘连或胸膜增厚时，常通过直接叩诊来确定病变在哪一侧或大致范围。

间接叩诊法：此法应用最广，方法为将一手中指第 2 指节紧贴于叩诊部位作板指，其余手指稍微抬起，并离开胸壁皮肤，以免影响音响的传导。板指应与肋骨平行，紧贴于肋间隙，但叩诊肩胛间区时板指可与脊柱平行。另一手各指自然弯曲，以中指指端叩击板指第 2 指节前端，叩击方向应与叩诊部位的体表垂直。叩诊时应以腕关节及掌指关节的活动为主，避免肘关节及肩关节参与运动。叩诊动作要灵活，短促而富有弹性。每次叩击应立即抬起另一手中指，以免影响叩诊的音响。在一个部位只需连续叩击 2～3 下，如未能获得明确的结果，稍停片刻后再连续叩击 2～3 下。若不间断的连续叩击反而不利于对叩诊音的辨别，叩击力量应均匀一致，轻重适宜，使产生的音响一致，才能正确地判断叩诊音的变化。

顺序：自肺尖开始，向下逐个肋间进行叩诊，同时左右对称部位对比，先叩前胸，再叩背部及两侧。卧位时应先仰卧位叩前胸，然后侧卧叩诊背部及侧胸部。

注意事项：①叩诊时环境应安静，被检查者应舒适，并解开衣服充分暴露叩诊部位。②医生的位置也应舒适方便，否则会影响叩诊效果。③根据胸壁组织的厚薄、病变范围及深浅不同而叩诊力量也有所不同。

3）内容：①正常肺部叩诊音：正常肺部叩诊为清音，音响的强弱和音调的高低与肺脏的含气量、胸壁厚薄及邻近器官的影响有关。一般生理变异：肺上叶体积较小，含气量较下叶为少，且上胸部肌肉较厚，故前胸上部叩诊音较下部稍浊；右肺上叶较左肺上叶低，且右侧胸大肌较发达（以右手用力者），所以右肺上部较左肺上部相对较浊；左侧第 3、4 肋间因靠近心脏，叩诊音较右侧相应部位为浊；背部肌肉较前胸厚，故叩诊音稍浊；右侧腋下部因受肝脏影响，叩诊音稍浊；左腋前线下方因有胃泡，叩诊可呈鼓音。鼓音区的大小受胃内含气量的影响。以上生理变异须与病变所致的叩诊音异常相区别。②肺上界：肺上界为肺尖的上界（即 Kronig 峡），其叩诊方法是自斜方肌前缘中央部开始叩诊，叩诊音为清音，逐渐向外叩，当变为浊音时用笔作一记号；然后再向内侧叩诊，直至变为浊音为止。此清音带的宽度可表示肺尖的范围，正常为 4～6cm。但在正常情况下，右侧肺尖较低，而且右侧肩胛带的肌肉较发达，故右侧肺上界常较左侧稍窄。③肺下界：被检查者平静呼吸，沿体表不同垂直线自上而下进行叩诊，当清音变为浊音时，即表示已到肺下界在该垂直线上的位置。确定肺下界常在锁骨中线、腋中线及肩胛下角线上叩诊，正常分别位于第 6、8、10 肋间。矮胖体型者肺下界可上升 1 肋间，瘦长体型者可下降 1 肋间；妊娠时肺下界可上升。左右肺下界大致相同。④肺前界：正常右肺前界基本与胸骨右缘一致，左肺前界相当于心脏绝对浊音区的左缘。⑤肺下界移动度：在平静呼吸时叩出双侧肺下界后，嘱被检查者深吸气后屏住呼吸，重新在肩胛下角线或锁骨中线、腋中线上叩出肺下界，这时肺下界下降，并用笔做标记；再深呼气后屏住呼吸叩出肺下界，再做标记，这时肺下界上升。两个标记的距离即为肺下界移动范围。正常人肺下界移动范围为上下各 3～4cm，即两标记之距离为 6～8cm。

（4）听诊

1）体位：听诊时被检查者宜取坐位或卧位。

2）方法：一般由肺尖开始，自上而下，由前胸到两侧及背部，左右对称部位进行对比叩诊。听诊时被检查者一般作平静而均匀的呼吸，必要时做深呼吸或咳嗽几声后立即听诊，这样更易发现呼吸音或附加音的变化。

3）注意事项：听诊时，环境要安静、温暖，寒冷可引起肌束颤动，出现附加音，影响听诊效果；另外，还应注意听诊的耳件方向是否正确，管腔是否通畅，体件应紧贴于胸壁，避免与皮肤摩擦而产生附加音。

4）内容：包括呼吸音、啰音、胸膜摩擦音及听觉语音等。

呼吸音：听诊呼吸音时应注意其强度、高低、性质及呼吸时相的长短等。正常可听到支气管呼吸音（管呼吸音）、肺泡呼吸音及支气管肺泡呼吸音三种。①支气管呼吸音：其特点为呼气时的声音较吸气时间长，响度强，音调高。呼气音很像抬高舌体呼气时所产生的“哈”音。正常人在喉部、胸骨上窝和背部第 6、7 颈椎及第 1、2 胸椎附近可听到此种呼吸音。②肺泡呼吸音：其特点是吸气音较呼气音时间长，响度强，音调高，类似上齿咬下唇吸气时发出的“夫”音，声音较软而有吹风性质。在正常肺组织上都可听到肺泡呼吸音。老年人肺泡呼吸音较弱，且呼气时相较长；儿童则较强；体胖者较瘦者肺泡呼吸音为弱，胸壁厚者较胸壁薄者肺泡呼吸音为弱。③支气管肺泡呼吸音：此种呼吸音为支气管呼吸音与肺泡呼吸音的混合音，其特点是呼气音的性质与支气管呼吸音相似，但音响较弱，音调较高；吸气音性质与肺泡呼吸音性质相似，但音响较强，音调较高。吸气与呼气的时相大致相等。正常人在胸骨角及肩胛间区第 3、4 胸椎水平可以听到支气管肺泡呼吸音，右肺尖部也可听到此种呼吸音。

啰音及胸膜摩擦音：正常人听不到啰音及胸膜摩擦音。

听觉语音：当被检查者按平时谈话的音调数“一、二、三”时，在胸壁上可用听诊器听到柔和而模糊的声音，即听觉语音。

【病例举例】 患者，女性，28 岁。发热 1 周。体温最高升至 38.5℃，伴咳嗽，无咳痰，伴肩背部肌肉疼痛。

【小组讨论】

1. 该患者胸部检查时可能出现的体征有哪些？

2. 若患者出现右胸部语音震颤增强或减弱，其发生机制、检查方法及增强和减弱的临床意义是什么？

（杨艳平）

实验 6　胸部检查（异常状态）

【目的要求】

1. 掌握胸廓、肺脏各种病理体征的表现及其检查方法。

2. 掌握胸廓、肺脏病理体征的发生机制及其临床意义。

【实验内容】

1. 视诊

（1）体位：仔细观察患者体位有无异常改变，如肺功能不全时患者多取半卧位、端坐位，一侧胸膜炎时可取侧卧位等。

（2）胸壁：当上腔静脉或下腔静脉回流受阻时，可产生侧支循环，胸壁上可看到皮下静脉怒张。此时检查血流方向，方法是将右手示指和中指并拢压在一段没有分支的静脉上，然后其中一指沿静脉紧压并向外移动，将静脉中的血液挤出，到一定距离后放松这一手指，另一指仍紧压静脉不动。如果这一段排空的静脉很快充盈，则血流方向是从放松手指的一端流向紧压静脉的手指一端。若上腔静脉梗阻时血流方向自上而下；下腔静脉梗阻时血流方向自下向上。在严重肺气肿及脓胸的患者中观察肋弓缘胸壁小静脉曲张。

（3）胸廓形态：胸廓两侧是否对称，有无畸形。在肺结核或其他消耗性疾病患者中，观察扁平胸；在肺气肿或老年人及矮胖体型者中，观察桶状胸；在佝偻病患者中观察鸡胸及漏斗胸；观察一侧胸腔积液、气胸、心包积液、心脏扩大及主动脉瘤等患者的一侧或局限性胸廓隆起；观察肺不张、胸膜粘连等患者一侧或局限性胸廓凹陷现象。另外，脊柱畸形、肋骨软骨炎、外伤性肋骨炎等患者亦可看到胸廓畸形。

（4）呼吸类型：某些疾病可使胸式呼吸或腹式呼吸发生变化。在肺部、胸膜疾病（如肺炎、严重肺结核、胸膜炎等）或胸壁疾病（如肋间神经痛、肋骨骨折等）患者中，观察胸式呼吸减弱或消失、腹式呼吸增强的现象；观察腹膜炎、大量腹水、肝脾极度肿大、腹腔巨大肿瘤患者或妊娠晚期妇女，腹式呼吸减弱而胸式呼吸增强现象。

（5）呼吸运动：观察呼吸运动的频率、节律有无异常改变。在运动后或发热、疼痛、贫血、甲状腺功能亢进、心功能不全等患者中，观察呼吸频率增快情况；在呼吸肌麻痹或严重腹胀患者中，观察呼吸深度受限情况。肺部或胸膜的疾病也可使呼吸深度受限制，如肺气肿、胸膜炎、胸腔积液、气胸等。另外，还应观察麻醉剂或镇静药过量及颅内压增高等患者呼吸慢而规律的现象。

在尿毒症或糖尿病所致酸中毒患者中，观察深长呼吸，即酸中毒大呼吸（又称库斯莫尔呼吸，Kussmaul breathing）。在休克、昏迷、脑膜炎等患者中，观察呼吸表浅而缓慢的现象，即陈-施呼吸（Cheyne-Stokes respiration）。其特点是由浅慢变深快，然后再由深快逐渐变浅慢，一直到呼吸暂停，停 5～30 秒后再重复以上过程的周期性呼吸。陈-施呼吸的周期长为 30 秒至 2 分钟。间停呼吸（又称比奥呼吸，Biot respiration）的特点是有规律地呼吸几次后，突然停止呼吸，暂停一段时间后又开始呼吸。陈-施呼吸与间停呼吸多发生于中枢神经系统疾病，如脑炎、脑膜炎、颅内压增高及某些中毒（如糖尿病酸中毒、巴比妥中毒）等。间停呼吸较陈-施呼吸更为严重，预后不良。实习时应选有关的中枢神经系统受累患者，观察间停呼吸及陈-施呼吸。

当上呼吸道部分梗阻时，气流进入肺脏不畅，呼吸肌收缩，肺内负压加大，出现胸骨上窝、锁骨上窝及肋间隙向内凹陷，即为“三凹征”，此时吸气时间延长，故称为吸气性呼吸困难。可在气管异物或喉头水肿患者中观察“三凹征”即吸气性呼吸困难；在支气管哮喘或慢性阻塞性肺气肿患者中，观察呼气性呼吸困难。

2. 触诊

（1）呼吸运动：嘱患者做深呼吸时才能触知呼吸运动有无异常改变。应在胸腔积液、气胸、胸膜增厚、肺不张、大叶性肺炎等患者胸部，检查患侧呼吸动度减弱，健侧呼吸运动正常或由于代偿作用而动度增强；在肺气肿、双侧胸膜炎、胸膜增厚或支气管肺炎患者中触诊观察双侧呼吸运动减弱现象。

（2）触觉语颤：凡能阻止声波向胸壁传导的病理改变，均可引起触觉语颤减弱或消失。实习时可选以下疾病患者，检查触觉语颤减弱或消失现象。

肺泡内含气量过多，如肺气肿等；支气管阻塞，如阻塞性肺不张及分泌物过多所致的支气管阻塞等；大量胸腔积液或气胸；胸膜增厚粘连等；胸壁皮下气肿。

凡能使声波传至胸壁增强的病理情况，均可出现触觉语颤增强。在以下疾病患者中能够检查触觉语颤增强的现象：大叶性肺炎实变期，因实变肺组织传音良好；肺结核空洞、肺脓肿咳出脓液后等，当大空洞接近胸壁时，声波在空洞内产生共鸣，使声音的振动加强。若空洞周围有炎性浸润时，更有利于声波的传导，使触觉语颤增强。

（3）胸膜摩擦感：在肺脏活动范围较大的部位，最易触及（触诊部位及临床意义与听诊相同）。

（4）胸壁触痛：在胸廓的皮肤、肌肉、骨骼或神经有炎症或损伤的患者中，观察胸壁浅部触压痛；在胸膜疾病或肺部疾病累及胸膜的患者中，检查胸廓深部触压痛。

（5）皮下气肿捻发感：胸壁皮下气肿，是肺、气管及胸膜病变或受损伤后，气体逸出积存于皮下所致。皮下气肿时，除可看到胸部肿胀外，触压皮下气肿处可有一种握雪团的感觉，也似捻一束头发的感觉。

（6）注意气管的位置：检查肺不张、胸膜粘连及肺萎缩的患者，观察气管向患侧移位的情况，检查大量胸腔积液、积气或纵隔肿瘤的患者，观察气管移向健侧的现象。

3. 叩诊

（1）肺上界：检查肺上界（即Kronig峡）变狭小，选择肺尖部有肺结核浸润或炎症浸润的患者进行叩诊检查，测量肺上界变小的程度；选择肺气肿患者，观察叩诊肺上界扩大的情况。

（2）肺下界：选择肺气肿腹腔内脏下垂等患者检查肺下界下降情况；选择肺萎缩、膈肌升高（如鼓肠、腹水、肝脾大明显及腹腔内巨大肿瘤等）患者检查肺下界上升情况。

（3）肺下界移动度：选择肺气肿、肺组织萎陷（如肺纤维性变、肺不张等）以及胸膜轻度粘连、肺组织炎症或肺水肿等患者，测定肺下缘移动度缩小情况；选择大量胸腔积液或积气、胸膜广泛粘连等患者，观察肺下缘移动度完全消失的情况。

（4）肺前界：选择纵隔肿瘤、心脏扩大或心包疾病患者，检查肺前界缩小的程度；选肺气肿患者进行叩诊检查，观察肺前界扩大的情况。

（5）肺部异常叩诊音：肺组织的异常叩诊音有浊音、实音、鼓音及过清音等，可在以下疾病患者中进行检查。

1）浊音或实音：见于肺组织含气量减少的疾病，如肺炎、肺结核、肺不张、肺梗死及高度肺水肿，广泛的肺纤维化等；肺内形成无气组织或占位病变，如肺肿瘤、肺脓肿、包囊虫病等；胸膜或胸壁的病变，可阻碍叩诊音的传导，使叩诊音变浊，如胸腔积液、胸膜增厚、胸壁水肿或肿瘤等。

2）鼓音：见于肺内大空洞，如肺结核空洞、肺脓肿、肿瘤或囊肿破溃形成的空洞；高度支气管扩张或气胸等。

3）过清音：肺组织含气量过多的疾病，如肺气肿等。

4. 听诊

（1）病理性呼吸音

1）病理性肺泡呼吸音：是肺泡呼吸音发生的病理变化，此种变化有时与正常肺泡呼吸音差异甚微，应仔细进行听诊或嘱患者深呼吸时听诊，方能区别。听诊肺泡呼吸音减弱或消失时，可选以下疾病患者进行检查：呼吸运动受限的疾病，如剧烈胸痛、肋软骨骨化等；呼吸肌功能障碍，如重症肌无力，膈肌瘫痪等；膈肌升高，如腹水、鼓肠、巨大腹腔肿瘤等；支气管阻塞，如支气管炎或肿瘤压迫等；呼吸音传导障碍，如大量胸腔积液或积气、胸膜或胸壁高度肥厚等；肺组织弹性降低或细支气管阻塞，如肺气肿、肺炎等。检查肺泡呼吸音增强，应在运动后或发热、新陈代谢亢进或贫血、酸中毒等患者中进行听诊，此时呈双侧肺泡呼吸音增强。如果肺脏或胸膜病变使一侧或局部呼吸功能减弱或消失，则健侧或无病变部分肺泡呼吸音代偿性增强。

2）呼气延长：由呼吸道部分阻塞或狭窄（如炎症、痉挛），使呼出气流受阻，或由肺组织弹性降低，失去应有的紧张度，呼气时间延长所致。实习时可在支气管哮喘、肺气肿等患者中，听诊呼气延长体征。

3）断续性呼吸音（齿轮样呼吸音）：表现为某种病变使空气不能均匀地进入肺泡，吸气时有短促的间歇而不连续，多见于肺脏某一局部有小的炎性病变或小支气管有狭窄。实习时可选肺炎患者进行听诊。当呼吸肌有断续不均匀的收缩时，如寒冷、疼痛或精神紧张等，也可听到呼吸肌断续收缩音，但并非肺脏病变所致，应注意区别。

4）病理性支气管呼吸音：若在正常肺泡呼吸音的部位，听到支气管呼吸音则属病理性支气管呼吸音，实习时可在以下疾病患者中，听诊病理性支气管呼吸音：肺组织实变，如大叶性肺炎实变期、支气管肺炎、肺结核等；肺内大空洞，如肺结核空洞、肺脓肿或肺癌液化等；压迫性肺不张，如肿瘤或胸腔积液压迫等。

5）病理性支气管肺泡呼吸音：在正常肺泡呼吸音分布的范围内，听到支气管肺泡呼吸音即为病理性支气管肺泡呼吸音。实习时应选支气管肺炎、肺结核或大叶性肺炎初期患者听诊病理性支气管肺泡呼吸音；在肿瘤周围或胸腔积液液面上方被压缩的肺组织处，也可听到此种病理性呼吸音。

（2）啰音：啰音是伴随呼吸音的一种附加音，听诊啰音时应嘱患者经口呼吸或做深呼吸，亦可嘱患者连续咳嗽后做深呼吸，这样可增加空气流动，使啰音消失、出现或更清楚。

1）干啰音：干啰音一般分为鼾音和哨笛音两种。鼾音调低而响亮，类似酣睡时打“呼噜”的声音；哨笛音为一种高调的干啰音，常描述为乐性音、咝咝音、鸟鸣音、飞箭音或哮鸣音等。

干啰音听诊特点：在呼气及吸气时均能听到，但往往在呼气时较多且清楚，有时只在呼气时才能听到；音调较高，每个音响持续时间较长，音调高而不相连续；性质多变，发生部位易变换不定，在短时间内其数量也可增多或减少，甚至出现或消失；有时距胸壁一定距离也可听到。

见习时应选慢性支气管炎、支气管哮喘、支气管肺炎、肺源性心脏病或心源性哮喘等患者，听诊两肺同时存在干啰音；在大叶性肺炎、肺结核或肿瘤压迫支气管等患者中，听诊肺部的局限性干啰音。

2）湿啰音：亦称水泡音，以发生湿啰音的支气管口径大小不同，分为大、中、小三种水泡音。其听诊特点为：多在吸气时出现，在吸气终末增多而清楚，有时也可在吸气早期听到；呈断续而短暂的水泡破裂音，可一连串出现多个声音；出现的部位较恒定，易变性小；咳嗽后可出现或消失；常有中、小水泡音同时存在。

见习时应在急性肺水肿或严重的支气管肺炎患者的胸部听诊两肺满布的湿啰音；在心功能不全所致的肺瘀血或支气管肺炎患者的两肺底，听诊湿啰音；在大叶性肺炎、支气管扩张或肺结核等患者中，听诊局限性湿啰音。在肺尖结核性空洞部位听诊大水泡音。

另外，捻发音也是一种极细而均匀一致的附加音，在吸气末期易听到。声音似在耳旁用手指搓捻一小束头发的声音。老年人或长期卧床的患者，可在肺底听到捻发音，在数次深呼吸后即可消失。实习时可在肺结核、肺炎、肺膨胀不全或肺瘀血的患者中，听诊病理性捻发音。在听诊时胸壁的毛发与听诊器体件的摩擦音，与捻发音很相似，因此要注意鉴别。捻发音与小水泡音性质也很相似，但临床意义不完全相同，两者的鉴别如表 1-1。

表 1-1　捻发音与小水泡音的鉴别

区别点	出现时间	性质
捻发音	吸气末期	吸气、呼气均可出现
小水泡音	破裂音，大小一致，持续时间短	水泡音，有大小、多少的不同，持续时间较长

（3）听觉语音：当患者按平时说话的音调重复念“一、二、三”时，用听诊器在胸壁上可听到柔和而模糊的声音，即为听觉语音。听觉语音减弱，可在以下疾病患者中进行听诊：支气管阻塞；胸腔积液；胸壁增厚或水肿；肺气肿；声音微弱者。

若听觉语音增强而响亮，能听到清晰的字音，即为支气管语音。它与病理性支气管呼吸音及触觉语颤的发生机制、临床意义相同，三者可同时存在。但以听诊支气管语音最为敏感，声音也清楚。实习时可选以下疾病患者进行听诊：肺实变或肺组织受压而致密，而支气管又通畅的患者；肺内有空腔并与支气管相通者。

（4）胸膜摩擦音：正常胸膜表面光滑，胸膜腔内有少量液体起润滑作用，呼吸时听不到两层胸膜摩擦的声音。由于胸膜病变使两层胸膜表面变得粗糙不平，在呼吸时互相摩擦而产生声音，称为胸膜摩擦音。其听诊特点为：

声音断续，多较粗糙，但也有柔和细致者。摩擦音类似两手背互相摩擦，或两层丝绸互相摩擦以及搔抓音、擦纸等的声音；摩擦音在短时间内可出现、消失或再出现，持续时间长短不一；吸气及呼气时均可听到，但在吸气末及呼气开始较为清楚；深呼吸或用听诊器体件加压，可使其增强，屏住呼吸则消失；当胸膜腔内有大量积液，两层胸膜被分开时，摩擦音消失，在积液被吸收的过程中摩擦音可又出现；胸膜摩擦音，可在胸膜的任何部位听到，但在肺脏移动度较大的部位，如胸廓下部腋中线处最易听到。当改变体位姿势时，胸膜摩擦音的部位有时也可改变。

临床见习时可在以下疾病患者中进行听诊：有结核、肺炎或肺梗死等所致的急性纤维素性胸膜炎患者；胸膜有不完全粘连或有肿瘤结节的患者；尿毒症性胸膜炎患者；严重脱水的胸膜因高度干燥而粗涩的患者。

另外，当靠近心脏的胸膜发生病变，或胸膜和心脏壁层浆膜均有炎症时，每一次呼吸运动和心脏跳动都可发生摩擦音，即为胸膜心包摩擦音。

【病例举例】　患者，女性，78 岁。发热、咳嗽、咳痰 1 周。8 年前患“脑梗死”，近 2 年以卧床为主。近 1 个月食欲差，体温最高升至 38.7℃，伴畏寒，体温降时出汗较多。查血常规 WBC 15.0×10^9/L，中性粒细胞 0.90。

【小组讨论】

1. 患者胸部检查时可能出现的体征与发生机制有哪些？

2. 患者可能出现的痰液性状有哪些？需要哪些检查项目证实？

（杨艳平）

实验 7　心脏及血管检查

【目的要求】

1. 掌握动脉血压的测定方法，掌握其正常值及异常改变的临床意义。

2. 掌握血管检查的方法，血管体征及临床意义。

3. 掌握心脏视诊、触诊、叩诊、听诊检查的内容，方法及顺序。

4. 能比较准确地叩出心脏相对浊音界及绝对浊音界，并掌握心脏浊音界异常改变的临床意义。

5. 掌握正常心尖冲动及影响心尖冲动的生理及病理因素。

6. 掌握第一、二心音的产生机制及第一、二心音的鉴别要点，并掌握第一及第二心音增强、减弱及其他心音异常改变的临床意义。

7. 掌握第三心音与舒张期奔马律的产生机制、鉴别要点及临床意义。

8. 掌握二尖瓣开瓣音、心包叩击音及心音分裂的产生机制与临床意义。

9. 掌握常见心律失常（窦性心动过速、窦性心动过缓及心律不齐、期前收缩、心房颤动）的临床特点。

10. 掌握心脏杂音的产生机制、听诊要点，掌握各种杂音的临床意义，准确地辨别收缩期杂音与舒张期杂音。

【实验内容】

1. 脉搏的检查

（1）脉率：至少检查 1 分钟。

（2）脉律：可随呼吸改变，观察有无脉搏短绌等。

（3）紧张度与动脉壁状态：观察有无动脉硬化等。

（4）强弱：间接判断心搏量的大小。

（5）脉波：观察正常脉波、水冲脉、迟脉、重搏脉、交替脉、奇脉、无脉的检查特点，判断其临床意义。

2. 血压

（1）测量方法：可以台式水银柱血压计为训练用具。它由血压计、气袖带、橡皮球囊组成，测量时需配用听诊器进行测量。测血压的部位，一般指测量右臂肱动脉的压力，必要时测量左臂及双侧下肢腘动脉压力。

操作步骤：患者坐位或卧位，血压计“0”点应和肱动脉、心脏处在同一水平，坐位时，肱动脉平第 4 肋软骨；卧位时，和腋中线平。将袖带平贴缠于右上臂，气囊中间正对肱动脉，气囊下缘在肘弯上 2.5cm。打开血压计开关，快速充气，待触知桡动脉脉搏消失后再加压 30mmHg。将听诊器胸件置于袖带下肘窝处肱动脉上，然后放松气阀，使压力以每秒 2～3mmHg 的速度下降。当水银柱在下降过程中，从听诊器中听到第一个心搏音时的数值即为收缩压；当听诊器里心搏音消失时的数值即为舒张压。如果水银柱到零位心搏音仍不消失，则以声音变低钝时数值为舒张压。放松气囊阀门，使水银柱回到零位，关闭血压计开关，记录所测的收缩压/舒张压值。

测量血压时的注意事项：测量血压时被检查者情绪应稳定，可在安静的室内休息 10～15 分钟，室内温度应以 20℃左右为宜，半小时内避免进食、吸烟和饮酒，并排空膀胱。血压计要定期检查，打气时不可过高、过猛，用后驱尽袖带内的空气，卷好，将橡胶球放于盒内固定位置，关闭水银柱下开关，复位后平稳放置，切勿倒置或震荡。如水银柱里出现气泡应先检修，不可带气泡测量。偏瘫病人应选择健侧手臂上测量。

（2）血压标准：正常血压：收缩压＜120mmHg，舒张压＜80mmHg；正常高值：收缩压 120～139mmHg，舒张压 80～89mmHg；1 级高血压：收缩压 140～159mmHg，舒张压 90～99mmHg；2 级高血压：收缩压 160～179mmHg，舒张压 100～109mmHg；3 级高血压：收缩压≥180mmHg，舒张压≥110mmHg；单纯收缩期高血压收缩压≥140mmHg，舒张压＜90mmHg。当收缩压和舒张压分属于不同分级时，以较高的级别作为标准。

（3）动态血压监测的指征及意义。

3. 心脏视诊　心脏视诊时，应仔细观察心前区有无隆起与凹陷、心尖冲动的位置与范围、心前区有无异常搏动。

4. 心脏触诊　心脏触诊的主要检查内容是检查心脏搏动和心前区异常搏动、震颤及心包摩擦感。

（1）心尖冲动及心前区搏动：生理情况下肥胖体形者、小儿及妊娠时，心尖冲动向上外移，可在第 4 肋间左锁骨中线外。在病理情况下如大量腹水、腹腔肿瘤等可致心尖冲动向上外移。若体形瘦长、严重肺气肿等则使横膈下移，心尖冲动向下，可达第 6 肋间。

（2）心前区震颤：注意胸骨左缘第 3～4 肋间搏动、剑突下搏动、心底部异常搏动。

（3）心包摩擦感：注意触诊方法、部位和特点。

5. 心脏叩诊　应用间接叩诊法进行心界叩诊。先叩左界，后叩右界。左侧在心尖冲动外 2～3cm 处开始，由外向内，逐个肋间向上，直至第 2 肋间。右界叩诊应先确定左锁骨中线上的肝上界，在于其上一肋间由外向内，逐个肋间向上，直至第 2 肋间。每一肋间的浊音界位置逐一做好标记，并测量其与胸骨中线的垂直距离。

6. 心脏听诊　容包括心率、心律、心音、额外心音、杂音及心包摩擦音。传统的心脏瓣膜听诊区有 5 个。它们分别是：①二尖瓣区：位于心尖冲动最强点，又称心尖区。②肺动脉瓣区：位于胸骨左缘第 2 肋间。③主动脉瓣区：位于胸骨右缘第 2 肋间。④主动脉瓣第二听诊区：在胸骨左缘第 3 肋间，又称 Erb 区。⑤三尖瓣区：在胸骨下端左缘，即胸骨左缘第 4、5 肋间。听诊顺序可以是二尖瓣区、肺动脉瓣区、主动脉瓣区、主动脉瓣第二听诊区、三尖瓣区。

需要注意的是：①心率：正常心率，有无窦性心动过速与过缓。②心律：有无窦性心律不齐、期前收缩、心房颤动。③心音：有无心音的异常，并注意鉴别第一与第二心音。若出现心音分裂，注意判断其性质。④额外心音：注意奔马律、开瓣音、心包叩击音、肿瘤扑落音、收缩期喀喇音和医源性额外心音的特点。⑤心脏杂音：根据杂音的发生机制分析杂音特点，注意各瓣膜听诊区不同时期（收缩期、舒张期及连续性）各种杂音的临床意义。⑥心包摩擦音：注意其听诊部位及特征。

【病例举例】　患者，男性，28 岁。反复心悸、胸闷、气短 2 年，加重 1 个月。查体：肝-颈静脉回流征阳性，双肺底散在湿啰音，心率 110 次/分，心律齐，第一心音减弱，主动脉瓣第二听诊区可闻及舒张期叹气样杂音，心尖区可闻及舒张中早期隆隆样杂音，双下肢无水肿。

【小组讨论】

1. 患者测量血压时应注意什么?

2. 患者心浊音界可能出现的变化是什么?

3. 患者的心脏听诊还可能有哪些体征？上述异常代表什么临床意义?

（马兆垠）

实验8 腹部检查

【目的要求】

1. 掌握腹部检查的内容、方法及顺序。

2. 掌握腹部体表标志、分区与腹腔内脏的对应关系。

3. 掌握腹部检查常见体征的发生机制、特点及临床意义。

4. 掌握腹部常见疾病的主要症状和体征。

【实验内容】 明确腹部的范围、体表标志与分区（四区法、九区法）。

1. 注意事项 检查前请患者排空膀胱，舒适平躺，头下垫枕头，将手臂置于身体两侧，避免将手举过头。触诊之前，请患者指出疼痛处，应最后检查疼痛或压痛的地方。

检查者指甲剪短，保持双手温暖，听诊器温暖。与患者一边交谈，一边慢慢进行检查，随时观察患者脸上不舒服的征兆，以调整检查方法。如果患者非常害怕或是怕痒，开始触诊时可将患者的手置于检查者的手下慢慢移动，再逐渐移开患者的手，进行触诊。

2. 视诊 从患者右侧开始，检查者坐位或弯腰，视线与患者的腹部侧缘平齐，具体视诊内容如下。

（1）腹部外形。

（2）腹部的呼吸运动：腹式呼吸、胸式呼吸。

（3）腹部皮肤：皮疹、色素、条纹与瘢痕、体毛、疝、脐。

（4）腹壁静脉：注意有无静脉曲张。检查曲张静脉血流方向的方法：检查者两手指合并紧压曲张而无分支的静脉，然后将一手指沿静脉向外滑动 3cm 左右，将静脉中的血液排空，抬起滑动的手指，另一指仍压紧静脉，如果排空的静脉很快充盈，说明血流方向是向紧压手指一端。

（5）蠕动波：检查者弯腰或坐位，沿切线观察其腹部有无蠕动，可能要持续观察几分钟的时间。

（6）上腹部搏动：观察患者的腹部有无搏动，记录其位置、直径、方向等。

（7）腹围测量：患者平卧，用软尺经脐与第 4 腰椎棘突，绕腹 1 周，测得的周长即为腹围（脐周腹围）。

3. 听诊

（1）肠鸣音：听诊器体件置于脐周部听诊。

（2）血管杂音：注意中腹部，左右上腹，下腹两侧的收缩期血管杂音。

（3）振水音：患者平卧，检查者用两手左右摇晃患者上腹部，以一耳凑近该处或将听诊器体件置于该部，如听到液体和气体互相撞击的声音，称为振水音。检查者也可将并拢的手指连续迅速地撞击患者上腹部的方法听取振水音。

4. 触诊

（1）触诊注意事项：通常采取仰卧位，两腿屈曲，使腹部放松，让患者做均匀的腹式呼吸。检查者站在患者的右侧，动作轻柔，由浅入深，从健侧到患侧，一般先从左下腹部开始，以逆时针方向，先左后右，自下而上，先浅触诊后深触诊。

（2）触诊内容

1）腹壁紧张度。

2）压痛及反跳痛：尽可能精确定位。

3）腹部包块：位置、大小、形态、硬度、搏动、移动度及与周围组织的关系。

4）液波震颤：让患者平卧，检查者一手掌贴于患者一侧腹壁，另一手的手指迅速叩击腹壁另一侧，如腹腔内有中等量以上的游离腹水，则贴于腹壁的手掌就有波动冲击的感觉。为了防止腹壁脂肪层振动而引起的波动感，可请第三者将一手尺侧缘放在患者腹壁正中线，即可阻止腹壁脂肪层振动的传导。

5）肝脏触诊：可采用双手触诊法、单手触诊法、冲击触诊法、钩指触诊法。让患者取仰卧位，两腿屈曲使腹部放松。医生站在患者的右侧，将右手放在患者脐部右侧，以并拢的示指和中指的指尖或示指内侧对着右肋缘，此手将随患者均匀的深呼吸而上下起伏，当患者呼气时膈肌上升，腹壁松弛下陷，此时，触诊手亦随之向下按压，当吸气时膈肌下降，腹部隆起将轻度按压的手抬起，同时肝脏随吸气下移时碰到手指，若触及不到肝脏，可逐渐自下而上向右肋缘移动。采用双手触诊法检查时，医生左手掌或四指置于患者腰背部，将肝脏向上托起，大拇指固定于右肋下缘。医生右手放在患者脐右侧腹部再按上述方法进行触诊。注意肝脏的大小、质地、表面状态和边缘、压痛、搏动、肝区摩擦感、肝震颤等。

6）胆囊触诊：胆囊的触诊法与肝脏触诊法相同，正常胆囊触不到。

墨菲征的检查方法：胆囊有炎症，但未肿大到肋缘以下，触诊不能查到胆囊。此时可以左拇指指腹勾压于右肋下胆囊点处，即腹直肌外缘与肋弓交界处，然后嘱患者缓慢深吸气，在吸气过程中发炎的胆囊下移时碰到用力按压的拇指，即可引起疼痛，此为胆囊触痛，如因剧烈疼痛而致吸气中止，称墨菲征阳性。

7）脾脏触诊：脾大若明显而位置表浅，用浅部触诊法就可查到。若轻度脾大而位置较深，则用双手触诊法。患者仰卧，两腿稍屈曲，医生左手掌绕过患者腹前方置于患者左腰背部第7～10肋处，将脾脏从后向前托起，右手平放于髂前上棘水平左前腹上，手掌与肋弓呈垂直方向，以稍微弯曲的手指末端轻压向深处，并随着患者的腹式呼吸运动，由下向上逐渐向左肋缘下触摸，当患者深吸气时，右手于原位稍向肋缘方向深压，此时左手则向前托起，形成两手互相对压，如有脾大，则右手指即可触及脾边缘。若触不到则右手随腹壁的抬起而被动地抬起，并随之向肋缘方移动，重复以上触诊过程。若轻度脾肿大而仰卧位不易触到时，可让患者改用右侧卧位，右下肢伸直，左下肢屈曲。脾脏因重力关系而向下移，易触到轻度肿大的脾脏。触诊脾脏时要注意脾脏的大小、质地、形态、表面情况、压痛、切迹和摩擦感等。

肿大脾脏的测量法如下。

第1线（AB线、甲乙线）：是指左锁骨中线的左肋缘至脾下缘的距离，以cm表示。

第2线（AC线、甲丙线）：是指左锁骨中线与肋缘交点到脾脏最远点的距离。

第3线（DE线、丁戊线）：脾右缘到前正中线的距离，脾右缘越过正中线为正值，未越过正中线为负值。

8）肾脏触诊：一般用双手触诊法。让患者采取仰卧位或站立位，触诊右肾时，医生左手平放于患者右后腰肾区部，其右手放在右季肋部，以微屈的指端置于右肋缘下方，随患者腹式呼吸运动将右手逐渐压向腹腔深部，同时用左手将患者右侧腰部托向前方，在双手间感受肾脏的滑动。若触不到时，可让患者深吸气，肾脏随深吸气下移较易触到。触诊左肾时，医生左手自患者的胸前绕过，放于左腰肾区部向前托起，右手放在左季肋部，指端置于左侧肋弓下，触诊方法同右肾触诊。

9）肾和尿路疾病的压痛点

季肋点：位于第 10 肋前端，为肾盂位置；上输尿管点：在脐水平线上腹直肌外缘；中输尿管点：在髂前上棘水平线上腹直肌外缘，相当于输尿管第二狭窄部。

肋脊点：位于第 12 肋骨下缘和腰椎横突所构成的点，又称肋脊角，为肾脏位置。

肋腰点：第 12 肋骨下缘与腰肌外缘的夹角顶点，又称肋腰角，为肾盂位置。

（3）正常腹部可触到的包块：腹直肌肌腹及腱划、腰椎椎体及骶骨岬、乙状结肠粪块、横结肠、盲肠、右肾下极。

5. 叩诊 腹部叩诊方法可采用直接叩诊法或间接叩诊法。

（1）腹部叩诊音：正常情况下，腹部叩诊大部分区域均为鼓音，只有肝脾所在部位，增大的膀胱和子宫占据的部位，以及两侧腹部近腰肌处叩诊为浊音。

（2）胃泡鼓音区（Traube 区）：位于左前胸下部肋缘以上，约呈半圆形，由胃底穹窿含气而形成。

（3）肝脏与胆囊叩诊

1）肝浊音界

肝上界：沿右锁骨中线、右腋中线和右肩胛线，由肺区第 2 肋间向下叩向腹部。当由清音转为浊音时，即为肝上界（肝相对浊音界），再向下叩 1～2 肋间，则浊音变为实音（肝绝对浊音界）。匀称体型者的正常肝在右锁骨中线上，其上界在第 5 肋间；在右腋中线上，其上界为第 7 肋间；在右肩胛线上，其上界为第 10 肋间。

肝下界：在右锁骨中线上位于右肋下缘；在右腋中线上相当于第 10 肋骨水平。矮胖体型者肝上下界均可高 1 个肋间，瘦长体型者则可低 1 个肋间。

肝浊音界：肝上界与下界之间的距离为肝上下径，在右锁骨中线上，为 9～11cm。

2）肝脏及胆囊的叩击痛：以左手掌平放在肝脏的体表部位上，右手握拳用尺侧缘轻叩左手背，若患者感到疼痛为叩击痛。

（4）脾脏叩诊：确定脾脏边界。检查时让患者采取仰卧位或右侧卧位，沿左侧腋中线自上而下进行轻叩诊。

（5）脊肋角叩痛：主要用于检查肾脏病变。正常时脊肋角处无叩击痛。

6. 腹水的叩诊（移动性浊音） 检查者自腹中部脐平面开始向患者左侧叩诊，发现浊音时，板指固定不动，嘱患者右侧卧，再叩，如呈鼓音表明浊音移动。当腹腔内游离腹水在 1000ml 以上时，即可查出移动性浊音。

微量腹水测定法：即水坑征。让患者取肘膝位，使脐部处于最低部位，由侧腹部向脐部叩诊，如由鼓音转为浊音，则提示有腹水的可能。

【病例举例】 患者，男性，65 岁。因“面黄、腹胀 1 个月”就诊。患者既往患慢性乙型肝炎 26 年余，未行治疗。查体：皮肤黏膜轻度黄染，心肺未查及异常。双下肢轻度凹陷性水肿。

【小组讨论】

1. 该患者腹部检查时可能触及的包块有什么？如何描述？

2. 若触诊患者的腹部脏器，需要注意哪些方面？

3. 叩诊患者肝浊音界时可能出现哪些变化？

4. 若患者脾脏增大，临床如何描述其特征？

（卢雪峰）

实验 9 脊柱四肢查体

【目的要求】

1. 掌握脊柱、四肢检查的方法及其正常状态、病理改变的临床意义。

2. 掌握关节活动功能。

【实验内容】 检查按视、触、动、量顺序进行，必要时进行叩诊与听诊。先上后下、先健侧后患侧、先主动后被动，遇有疼痛、肿胀或畸形部位，应先检查远处，然后逐渐接近或接触患处。在进行局部检查的同时不可忽视全身检查。

1. 脊柱

（1）视诊：注意姿势、脊柱弯曲度。

（2）触诊：包括棘突、椎间小关节、软组织检查。

（3）叩诊：脊柱叩击痛的检查方法有两种。①直接叩击法：用手指或叩诊锤直接叩击各椎体的棘突。②间接叩击法：嘱患者坐位，医生将左手掌面置于患者头顶部，右手半握拳以小鱼际肌部位叩击左手背，观察患者有无疼痛。

（4）动诊

颈部的活动：屈曲，后伸，向左或向右旋转，向左或向右侧弯。

腰椎的活动：屈曲，后伸，侧弯，旋转。

2. 四肢与关节

（1）肩关节

1）视诊肩部活动及形状。

2）触诊肩关节。

3）动诊：外展、内收、伸、屈、内旋、外旋。患者站立，左手下垂，右手自左手位置沿左臂上移至左肩部，再绕至颈后触摸左耳，同法检查左上肢。也可做搭肩试验：正常人手搭在对侧肩上，肘关节能贴紧胸壁，否则为试验阳性。

（2）肘关节

1）视诊：提携角、肘后三角（正常屈至 90°时，肱骨内、外上髁和尺骨鹰嘴三点呈等腰三角，在完全伸直时，三点呈一直线）。

2）触诊、动诊、量诊。

（3）腕及手

1）视诊：患者进入诊室时，注意他的上肢运动是否正常，两侧是否对称。在患者脱上衣时，观察他手部的活动。注意关节、指甲形态。

2）触诊。

3）动诊：腕部的功能有屈、伸、桡偏、尺偏、旋后（前臂）、旋前（前臂）。手指的运动有掌指关节屈伸、指间关节屈伸、掌指关节外展和内收、拇指掌指关节和指间关间的屈伸、拇指掌腕关节的外展和内收、对掌。

（4）骨盆与髋关节

1）视诊：步态、站立姿势、皮肤及其皱襞。

2）触诊。

3）动诊：外展、内收、屈曲、外展、外旋、内旋。

4）叩诊：患肢伸直，叩击大粗隆部，注意有无髋部疼痛。

5）听诊：注意有无弹响髋。

6）量诊：下肢长度和周径的测量。

7）特殊检查：骨盆挤压与分离试验：患者仰卧，检查者两手按压其两侧髂前上棘处，做向外分离及向内挤压动作，出现疼痛者为阳性。

“4”字试验：患者仰卧，患肢屈髋、膝，并外展外旋，将患肢外踝置于对侧大腿上呈“4”字形。检查者一手按对侧髌前上棘处以固定骨盆，另一手将屈曲的膝部下压，出现骶髂关节区疼痛者为阳性。

（5）膝关节

1）视诊：注意步态、畸形；下肢静脉曲张、肌肉萎缩、水肿。

2）触诊：用拇指按压胫骨前部组织 2 秒以上，注意有无凹陷性水肿。

3）动诊：屈曲（伴有滑动）、伸直（伴有滑动）、内旋与外旋。

4）听诊：弹响声、血管杂音。

5）浮髌试验：患肢伸直，放松股四头肌，检查者用手掌压迫髌上囊，使关节液集中于髌骨下，另一手拇指或示指向下按压髌骨，出现髌骨撞击股骨前面的感觉或有浮沉感者为阳性。

（6）踝关节和足的检查（见表 1-2）

1）视诊：畸形、肿胀。

2）触诊。

3）动诊

踝关节：背屈、跖屈。

距下关节：内翻、外翻。

跗骨间关节：足前部内收、足前部外展。

足趾：屈曲、伸直。

表 1-2　关节功能位及中立位

<table>
<tr><th colspan="3">关节</th><th>中立位（0°）</th><th colspan="2">运动方向</th><th>运动范围（°）</th><th>备注</th></tr>
<tr><td colspan="3" rowspan="12">肩（包括肩肱关节及肩胛胸壁运动）</td><td rowspan="8">上臂自然下垂，贴近胸旁，屈肘 90°，前臂伸向前方</td><td colspan="2" rowspan="2">前屈</td><td>70～90</td><td>肩肱关节</td></tr>
<tr><td>150～170</td><td>前屈上举</td></tr>
<tr><td colspan="2">后伸</td><td>40</td><td rowspan="3"></td></tr>
<tr><td colspan="2">内旋</td><td>70～90</td></tr>
<tr><td colspan="2">外旋</td><td>40～50</td></tr>
<tr><td colspan="2">内收</td><td>20～40</td><td>越过躯干前方</td></tr>
<tr><td rowspan="2">外展</td><td>内旋位</td><td>80～90</td><td>肩肱关节</td></tr>
<tr><td>内旋位</td><td>180</td><td>外展上举</td></tr>
<tr><td rowspan="2">上臂 90°外展位，肘伸直</td><td colspan="2">前屈</td><td>135</td><td rowspan="2">水平运动</td></tr>
<tr><td colspan="2">后伸</td><td>40～50</td></tr>
<tr><td rowspan="2">上臂 90°外展位，屈肘 90°</td><td colspan="2">内旋</td><td>70</td><td rowspan="2"></td></tr>
<tr><td colspan="2">外旋</td><td>70</td></tr>
<tr><td colspan="3" rowspan="2">肘</td><td rowspan="2">上臂与前臂呈一直线</td><td colspan="2">屈曲</td><td>135～150</td><td rowspan="2"></td></tr>
<tr><td colspan="2">过伸</td><td>0～10</td></tr>
<tr><td colspan="3" rowspan="2">前臂（上下桡尺关节）</td><td rowspan="2">上臂贴胸，屈肘 90°，拇指向上</td><td colspan="2">旋前</td><td>80～90</td><td rowspan="2"></td></tr>
<tr><td colspan="2">旋后</td><td>80～90</td></tr>
<tr><td colspan="3" rowspan="4">腕</td><td rowspan="4">手与前臂呈一直线，掌向下</td><td colspan="2">背屈（伸直）</td><td>35～60</td><td rowspan="4"></td></tr>
<tr><td colspan="2">掌屈</td><td>50～60</td></tr>
<tr><td colspan="2">桡侧倾斜（桡屈）</td><td>25～30</td></tr>
<tr><td colspan="2">尺侧倾斜（尺屈）</td><td>30～40</td></tr>
<tr><td rowspan="15">手</td><td rowspan="7">拇指</td><td rowspan="2">掌指关节</td><td rowspan="4">拇指伸直并于第二指</td><td colspan="2">屈曲</td><td>20～50</td><td rowspan="2">拇指平行于掌面活动</td></tr>
<tr><td colspan="2">过伸</td><td>0～30</td></tr>
<tr><td rowspan="2">掌腕关节</td><td colspan="2">外展</td><td>40</td><td rowspan="2">拇指垂直于掌面活动</td></tr>
<tr><td colspan="2">内收</td><td>指端靠近示指腹</td></tr>
<tr><td>掌腕及掌指关节</td><td></td><td colspan="2">对掌</td><td>拇指与小指指腹相对</td><td>拇指甲面与掌面平行</td></tr>
<tr><td rowspan="2">指间关节</td><td rowspan="2">伸指位</td><td colspan="2">屈</td><td>90</td><td rowspan="2"></td></tr>
<tr><td colspan="2">伸</td><td>0</td></tr>
<tr><td rowspan="7">第2～第5指</td><td rowspan="3">掌指关节</td><td>中指伸直位</td><td colspan="2">外展</td><td>Ⅰ50，Ⅳ30，Ⅴ60</td><td>以中指为中心侧方运动</td></tr>
<tr><td rowspan="2">手伸直位</td><td colspan="2">屈</td><td>60～90</td><td rowspan="6">其他指屈曲位</td></tr>
<tr><td colspan="2">过伸</td><td>0～20</td></tr>
<tr><td rowspan="2">近指间关节</td><td rowspan="2">伸指位</td><td colspan="2">屈</td><td>90～100</td></tr>
<tr><td colspan="2">过伸</td><td>0～5</td></tr>
<tr><td rowspan="2">远指间关节</td><td rowspan="2">伸指位</td><td colspan="2">屈</td><td>60～90</td></tr>
<tr><td colspan="2">伸</td><td>0～5</td></tr>
</table>

续表

关节	中立位（0°）	运动方向	运动范围（°）	备注
颈椎	颈向上直伸，两眼平视，下颌内收	屈	30～45	
		伸	35～45	
		左侧屈	45	
		右侧屈	45	
		左旋	60～80	
		右旋	60～80	
胸、腰、骶椎	直立	屈	90	
		伸	30	
		左侧屈	20～30	
		右侧屈	20～30	
		左旋	30	
		右旋	30	
髋	平卧位，腰不过分前凸，两侧髂前上棘在同一水平线上，下肢自然伸直，且垂直于髂前上棘连线，髌骨向上	屈曲	130～140	仰卧位
		过伸	10～15	俯卧位
		内收	20～30	仰卧位
		外展	30～45	
		内旋	40～50	仰卧位，也可以俯卧屈膝 90°位测量
		外旋	30～40	
	仰卧屈髋 90° 及屈膝 90°，脚尖向前	内旋	30～40	仰卧
		外旋	40～50	
膝	大腿小腿呈一直线	屈曲	120～15	
		过伸	5～10	
	屈膝 90°，脚尖向前	小腿外旋	20	
		小腿内旋	10～20	
踝	足纵轴与小腿呈 90°位	跖屈	40～50	
		背曲	20～30	
足 跗间关节	脚尖向前	内翻	30	前跖与地面形成的角
		外翻	30～35	
足 跖趾关节	脚与跖面呈一直线	屈曲	30～40	
		伸直	45	

【病例举例】

病例 1：患者，女性，53 岁。右肩部疼痛 2 个月。自觉右肩部活动受限，抬举困难。

病例 2：患者，男性，64 岁。车祸外伤后腰部疼痛并活动受限 1 周。右下肢膝关节肿痛，活动受限。

【小组讨论】

1. 为该两位患者进行关节检查时，应注意的内容有哪些？

2. 上肢与下肢的检查顺序有何不同？

3. 膝关节检查的内容有哪些？其临床意义是什么？

（黄　涛）

实验10　神经系统查体

【目的要求】

1. 掌握神经系统的检查内容（运动功能、感觉功能、自主神经功能与神经反射）及检查方法。

2. 掌握各种神经反射的检查方法及临床意义。

【实验内容】　检查顺序为从头部及脑神经开始，接着为颈、上肢、胸、腹、下肢及背，最后为立姿及步态。

1. 脑神经检查

（1）嗅神经：可通过问诊了解。

（2）视神经：视力、视野、眼底。

（3）动眼、滑车、展神经：同实验3头部检查中的眼部检查内容。

（4）三叉神经

1）咀嚼肌运动：先观察咬肌、颞肌有无萎缩，再用双手分别按在两侧该肌肉上，让患者做咀嚼动作，注意有无肌张力与收缩力减弱，两侧是否相等。张口下颌有无偏斜。

2）用针、棉签以及盛冷、热水的试管分别检查三叉神经分布区域内皮肤的痛、触和温度觉，两侧对比。

3）反射：角膜反射、下颌反射（患者将口略微张开，用叩诊锤叩击置于下颌中央的检查者的拇指）。

（5）面神经：请患者做睁眼、皱眉、闭眼、露齿、鼓腮、吹哨等动作。患者伸舌，检查者用棉签分别蘸取食糖、食盐、醋酸溶液涂在舌前部的一侧，双侧分别检查对照。

（6）听神经：用耳语、表音或音叉检查听力。询问患者有否眩晕、夜行困难，观察患者有否眼球震颤等。

（7）舌咽、迷走神经：观察发音是否低哑或带鼻音，饮水是否呛咳、吞咽是否困难。嘱患者张口并发“啊”音，观察软腭及悬雍垂位置。嘱患者张口，用压舌板轻触左侧及右侧咽后壁，观察咽反射情况。

（8）副神经：观察胸锁乳突肌及斜方肌有无萎缩，有无斜颈及垂肩，医生将一手置于患者面部，嘱患者向该侧转头加以阻力，然后将双手放在患者双肩上下压，嘱患者作对抗性抬肩动作。

（9）舌下神经：嘱患者伸舌，观察有无舌偏斜，舌缘两侧厚薄不相等及颤动等。

2. 运动功能检查

（1）肌力：嘱被检查者做肢体关节部分的伸屈动作。检查者从相反的方向测试被检查者对阻力的克服力量。肌力的记录（0～5级）如下。

0级：完全瘫痪。

1级：肌肉收缩但不能产生动作。

2级：在床面上移动但不能抬离床面。

3级：能抬离床面但不能抗阻力。

4级：能抗阻力但较正常差。

5级：正常。

（2）肌张力：触摸患者肌肉的硬度、感知被动伸屈其肢体时的阻力。

（3）不随意运动：观察有无震颤、舞蹈样运动、手足徐动、手足搐搦等。

（4）共济运动

1）指鼻试验：嘱被检查者伸直上臂、曲肘，以示指触碰自己鼻尖。

2）指指试验：嘱被检查者伸直示指，曲肘，然后伸直前臂以示指触碰对面医生的示指，先睁眼做，后闭眼做。

3）轮替动作：嘱被检查者伸直手掌并反复做快速旋前旋后动作。

4）跟-膝-胫试验：嘱被检查者仰卧，先抬起一侧下肢，然后将足跟置于另一侧膝部下端，并沿胫骨徐徐滑下。

5）闭目难立征：嘱患者两臂向前伸平，双足并拢直立，然后闭目，如出现身体摇晃或倾斜则为阳性。

3. 感觉功能检查

（1）浅感觉：观察患者触觉、痛温觉感受情况。

（2）深感觉。

1）运动觉：患者闭目，检查者轻轻夹住患者手指或足趾两侧，上下移动，由患者说出“向上”或“向下”的方向。

2）位置觉：患者闭目，检查者将其肢体放于某一位置，嘱患者说出所放位置，或用另一肢体模仿。

3）振动觉：用振动的音叉放置在患者肢体的骨隆起处，注意两侧对比。

4）压觉：用钝物交替地轻触和下压皮肤，请患者鉴别。

5）深痛觉：挤压肌肉或肌腱，询问有无痛感。

6）复合感觉：皮肤定位觉（医生用手指轻触皮肤某处，让患者用手指出被触位置）、两点辨别觉（用分开的圆规刺激两点皮肤，如患者有两点感觉，再将圆规两脚距离缩短，直到患者感觉为一点为止）。

4. 神经反射检查

（1）浅反射：刺激皮肤或黏膜引起的反应，称为浅反射。

1）角膜反射：嘱被检查者向内上方注视，医生用细棉签毛由角膜外缘轻触患者的角膜。

2）腹壁反射：嘱患者仰卧，两下肢稍屈以使腹壁放松，用钝头竹签按上、中、下三个部位轻划腹壁皮肤。

3）提睾反射：用钝头竹签由下向上轻划股内侧上方皮肤，可引同侧提睾肌收缩，使睾丸上提。

4）跖反射：患者仰卧，髋及膝关节伸直，医生以手持患者踝部，用钝头竹签由后向前划足底外侧至小趾掌关节处再转向趾侧。

（2）深反射：刺激骨膜、肌腱引起的反应，需患者放松、配合。

1）肱二头肌反射：检查者左手托扶患者屈曲的肘部，并将拇指置于肱二头肌肌腱上，然后以叩诊锤叩击拇指。

2）肱三头肌反射：检查者左手托扶患者的肘下方，嘱其肘部屈曲，然后以叩诊锤直接叩击鹰嘴上方的肱三头肌肌腱。

3）桡骨骨膜反射：检查者左手轻托腕部，并使腕关节自然下垂，然后以叩诊锤轻叩桡骨茎突。

4）膝反射：坐位检查时，小腿完全松弛，自然悬垂。卧位时医生用左手在腘窝处托起两下肢，使髋、膝关节稍屈，然后用右手持叩锤叩击髌骨下方的股四头肌肌腱。

5）跟腱反射：患者仰卧，髋及膝关节稍屈曲，下肢取外旋外展位，医生用左手托患者足掌，使足呈过伸位，然后以叩诊锤叩击跟腱。

6）髌阵挛：患者仰卧，伸展下肢，检查者用拇、示两指尖夹髌骨上缘，突然向下方推动，并维持向下之推力，髌骨即发生一连串节律性的上、下颤动。

7）踝阵挛：检查者左手托腘窝，右手握足前部突然推向背屈，并用手持续压于足底，即出现跟腱的节律性收缩反应。

8）霍夫曼征：检查者以右手示、中两指夹住患者中指指节，腕略背屈，以拇指向下迅速弹拨患者的中指指甲，反应为拇指及其他各指呈屈曲动作。

（3）病理反射

1）巴宾斯基征：检查方法同跖反射。阳性反应为拇趾背伸，余趾呈扇形展开。

2）奥本海姆征：检查者用拇指及示指沿患者胫骨前缘用力由上向下滑压，阳性表现同巴宾斯基征。

3）戈登征：检查时用拇指和其他四指分置于腓肠肌部位，然后以适度的力量捏压，阳性表现同巴宾斯基征。

4）查多克征：用竹签在外踝下方由后向前划至趾跖关节处为止，阳性表现为巴宾斯基征。

5）贡达征：将手置于足外侧两趾背面，然后向跖面按压，数秒后突然松开，阳性表现同巴宾斯基征。

（4）脑膜刺激征

1）颈项强直：嘱患者仰卧，以手托扶患者枕部做被动屈颈动作以测试颈肌抵抗力。

2）克尼格征：嘱患者仰卧，先将一侧髋关节屈成直角，再用手抬高小腿，正常人可将膝关节伸达135°以上。

3）布鲁津斯基征：嘱患者仰卧，下肢自然伸直，医生一手托患者枕部，另一手置于患者胸前，使头部前屈。

（5）其他：Lasegue 征为在检查时嘱患者仰卧，两下肢伸直，医生一手置于膝关节上，使下肢保持伸直，另一手将下肢抬起。正常人可抬高 70°以上，如抬不到 30°即出现由上而下的放射性疼痛，为阳性。

5. 自主神经功能检查　自主神经反射包括以下内容。

（1）眼心反射：嘱患者仰卧，眼睑自然闭合，医生将右手的中指及示指置于患者眼球的两侧，逐渐施加压力，但不可使患者感到疼痛。加压 20～30 秒后计数 1 分钟脉搏次数。

（2）卧立试验：在患者平卧位时计数 1 分钟脉搏次数，然后嘱患者起立站直再计数 1 分钟脉搏次数。

（3）竖毛反射：将冰块放在患者的颈后或腋窝皮肤上数秒后，可见竖毛肌收缩，毛囊处隆起如鸡皮状。

（4）皮肤划痕症：用钝头竹签加适度压力在皮肤上划压，数秒以后皮肤就会出现白色划痕（血管收缩）并高起皮面，正常持续 1～5 分钟即行消失。

【病例举例】 患者，男性，68 岁。言语不清、右侧肢体无力 4 小时。患者 4 小时前清晨早起时突然感觉肢体乏力，饮水时水从口角流出，同时说话语音不清，不能正确表达自己的意思。右上肢和右下肢抬起无力，行走困难。既往高血压病史 10 年，间断服药治疗，血压控制不理想。

【小组讨论】

1. 为该患者检查 12 对脑神经时，可能出现哪些正常和异常体征？

2. 该患者可能出现的正常生理反射有哪些？如何检查？

3. 该患者右侧上肢及下肢的病理反射可能有哪些？代表什么临床意义？

4. 若患者出现了脑膜刺激征，这说明什么？

5. 患者的病变部位主要可能在什么解剖结构？为什么？

（林晓英）

实验 11 心电图检查

【目的要求】

1. 掌握心电图检查方法、常用心电图导联及心电图检查的临床应用范围。

2. 掌握正常心电图各波的图像、正常值及其改变的临床意义。

3. 掌握常见疾病的典型心电图特征。

【实验内容】

1. 复习临床心电图的基本知识，包括心电图产生的原理、心电图各波段的组成与命名、导联体系——肢体导联与胸导联。

2. 心电图的正常值与检测

（1）心电图测量

1）各波段与心率的判定。

2）各波段振幅的检测。

3）平均心电轴的检测。

4）心电图图形与心脏循长轴转位。

（2）正常心电图的波形特点与正常值：P 波、P—R 间期、QRS 波群、J 点、ST 段、T 波、U 波。

（3）小儿心电图的特点。

3. 心房、心室肥大的心电图表现

（1）右心房肥大。

（2）左心房肥大。

（3）左心室肥大。

（4）右心室肥大。

（5）左心室及右心室双侧心室肥大。

4. 心肌缺血与 ST-T 改变

心肌缺血的心电图类型：缺血性 T 波改变；“损伤型”改变；临床意义及鉴别诊断。

5. 心肌梗死

（1）心肌梗死的基本图形及发生机制：缺血性 T 波改变；“损伤型”改变；“坏死型”改变。

（2）心肌梗死的图形演变与分期（早期、急性期、近期、陈旧期）。

（3）心肌梗死的定位诊断。

6. 心律失常

（1）心律失常与心肌的电生理特征。

（2）心律失常概述。

（3）窦性心律与窦性心律失常：窦性心律的心电图特征；窦性心动过速；窦性心动过缓；窦性心律不齐；窦性静止。

（4）期前收缩（房性、室性、房室交界性）。

（5）异位性心动过速。

（6）扑动与颤动：心房扑动与颤动；心室扑动与颤动。

（7）传导异常与心律失常：房室传导阻滞（Ⅰ度、Ⅱ度、Ⅲ度）；束支与分支传导阻滞。

7. 心电图的分析步骤与临床应用

（1）心电图的分析方法与步骤。

（2）心电图的临床应用。

【小组讨论】

1. 在教师的指导下，每位学生学会操作心电图机，为同学行心电图检查，并进行读图分析。

2. 应用临床患者的典型心电图资料进行读图分析，学会不同疾病下的心电图诊断。

（杨金玲）

实验 12　采　血　术

【目的要求】

1. 掌握毛细血管采血的临床适应证和操作技术。

2. 掌握动脉采血的临床适应证和操作技术。

3. 掌握静脉采血的临床适应证和操作技术。

【实验内容】

1. 毛细血管采血法　酒精棉球消毒患者环指或耳垂，待乙醇挥发，皮肤干燥后，左手拇、示指固定患者环指端或耳垂，右手持采血针，迅速穿刺。擦去第一滴血，以左手示指、右手环指围绕在穿刺点周围，轻压，流出足够使用的血量，再以右手所持的一次性定量采血管采集血液至需要量。擦净采血管顶端外周的血液，尽快将采血管插入备好的细胞稀释液中，挤出血液至管底部，勿起泡，并利用上清液洗涤采血管三次，混合均匀。如制作血液涂片，则将采集的血液滴于载玻片的一端备用。采血完毕，以消毒干棉球压迫伤口，帮助止血。

注意事项如下。

（1）针刺深度应足够（2～3mm），不可强行挤压采血，以免组织液混入，使标本被稀释。

（2）若同时做多项血液学检查，应先采集血小板计数用标本，然后依次采集红细胞计数、白细胞计数、血红蛋白测定和白细胞分类计数所需标本。如所需血量较多，亦可以用肝素处理过的毛细管采集血液。

（3）采集发热患者的血液，穿刺要浅些；末梢循环衰竭患者穿刺要深。

（4）婴儿患者可改用拇趾或足根部做穿刺点采集血液。既往成人的采血多选用耳垂作采血部位，因该部位的血液不能代表全身情况，其结果数值偏高，且受气温变化的影响，现已废弃不用。

（5）我国为乙型肝炎高发地域，乙肝表面抗原携带者占人口总数的5%～10%，在医院内感染中，经由采血、输血而造成乙型肝炎传播者占有相当大的比例。此外，其他病原微生物亦可借此造成传播。所以，采血时必须做到一人一针一管，以防院内感染。

2. 静脉采血法 （以前臂浅静脉为例）露出患者前臂，选择浅静脉。于静脉穿刺部位上方4～6cm处绑以止血带，同时让患者握紧拳头，使静脉充盈显露。以2%碘酒棉签消毒穿刺部位皮肤，再用酒精棉签2个，脱碘2遍。在穿刺部位下方，术者以左手拇指拉紧皮肤并固定静脉，右手持注射器，针头斜面向上，与皮肤呈15°～30°角，在静脉上方或旁侧刺入皮下，再沿静脉方向潜行刺入静脉，见回血后将针头略放平，再前进稍许，固定不动。抽血至需要量时，松开止血带，以无菌干棉签按压针眼处上方（静脉穿刺的破口处）迅速拔出针头，并让患者屈曲前臂压迫片刻。

注意事项如下。

（1）如同时抽取多种血液标本，注入容器时应注意区分先后。

（2）做生化检验的血标本，宜在清晨空腹时采血。做血培养时，应严格按照无菌操作，取血量为5～10ml。

（3）也可采用负压采血管配用的一次性采血针采血。

3. 动脉采血法 （以桡动脉为例）患者前臂外展，掌心向上，手腕下放垫枕，手掌稍背伸，常规消毒患者桡动脉待穿刺部位的皮肤及操作者的左手示、中指。以左手绷紧皮肤，右手持注射器，用左手示指及中指相距1cm触摸动脉搏动处，右手持注射器以45°角或垂直在两指之间进针，见血液自动顶入注射器即固定，采集血液至需要的量，拔出针。嘱患者按压局部5分钟。

注意事项如下。

如做血气分析，血标本必须隔绝空气，避免产生误差。采血的注射器使用前应检查有无漏气，针头必须连接紧密，针管应用肝素润滑防凝，标本采集后立即用橡胶塞封闭针头斜面。血气分析标本应及时送验，如要等待测定，应将标本置于0～4℃冰箱内保存不得超过1小时，以免影响检验结果。

【病例举例】 患者，女性，66岁。发热、喘憋2天，加重1小时。患者1小时前出现烦躁不安、精神兴奋。既往患慢性支气管炎、慢性阻塞性肺疾病6年。查体：老年女性，躁动不安，呼吸浅快，口唇、甲床发绀，双肺呼吸音粗，可闻及干湿啰音。余查体未见明显异常。

【小组讨论】

1. 根据患者临床表现及体征，考虑该患者出现呼吸衰竭，内科值班医生需给患者急查血气，请为患者抽取动脉血送检，并说一下动脉穿刺的禁忌证。

2. 若患者需要抽取静脉血送检血常规、肝功能等生化检查、凝血功能检查，应如何采集血液标本？

（黄 涛）

实验 13 血细胞计数

【目的要求】

1. 掌握血细胞计数板的构造。

2. 掌握利用血细胞计数板进行红细胞、白细胞、血小板目视计数方法。

3. 掌握计数参考值。

【实验内容】

1. 红细胞计数 以红细胞稀释液将血液定量稀释后，充入改良 Neubauer 计数室内，显微镜下计数规定范围内的细胞，换算成每升血液内的红细胞数。

改良 Neubauer 血细胞计数板及专用盖玻片。以下详细说明其构造。

血细胞计数板（以下简称 L 计数板）（图 1-1）由一长方形厚玻璃制成。面对长边侧观，计数板的中 1/3 刻制了与短边平行的 4 条深槽，左边两个槽之间及右边两个槽之间都分别有一用作放置盖玻片的支柱，4 条深槽的中间两槽之间是一个较宽的平坦区，该区有一个与长边平行的深槽，将平坦区分为相等的两部分，即所称的计数室。平坦区比支柱低 0.1mm。

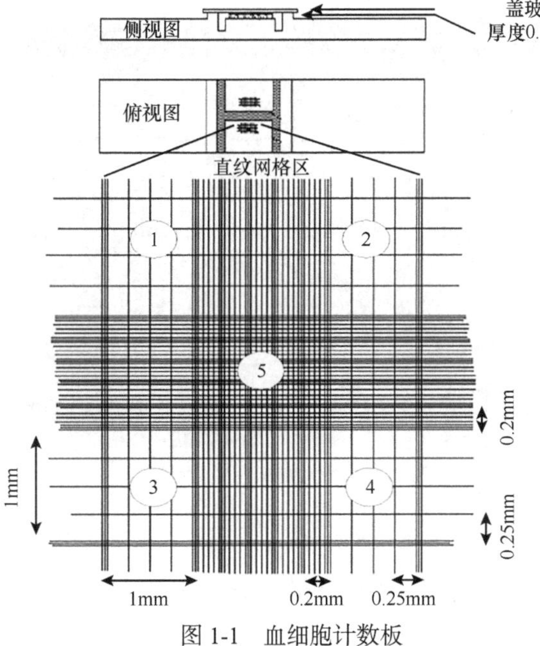

图 1-1 血细胞计数板

在支柱上放置盖玻片后则与平坦区形成 0.1mm 的缝隙。将混匀的血细胞悬液接触缝隙，因毛细现象，液体连同血细胞即被吸入缝隙中，形成 0.1mm 厚的液层。计数板虽有多种类型，但这一构造是一致的。

国内产品为改良 Neubauer 型。该型是计数室的中央部刻有一边长为 3mm 的正方形，此正方形又均分为 9 个大方格，每个大方格的长、宽各 1mm，面积为 $1mm^2$。计数室四角的大方格各以单线划分为 16 个中方格，供计数白细胞（WBC）之用。画线中央的一个大方格，用双线划分为 25 个中方格；每个中方格又以单线划分为 16 个小方格，共计 400 个小方格；其四角和中心的 5 个中方格供红细胞（RBC）及血小板计数之用（图 1-1）。

操作步骤如下。

以刻度吸管吸取红细胞稀释液 4ml 加入试管内。按照毛细血管采血法的要求，采集血液 20μl 加入稀释液中，立即轻轻振荡混匀。擦去管尖外面多余的血液，将吸管插入稀释液底部，轻轻将血全部排出，然后吸取其上稀释液清洗吸管内残余血液 2～3 次。混匀后用玻棒蘸取红细胞悬液，充入血细胞计数池内，注意充池的液量要适宜（液量应恰好充满又不外溢为度）。静置 2～3 分钟，待红细胞下沉后进行计数。在低倍镜下观察计数区内细胞分布是否均匀，若分布均匀即转换成高倍镜计数。需计数在计数室中央大方格的四个角及中心共计 5 个中方格内的细胞。计数时对于压边线（即双线）的细胞应遵循“取两邻边，舍两邻边”的原则。如取左、上边，舍右、下边。对各小方格内细胞的计数，按图 1-2 箭头所示进行。计算将 5 个中方格所得的红细胞数的总和（N）乘以 10 000 即为每微升血液内的红细胞数，再乘以 10^6 换算为每升血液内的红细胞数。

计算公式：

$$\text{红细胞}/\text{L}=N\times\frac{25}{5}\times10\times200\times10^{6}=N\times10^{10}=\frac{N}{100}\times10^{12}/\text{L}$$

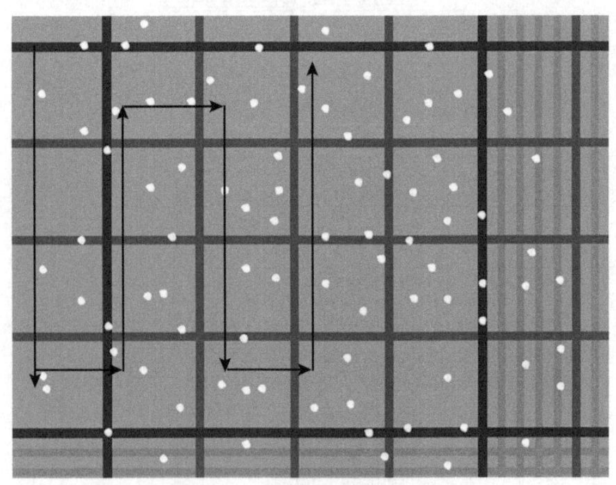

图 1-2　红细胞计数的方式

注意事项如下。

（1）计数室内细胞分布应均匀，各中方格的细胞数间相差不得大于 10%，否则应重新操作。

（2）RBC 稀释液不破坏白细胞，做红细胞计数时已将白细胞计入数内。在多数情况下，单位体积内的 RBC 大大高于白细胞的数值，计入白细胞对红细胞数值的影响可以忽略不计。但患者有严重贫血伴白细胞数增高时，应从 RBC 数值中减去白细胞数，以求得真实的 RBC 数。

（3）冷凝集素增高的患者，红细胞易在稀释液中凝集成颗粒状，遇此应将细胞悬液（塞子塞紧管口）和计数板置 37℃恒温箱，待凝集颗粒散开后，立即混匀细胞悬液，充液、计数。

（4）不得将霉菌、尘埃误计为红细胞。

（5）红细胞计数稀释液（甲醛枸橼酸盐溶液）的制备：枸橼酸钠 30 g，甲醛溶液 Formalin 10ml。先以蒸馏水溶解枸橼酸钠，加入甲醛，再加蒸馏水至 1 L 混合，过滤备用。

2. 白细胞计数　血液经稀乙酸定量稀释后，无核红细胞被溶解。将红细胞已被破坏只保留白细胞的悬液混匀，充入计数室，计数规定范围内的细胞，换算出每升血液内的白细胞数。

操作步骤如下。

以刻度吸管吸取稀释液，准确加 0.38ml 于试管内。准备计数板同红细胞计数。毛细血管采血 20μl 加于稀释液内混匀，溶血后轻轻振荡 2 分钟后计数。采血、稀释、充入计数室等操作同红细胞计数。计数在计数室四角 4 个大方格内的细胞数，压线细胞取舍原则同红细胞目视计数法。在低倍镜下，计数四角的 4 个大方格中的白细胞数（W），将总数乘以 50，即得出每 μl 血中的白细胞数，再乘以 10^6 换算为每升血液中的白细胞数。

计算公式：

$$\text{白细胞数/L} = 4\text{ 个大方格内的白细胞数} \times 50 \times 10^6\text{/L} = \text{计得白细胞数} \times 10^6\text{/L}$$

注意事项如下。

（1）计数池内细胞分布要均匀，各大方格间细胞数相差不超过 10 个，否则应重新操作。

（2）白细胞数显著减少（$<3\times10^9$/L）时，扩大计数面积（数 8 个大方格），或吸 40μl 血，降低稀释倍数；若白细胞太高（$>15\times10^9$/L），可增加稀释倍数。

（3）白细胞稀释液不能溶解有核红细胞，如血液涂片作白细胞分类计数时发现有核红细胞较多，则应按白细胞分类计数时有核红细胞所占比例，换算绝对值从白细胞计数结果中减去。

（4）耳垂血白细胞计数所得数值常高于手指和静脉血液的计数结果，耳垂血白细胞计数亦受气温变化的影响，因此不宜用耳垂血做白细胞计数。

（5）稀释液内不得含有霉菌、尘埃等污染物，以防与白细胞混淆，造成计数误差。

（6）白细胞稀释液的制备：冰醋酸 2ml（0.175mmol/L），甲基紫 5 滴；蒸馏水加至 100ml 备用。

3. 血小板计数　血小板稀释液的化学成分有溶解无核红细胞、固定血小板与防止其聚集和变形、而便于计数血小板的作用。将定量稀释的血小板悬液充入血细胞计数室，显微镜下计数血小板，换算成每升血液中血小板数。

吸取 0.38ml 血小板稀释液加于试管内。毛细血管采血 20μl 加于上述稀释液底部混匀，然后以上清液清洗毛细管内残留血液三次，轻轻混匀。待红细胞溶解混悬液变为透明后，再轻轻振摇 1 分钟，吸取血小板悬液 15μl 左右充入血细胞计数室。静置 15 分钟（空气干燥季节应将血细胞计数板置湿盒内），以显微镜的低倍物镜找到计数板上中央大方格后，改用高倍物镜，在红细胞计数大方格内计数四个角和中央共 5 个中方格的血小板。

计算公式：

血小板数/L = 5 个中方格内的血小板数 $\times 5\times10\times20\times10^6$/L = 计得血小板数 $\times 10^9$/L

注意事项如下。

（1）试验所用器物应洁净，细菌、尘埃等可诱发血小板聚集并进而自身碎裂，从而导致结果偏低。

（2）计数时光线要适中，以便看清折光的血小板，注意与灰尘、细胞碎片、微生物、细微颗粒等进行区别。血小板呈圆形或椭圆形，细胞内质地一致，显微镜调好焦点后，再以显微镜的细调节上下轻轻调动焦点，此时血小板会闪现均匀一致的绿黄色光点，而杂质、尘埃则是大小悬殊，形态无规律，调动焦点时出现一团黑，或很亮的一点。

（3）采血时刺针一定要达到足够深度（3mm），以血液自动流出为准，切勿挤压采血。

（4）血液离体后血小板更易发生聚集，所以毛细血管采血、将血液加入血小板稀释液、以上清液洗涤毛细管内血痕、均匀混合等操作步骤，应迅速而适度。操作不敏捷、混合力度不足会使血小板发生聚集；强力混合会导致血小板破坏。

（5）血小板小而轻，在液体中下沉很慢。血小板悬液充入计数室，一定要静置 15 分钟待血小板沉降至计数室的玻璃平面后才可计数。若血小板不在同一焦平面，而依靠细调节调焦寻找，不同层次的血小板会漏计，使结果偏低。

（6）铁氰化钾血小板稀释液的制备：枸橼酸钠 2.0g；氯化汞 1.0g；铁氰化钾 5.0g，蒸馏水 100ml 混匀。

【病例举例】 患者，女性，38 岁。发热伴牙龈出血 1 周。查体：贫血貌，四肢皮肤散在出血点及瘀斑，胸骨压痛，心、肺未查及异常。肝脾肋下未触及。

【小组讨论】 该患者的红细胞、白细胞、血小板可能出现什么样的异常？

（钟　宁）

实验 14　白细胞分类计数

【目的要求】

1. 掌握血液涂片的制备，瑞氏染色的原理、方法。

2. 掌握经瑞氏染色后血液涂片中的白细胞形态学特点及其分类计数的方法。

3. 掌握各类细胞的参考值。

【实验内容】 血液涂片经瑞氏（或吉姆萨）染色，各类细胞化学组成不同，着色不同，据此进行白细胞分类计数。瑞氏染料是碱性染料氯化亚甲蓝和酸性染料伊红的化合物（ME），难溶于水，可溶于甲醇。ME 在甲醇中被溶解后，解离成碱性和酸性离子。血细胞类型不同，其化学成分不同，对染料的亲合力亦不同。例如：嗜酸性粒细胞的颗粒的化学成分为碱性蛋白质，自然会亲合酸性染料，着红色，称为嗜酸性物质；细胞核的核蛋白、嗜碱性较强，细胞的颗粒、淋巴细胞的胞质是酸性物质，与碱性染料或其氧比物（天青）结合，染成紫红色或蓝色，称为嗜碱性物质；细胞的胞质中还有一种颗粒既能与酸性染料结合又可与碱性染料结合，染成淡紫红色，称为中性颗粒。根据瑞氏染色后细胞的着色和形态差异，进行白细胞分类计数。

1. 血液涂片制备　由毛细血管采集血液。穿刺后先以干棉球擦去第一滴血液，此后的血液即可滴于洁净载玻片的一端，以左手拇指和中指夹持载玻片的两个短边（使滴血面在上面，滴血端近中指），右手持涂抹片，从载玻片上的血滴蘸取适量血液，在血滴的稍左侧，使涂抹片与载玻片接触，左右滑动血液即沿涂抹片与载玻片相接触处均匀分布，右手示指搭住载玻片长边的一侧，涂抹片与载玻片保持 30°左右的夹角，均匀地用力向前推动，如此即制备出血液涂片。

2. 干燥　制备的血液涂片应以手指夹持立即在空气中摇动，促其尽快干燥。能够迅速干燥的血液涂片，细胞不变形、不皱缩，便于分辨结构；长时间不能干燥的血液涂片，细胞会发生皱缩，染色后呈一团致密物，看不清结构，影响对细胞的辨认。

3. 染色　选定制备好的血液涂片，在血膜近两端两侧以内适当部位，以标记笔各画一横线，作为防止染液扩散的堤。然后滴加瑞氏染色液于血膜上（以布满两画线内的血膜为度），静置约 1 分钟，以便染色液中的甲醇固定血细胞。此后按预试验时确定的染色液、缓冲液比例［一般情况为 1∶（1.5～2）］滴加缓冲液，充分混匀，静置 2～10 分钟，随时以显微镜的低倍镜观察细胞的着色情况，待呈现细胞核、质分明，染色良好时，即可以自来水的细小水流冲去染液（切记莫倾去染色液后再冲洗，这样会残留染色残渣），干燥后镜检。

4. 白细胞分类计数　先以低倍镜检视全片，选择细胞分布均匀、着色良好区域（通常在中末 1/3 交界处）滴加香柏油，转油浸镜入光路，沿弓字形轨道向尾部检视，对各种白细胞分别计数，以画“正”字的形式分别计数各种白细胞，直至总数为 100 为止。最后计算各类白细胞的出现率（%）。

5. 注意事项

（1）血膜厚薄要适宜，规律是血滴越大，涂抹片与载玻片间的夹角应越大。红细胞增多症等，涂制的血膜要厚些，反之则薄些。要反复练习，才能制得合格的血液涂片。

（2）染色过程至染妥后细小流水冲洗前，切记莫让染液干涸。染色结束时要以细小水流冲洗染液，切不可先倒去染液而后冲洗，否则会残留沉渣。

（3）染色时间的长短等要依具体情况而定。要做到每批新配制的染液、缓冲液，要首先找出最佳染色时间和配比，而后投入使用。白血病患者的血细胞，常常着色困难，遇此，应适当延长染色时间。着色好坏可将“湿片”置低倍镜下观察，当见到核染色质清楚，核、质界线分明时，即应立即流水冲去染液。

（4）在白细胞分类计数的同时，还应留心各种血细胞有无形态及核、质结构的异常状态，注意有无血液寄生虫。如观察到细胞形态异常或找到寄生虫应详细分析，并报告观察到的情况。

（5）瑞氏染色液的配制

1）染液成分：瑞氏染色粉 0.1g，甲醇 60ml，中性甘油 3ml。

2）配制方法：瑞氏染色粉置洁净干燥乳钵内，加入少量甲醇慢慢研磨，以促进染色粉溶解，将上清液倒入洁净干燥棕色瓶中（多用原盛甲醇瓶），乳钵内未溶解的残余染色粉，再加少许甲醇并研磨，上清液倒入棕色瓶中，如此反复进行直至染色粉全部被溶解，甲醇用完为止。然后加入甘油振摇混合，密封瓶口，放室温暗处保存，每天至少振摇一次，一周后即可使用。

3）新鲜配制的染色液常常偏碱性。放置时间愈长、振摇次数愈多形成的天青成分愈多，染色效果愈佳。盛瑞氏染色液的棕色瓶必须密封，以防甲醇挥发或吸收空气中的水蒸气，影响对细胞的固定效果；或进入氧气将甲醇氧化成甲酸，因而影响对细胞的染色效果。甘油有防止甲醇挥发和促使染色液成熟而增加染色效果的作用。

4）磷酸盐缓冲液的配制：磷酸二氢钾 0.3g，磷酸氢二钠 0.2g，加蒸馏水至 1L。上述成分溶解后，混匀，调整 pH 6.6，塞紧瓶口贮存。

【病例举例】

病例 1：患者，男性，23 岁。高热、咳嗽、咳痰 2 天。伴全身肌肉酸痛。查体：T 38.5℃，急性病容，呼吸急促，右肺可闻及干湿啰音。心脏及腹部未查及异常。

病例 2：患者，男性，56 岁。腹胀半年，查体见白细胞升高 1 个月。查体：胸骨压痛，心肺无异常。肝肋下未触及，脾肋下 4cm。血常规示：WBC 78×10^9/L，Hb 150g/L，PLT 456×10^9/L。

【小组讨论】

1. 病例 1 患者的白细胞分类可见哪些细胞？比例可能怎样？

2. 病例 1 患者若出现中性粒细胞核左移，其特征是什么？有何临床意义？还有哪些疾病可能出现该种变化？

3. 病例 2 患者外周血液涂片可见到哪些变化？

（杨金玲）

实验 15　骨髓细胞学检查

【目的要求】

1. 通过显微镜示教以及观察骨髓涂片，掌握骨髓细胞分类的方法，初步辨认正常骨髓细胞形态。

2. 掌握常见血液病（如白血病、贫血等）的骨髓象特点。

【实验内容】

1. 择片及染色　选择厚薄适宜，含有骨髓小粒的骨髓涂片及血液涂片各一张，按瑞氏染色法进行染色，直到在低倍镜下看到有核细胞着色良好后，用流水冲去染液待自然干燥。

2. 低倍镜观察

（1）取材、涂片、染色是否满意，如不满意须更换标本要重做骨髓穿刺。

（2）观察有核细胞与成熟红细胞的比例，以判断骨髓增生的程度。

（3）计数全片（特别要注意涂片的边缘和头后部分）巨核细胞数目，并用油镜确定其发育阶段。

（4）注意涂片末端有无体积较大的特殊细胞，如转移瘤细胞、尼曼-皮克（Niemann-Pick）细胞、戈谢（Gaucher）细胞等。

3. 骨髓有核细胞分类　选择细胞分布均匀的部位用油镜进行分类计数，一般从中末 2/3 交界处向尾部迂回，至少计数 200 个有核细胞，随观察随记录在骨髓细胞学分类记录纸上。在分类计数的同时还应做下列检查。

（1）观察粒细胞系各类细胞在涂片中所占比例及粒细胞系统各阶段比例，注意形态有无异常，核、质比例及发育是否平衡，胞质内有无中毒颗粒及空泡变性等。

（2）观察幼红细胞占骨髓有核细胞的比例，各阶段幼红细胞的比例及有无形态异常。

（3）观察淋巴细胞、单核细胞比例，注意形态有无异常。

（4）观察其他细胞（如网状细胞、浆细胞、组织嗜碱细胞、内皮细胞等）的形态及其比例。

（5）观察涂片中巨核细胞的数量、幼稚型与成熟型的比例，形态变化及有无血小板生成。同时注意血小板的多少、聚集状态及形态改变。

（6）有无寄生虫，如疟原虫等。

（7）注意有无肿瘤细胞。

4. 骨髓象分析及诊断　分类计数后，计算出各系统、各阶段细胞所占计数的百分比。计算粒、红比值。将检查结果逐项填入骨髓检查报告单，并描述其主要特征。并将与骨髓同时取材的血液涂片进行细胞分类，计数 100 个细胞，求其分类百分比。描述成熟红细胞形态、血小板形态的分布情况。将骨髓象、血象和临床资料做综合分析，提出细胞形态学诊断意见或参考意见。

5. 存档　在写出报告之后，将骨髓涂片用二甲苯及拭镜纸做脱油处理，然后贴好标签（包括患者姓名、性别、年龄、检验号、诊断、年、月、日等），连同骨髓涂片、血液涂片、送检单一并存档。

6. 注意事项

（1）涂片用骨髓要适量，并应选择骨髓小粒制片。一张好的涂片应分辨出头、体、尾三部分。骨髓中纤维蛋白原含量高，易凝固，故取材、涂片的操作必须迅速，所用载玻片必须无油垢（玻片经清洁液浸泡过夜，水冲洗，95%乙醇浸泡 24 小时，纱布擦干备用）。

（2）涂片涂制后应立即晃动使其尽快干燥，以免细胞皱缩变形。因骨髓涂片中有核细胞远较血液涂片中为多，含脂肪也较多，故染色时染色液需适当多些，染色时间也需适当延长。

（3）应全面掌握每个细胞的形态特点，仔细辨认。切记不可随意选入或摒弃。

（4）有些细胞处于过渡阶段，具有上、下两个阶段的某些形态特点，应按下划不上划原则将其划分到较晚阶段；当核、质发育失衡时，多以细胞核的形态、结构及染色特点等作为划分发育阶段的主要依据。

（5）各种原始细胞，彼此无显著差异，因而不易鉴别。必须对整个涂片做仔细观察，并参考其周围分化较好的幼稚细胞加以判断。必要时做有关的细胞化学和免疫细胞化学染色协助鉴别。

（6）在分类计数过程中，如遇形态特殊、难以归类的细胞时，可暂定为“分类不明细胞”。如此类细胞数量较多，应进一步做化学染色（或免疫细胞化学染色）和超微结构分析等以明确诊断。

（7）检查骨髓涂片的同时应做血液涂片进行仔细观察，以利于细胞形态的辨认和全面分析。

【病例举例】 患者，女性，45 岁。牙龈出血伴低热 2 周。查体：贫血貌，皮肤散在瘀斑，双侧颈部可触及多个肿大淋巴结，胸骨无压痛，心、肺无异常，肝肋下未触及，脾肋下 1cm。血常规示：WBC 12×10^9/L，Hb 70g/L，PLT 12×10^9/L。

【小组讨论】

1. 该患者行骨髓细胞学检查时如何判断其骨髓增生程度？有何临床意义？

2. 该患者的粒、红比值如何？粒、红比值的变化可能出现于什么情况？

3. 若考虑患者存在寄生虫感染，如何在骨髓或外周血液涂片中发现？

（黄　涛）

实验 16　常用骨髓细胞化学染色

【目的要求】 掌握骨髓细胞化学染色对疾病诊断的意义。

【实验内容】 细胞化学染色是以细胞形态为基础，结合运用各种化学及生物化学技术，对血细胞的各种化学成分、代谢产物做定性、定位和定量的观察，协助了解血细胞的化学组成、代谢活动、生理病理变化，从而为某些血液病的诊断、鉴别诊断、疗效观察和预后判断提供依据。

1. 髓过氧化物酶（MPO）染色 粒细胞以及一部分分化较好的单核细胞的胞质内的髓过氧化物酶，能将过氧化氢的氧释放出来，使联苯胺氧化成联苯胺蓝，后者与硝普钠结合成稳定的蓝色颗粒沉淀于胞质中（图 1-3）。

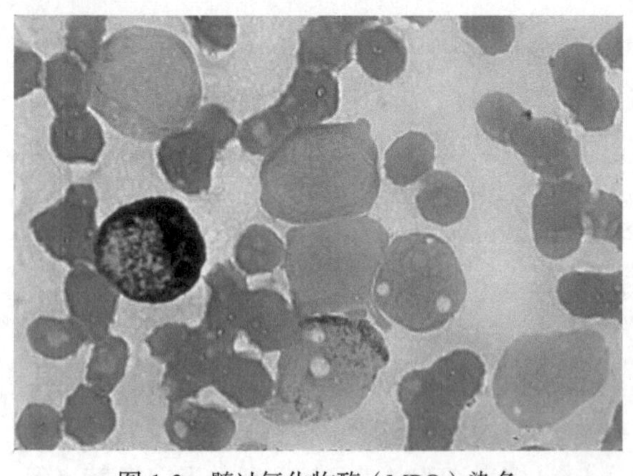

图 1-3　髓过氧化物酶（MPO）染色

取 4.44mmol/L 四甲基联苯胺乙醇溶液 1ml，加硝普钠饱和溶液 10μl，溶液呈淡棕黄色（此试剂需临时配制）。在新鲜干燥的骨髓或血液涂片上，加 4.44mmol/LTMB-硝普钠饱和溶液的混合试剂 0.5ml，固定 1 分钟后，再加入下述稀过氧化氢溶液 0.7ml，混合染色 6 分钟。直接冲洗染液，晾干后以瑞氏染液复染 15～20 分钟。流水冲洗，晾干，油镜检查。

试剂配制：4.44mmol/L TMB（四甲基联苯胺）乙醇溶液：0.1g TMB 溶于 100ml 88%乙醇中，置棕色瓶内，放冰箱中保存。硝普钠溶液：在少量蒸馏水中，加入硝普钠晶体，至不溶解为止，置棕色瓶内，放冰箱中保存。294.1mmol/L 过氧化氢溶液：取 30%过氧化氢 1ml 加入蒸馏水 29ml，放入冰箱中。稀过氧化氢溶液：取 294.1mmol/L 过氧化氢 1 滴加入 10ml 蒸馏水稀释（需临时配制）。注意事项：①TMB 配制在 85%～88%的乙醇溶液中染色效果好，乙醇浓度过高细胞表面蛋白质很快凝固，妨碍试剂渗入，染色效果不佳。②过氧化氢浓度与加入量切勿随意改变。③染色液 pH 应为 5.5，微偏酸环境，蓝色较为稳定。

2. 中性粒细胞碱性磷酸酶（NAP）染色 甘油磷酸钠在 NAP 与镁的存在下，与氯化钙作用，形成磷酸钙，后者与硝酸钴作用，形成磷酸钴，磷酸钴与硫化胺作用，形成黑色的硫化钴并定位于成熟的中性粒细胞的胞质中（图 1-4）。

取新鲜涂片置入 95%乙醇中，固定 10 分钟后晾干。取已配制的培养液于染色杯中，预温至 37℃，作用 4～6 小时。用水轻轻漂洗 3～5 次，移入 68.72mmol/L 硝酸钴溶液中 5 分钟，水洗 1 分钟，移入 294.12mmol/L 硫化胺溶液中 3～5 分钟，水洗 5 分钟。14.45mmol/L 伊红染 1 分钟，水洗，晾干后镜检。

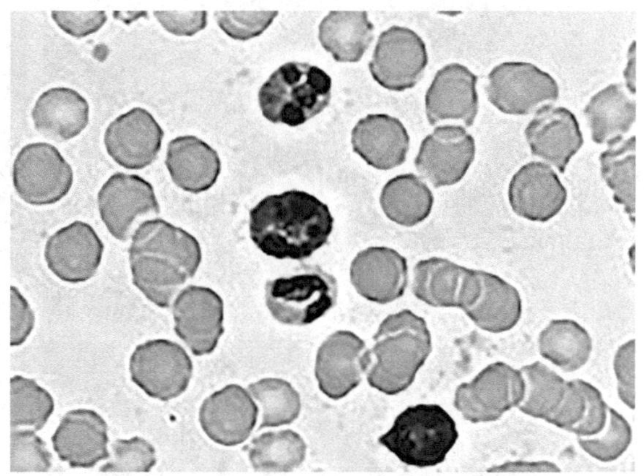

图 1-4　中性粒细胞碱性磷酸酶（NAP）染色

观察 100 个成熟中性粒细胞并计算积分。胞质中呈现灰色至棕黑色沉淀为阳性。积分标准及计算如下。

（+）为 1 分：弥漫着色或微粒占细胞面积的 1/4。

（++）为 2 分：阳性颗粒占细胞面积的 1/2～3/4。

（+++）为 3 分：弥漫着色或有丰富的着色深的颗粒，但少见致密团块。

（++++）为 4 分：丰富的颗粒团块，甚至掩盖细胞核。

正常人 NAP 阳性率范围为 2%～76%，平均 37.3%，以弱阳性为主。积分范围一般在 80 分以下。女性稍高于男性，在月经周期中之分泌期与增生期较高。在妊娠期中 NAP 活性也增高。

在化脓性感染、类白血病反应、骨髓纤维化时，NAP 增高。慢性粒细胞白血病中降低，有助于鉴别诊断；也有助于肝脓肿与肝癌、早期大叶性肺炎与病毒性肺炎的鉴别。在急性白血病时，粒细胞型者 NAP 活性降低，淋巴细胞则增加，单核细胞型有的增加，有的降低。有人认为，难治性贫血而骨髓粒细胞系增生的患者，若 NAP 降低或消失提示有 MDS 的可能。再生障碍性贫血，NAP 往往增高。在垂体-肾上腺皮质功能亢进及应用肾上腺皮质激素时，NAP 活性均增高。

注意事项：①含有甘油磷酸钠的培养液，必须新鲜配制，置冰箱中待用。甘油磷酸钠及巴比妥等应以换算的配制量临时称取。②涂片要求新鲜，厚薄适度，必须清洁。③培养液 pH 为 9.4，可用 1mmol/L 氢氧化钠或 1mmol/L 盐酸纠正。pH 增高，可使细胞肿胀和酶扩散；pH 降低，沉淀物分解。

培养液准备如下：95.19mmol/L 甘油磷酸钠 5ml，97.00mmol/L 巴比妥钠 5ml，蒸馏水 10ml，180.18mmol/L 氯化钙 10ml，166.67mmol/L 硫酸镁 1ml。培养液的 pH 以 9.2～9.5 为宜。此外，需准备 95%乙醇，68.72mmol/L 硝酸钴，294.12mmol/L 硫化胺（新鲜配制，变色后不能用），14.45mmol/L 伊红液。

3. 铁染色　含铁血红素的铁离子在盐酸环境中与亚铁氰化钾作用，生成亚铁氰化铁，即普鲁士蓝反应（图 1-5）。

选骨髓小粒丰富的涂片，用甲醇固定 5 分钟，水洗后酸性亚铁氰化钾溶液作用 30～60 分钟。水洗晾干，1.0g/L 中性伊红溶液复染 5～10 分钟。流水冲洗，晾干，镜检。

幼红细胞核染成鲜红色，质呈淡黄色。铁粒呈鲜艳的蓝绿色。

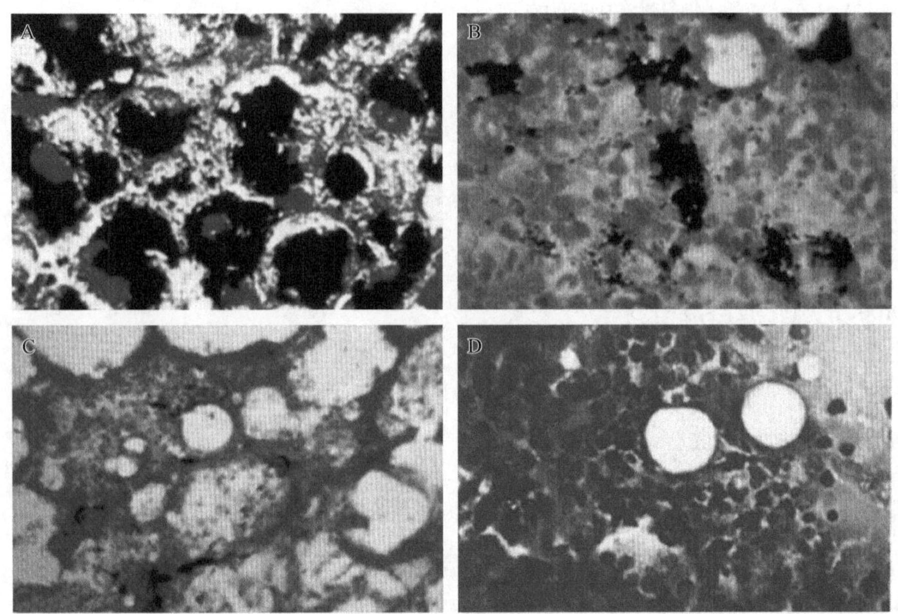

图 1-5 幼红细胞铁染色

（1）细胞外铁的检查和分级标准：

在低倍镜下从涂片尾部寻找骨髓小粒，然后用油镜判定铁量。

（–）无铁粒。

（+）少数铁粒或偶有铁小珠。

（++）较多铁颗粒，间有铁小珠。

（+++）有很多铁小珠，或少许铁小块。

（++++）密布铁颗粒，其间有铁小珠、铁小块或铁小珠、铁小块成堆。

（2）细胞内铁的检查和分型标准：

低倍镜下选择涂片体部较薄、细胞分布均匀的部位，改用油镜，计数 100 个中幼红细胞和晚幼红细胞，记录阳性细胞（胞质内有蓝色颗粒）的百分率。同时注意细胞内铁颗粒数目、大小、染色、深浅，注意有无环形铁粒幼细胞。也有的按细胞阳性程度分为四型。

Ⅰ型：胞质内有 1～2 个铁粒。

Ⅱ型：胞质内有 3～5 个铁粒。

Ⅲ型：胞质内有 6～10 个铁粒。绕核呈环形排列时，称环形铁粒幼细胞。

Ⅳ型：含铁颗粒 11 个以上。

（3）参考值

细胞外铁：+～++。

细胞内铁：铁粒幼细胞 60%（30%～90%），多以中幼红细胞为主，正常人以Ⅰ型为主，可有少数Ⅱ型，无Ⅲ型及Ⅳ型。无环形铁粒幼细胞。

（4）注意事项：①必须用质量好的试剂。②所用的器材必须清洁，需去铁处理。应用液必须新鲜配制。③做细胞外铁检查时，需用含骨髓小粒的涂片，观察时需极细心。④水冲洗时宜缓慢流水冲洗，以免骨髓小粒脱落。⑤计算时只计数中、晚幼红细胞，其他阶段细胞不计算在内。

（5）酸性亚铁氰化钾溶液的配制：200g/L 亚铁氰化钾溶液（即黄血盐，棕色瓶内暗处保存）。缓慢滴加浓盐酸，边滴边搅拌均匀，至出现白色沉淀，再滴至白色沉淀消失。此液临用前配制，用后废弃。

附：骨髓细胞的主要形态特点

1. 红细胞系统 厚感，胞质呈蜡笔画暗蓝，为原红细胞，核染色质呈粗颗粒状，有核仁；如核仁消失，核染色质浓集则为早幼红细胞；核、质比例为 1∶2，核染色质呈压碎墨感或车轮状为中幼红细胞；如胞质完全血红蛋白化呈粉红色，核仍有压碎墨痕迹，或胞质呈碳粉色、蓝红色等多色性，但核已固缩，或核固缩成炭核，质呈淡粉红色，称晚幼红细胞；胞质中含有核糖核酸等嗜碱性物质，无论有无细胞核，皆称为网织红细胞；圆形、无细胞核、细胞中心部位的 1/3 着色浅淡，即为成熟的红细胞。

2. 粒细胞系统 原粒细胞无或仅有极少量细小的嗜天青颗粒；细胞质中有较多的嗜天青颗粒者为早幼粒细胞。早幼粒细胞无特异性颗粒，有特异性颗粒的细胞为中幼粒细胞。中幼粒细胞的细胞核无明显凹陷，细胞核明显凹陷的粒细胞为晚幼粒细胞。晚幼粒细胞胞核凹陷不得超过假想核直径的 1/2。核凹陷大于假设直径 1/2 的粒细胞为杆状核粒细胞。杆状核和分叶核的界限为核的最窄细处显不显两条线，有分明的两条线为杆状核，呈一条线为分叶核。

3. 巨核细胞系统 原始巨核细胞体积巨大，胞质呈蜡笔画深蓝，胞核染色质浓密、粗糙颗粒，有核仁；如胞质中出现颗粒，胞质呈灰蓝，核仁消失，为幼巨核细胞；胞质中布满大量粉红色颗粒，胞质呈粉红色，核染色质呈条块状，为颗粒巨核细胞；如果胞质中有血小板形成，称为产血小板巨核细胞；胞质全部脱落形成血小板，只剩下巨核细胞的胞核，则称为裸核巨核细胞。

4. 淋巴细胞系统 淋巴细胞的核染色质呈浓密云雾状，从外向内浓密，核膜增厚；核、质界限清楚；胞质天蓝透明，干净，有环核带；颗粒可有可无，颗粒粗大。原淋巴细胞核染色质呈淡粉红色，均匀一致、云雾状，有两个小而规则的核仁，胞质亮蓝；幼淋巴细胞的核仁消失，核染色质呈不均匀粉红色的云雾状，胞质量增多，有时可见颗粒。如核染色质呈深紫红色带粉色调的云雾状，胞质虽多，核质比例增多，颗粒可有可无，即为成熟的大淋巴细胞。如体积小，核染色质黑紫红色，胞质少或无，则为小淋巴细胞。

5. 单核细胞系统 原单核细胞的胞质丰富，灰蓝色或浅蓝色。有 1～3 个核仁，大而不规则。核染色质呈纤细网状；如核仁消失，胞质出现粉尘样细小颗粒，核染色质呈粗网状，为幼单核细胞；如核较小，奇形怪状，核染色质呈索状，紫红色，胞质布满较多粉尘样颗粒，为成熟的单核细胞。

6. 浆细胞系统 原浆细胞的胞质深蓝不透明，有核仁，核染色质呈均匀浓密颗粒状；胞质出现紫丁香蓝色黏液蛋白色调，核仁消失或模糊不清，核染色质有浓集不均块状，为幼浆细胞；核缩小 1/3～2/5 大小，核染色质浓缩成车轮状，胞质宽阔有明显淡染区及空泡，常呈红蓝混染，为成熟的浆细胞。

【病例举例】 患者，女性，43 岁。乏力伴月经增多 10 天。查体：贫血貌，四肢及躯干皮肤散在出血点及瘀斑，牙龈肿胀，有少量渗血。浅表淋巴结未触及肿大，胸骨下段压痛，心、肺无异常，肝脾肋下未触及。血常规示：WBC 3.4×10^9/L，Hb 68g/L，PLT 3×10^9/L。

【小组讨论】

1. 该患者骨髓细胞学检查时需要组织化学染色辅助诊断，原因是什么？髓过氧化物酶染色的原理是什么？

2. 该患者中性粒细胞碱性磷酸酶积分降低，为什么？若积分升高，可能说明什么问题？

（李芳邻）

实验 17 出凝血功能的检测

【目的要求】

1. 掌握正常机体出凝血功能的机制。

2. 掌握检测毛细血管、凝血因子等内容的实验原理、操作方法。

3. 掌握实验项目的筛选、结果的判断及临床意义分析。

【实验内容】

1. 毛细血管脆性试验 在一定时间内给毛细血管一定的压力，可致毛细血管通透性增加而出血。用出血点的多少来反映毛细血管壁的完整性及功能状态，间接反映血小板的数量与质量。

以受试者前臂屈侧肘窝下 4cm 处为圆心，用蓝色圆珠笔画一直径为 5cm 的圆，仔细观察其内有无出血点。如有，则做好标记。将血压计袖带束于实验侧上臂，测量血压后充气加压，使压力维持在收缩压与舒张压之间，8 分钟后放气取下袖带。待皮肤颜色恢复正常（约 2 分钟），计数圆圈内皮肤新出血点的数目。正常成年男性新出血点小于 5 个，成年女性新出血点小于 10 个。

操作注意事项如下。

（1）须在明亮光线下，仔细观察出血点。出血点需与红色皮疹和小红痣鉴别，出血点一般压后不褪色，而后者则褪色。

（2）测量血压技术要熟练，应尽快完成血压测定，以免加压时间过长或压力太大而使结果呈假阳性。

（3）部分女性在月经期，本试验易呈阳性结果，在分析时应注意。

2. 出血时间（bleeding time，BT）的测定 给皮肤以一定程度的切割伤（或刺伤）后，测定血液开始流出至自然停止所需的时间，以反映毛细血管壁的结构、功能及血小板的数量与质量变化。

（1）出血时间测定器测定法：血压计袖带缚于受检者上臂，充气使压力维持在 5.3kPa（40mmHg），儿童压力减半。在肘窝下 5cm（尺侧）做常规消毒后，将测定器垂直贴于皮肤表面（刀片的走行与前臂长轴平行），按下按钮，同时启动秒表，移开测定器。每隔 30 秒用无菌滤纸或干棉球吸去流出的血液（勿触及伤口），直至血流自然停止，记录所需时间。

（2）Duke 法：用酒精棉球消毒耳垂，待干。以刺血针在耳垂刺一深 2～3mm 的伤口，待血液自然流出，立即开动秒表（切勿挤压）。30 秒后将第一滴血滴于滤纸条的一端，此后每隔 30 秒依次用滤纸条的不同部位吸去继续流出的血液，直至不再继续出血时停表。记录所需时间，或计数滤纸上的血滴数，结果除以 2 即为出血时间（BT）。

正常成人出血时间参考值：出血时间测定器法，2.5～9.5 分钟；Duke 法，1～3 分钟。

试验注意：试验前一周患者不能服用对止血及凝血有影响的药物，如阿司匹林等。切割皮肤时应避开浅表静脉、瘢痕或有充血、水肿、冻伤等病变的部位，并注意无菌操作。

3. 凝血时间的测定 血液离体后与玻璃试管表面接触时，激活Ⅻ因子。然后相继激活内源性凝血系统的一系列凝血因子，形成凝血酶而使血液凝固。完成这一过程所需的时间称为全血凝血时间。这是反映内源性凝血途径有无障碍的一项筛选试验。

取小试管（8mm×75mm）3 支，编号。常规消毒后，采静脉血 3～3.5ml，血液流入注射器时立即开动秒表，取下针头，依次向 3 支小试管中各注入血液约 1ml，加塞后放入 37℃水浴箱。3 分钟后取出第一管血，缓慢将试管倾斜约 30°，观察血液是否流动，如未凝固立即放回水浴箱，每隔 30 秒检查一次，直至血液不再流动为止。第一管血液凝固后，立即用同样方法依次观察第二管和第三管。分别读取各管凝固的时间，以第三管的时间为所测结果。

正常成人玻璃试管法凝血时间为 5～10 分钟。

试验注意事项如下。

（1）采血要顺利，充盈而表浅的静脉可不扎止血带，尽量避免组织液或气泡混入血液而影响测定结果。一次穿刺失败，需更换注射器重新穿刺取血。

（2）注射器和试管均需清洁干燥，以避免溶血或因器材不洁而影响血液凝固。

试管内径需均匀一致（8mm），内径越大全血凝血时间越长。

（3）倾斜试管动作要轻，角度要小（约 30°），以减少血液与管壁的接触面积。

控制实验温度在（37±0.5）℃。

本法敏感度较低，对于亚临床型、轻型和中型血友病患者，最好采用硅化试管法或活化部分凝血活酶时间测定以提高检出率。

4. 血浆凝血酶原时间的测定 在受检血浆中加入过量的组织凝血活酶（兔脑、胎盘及肺组织等制品的浸出液）和钙离子，使凝血酶原变为凝血酶，后者使纤维蛋白原转化为纤维蛋白而使血浆凝固。这一过程所需时间即为血浆凝血酶原时间（PT）。这是反映外源性凝血系统有无障碍的筛选试验。

取受检者空腹静脉血 1.8ml，加入含 109mmol/L 枸橼酸钠 0.2ml 的试管内，混匀。3000 转/分离心 10 分钟，分离血浆。另外收集多份正常人（可选择献血员）新鲜血浆混合，作正常对照血浆。

表面皿置于 37℃水浴预温 5 分钟后，以微量加液器分别加待测血浆、兔脑浸液及 25mmol/L 氯化钙各 0.1ml 于三个邻近部位。预热 2 分钟后，用带钩玻璃棒将三者混合，同时启动秒表。静置 8 秒后以钩端轻挑血浆，每隔 0.5～1 秒挑动一次，直到出现纤维丝时立即停表，读取秒表上的时间并记录。重复测定三次，求均值报告结果。用同样的方法，测定正常对照血浆的 PT。

试验注意事项如下。

（1）静脉采血要顺利，以免有小凝块而使 PT 延长。采用硅化或塑料注射器采血。

（2）控制抗凝剂的用量（1∶9），浓度应为 109mmol/L。

（3）采血后应在 2 小时内完成试验，冰箱贮存血浆不应超过 4 小时。

（4）控制离心速度及时间（3000 转/分离心 10 分钟），以除去血小板。

（5）表面皿应清洁干燥，每次用后应洗净擦干，方可再行测定。

（6）表面皿的底面要最大面积地与温箱内的水面接触，确保实验温度在 37℃左右。

（7）挑丝不宜过于频繁，光线要充足，以免延误对微细纤维蛋白丝的观察。

（8）还可用试管法测 PT，所用试剂及器材准备同表面皿法，只是反应在试管内进行；观察反应终点时，混合试液内有细小颗粒状凝块即可。

此外，尚有仪器法，该法具有自动化程度高、多参数、抗干扰、快速等优点，但价格昂贵。

正常成人 PT（Quick 一步法）：男，11～13.7 秒；女，11～14.3 秒。

5. 血浆鱼精蛋白副凝试验 纤维蛋白原在凝血酶作用下释放出 A 肽和 B 肽后转变成为纤维蛋白单体（FM）。FM 可自行聚合成肉眼可见的纤维蛋白多聚体，呈纤维状、絮状或胶冻状。当发生继发性纤溶时，其纤维蛋白降解产物的 x′片段，与 FM 形成 FM-x′可溶性复合物，而鱼精蛋白具有分离这种复合物的能力，可使 FM 游离出来，形成肉眼可见的凝集物，该反应称为鱼精蛋白副凝固。该试验阳性表明血液中 FM-x′片段的存在，又称 3P 试验。

吸取 109mmol/L 枸橼酸钠 0.2ml，置 8mm×75mm 试管中。常规消毒，以一次性使用塑料注射器采集静脉血 1.8ml 与抗凝剂混匀。3000 转/分离心 10 分钟，分离寡血小板血浆（PPP）。取 0.5ml PPP 37℃水浴 3 分钟。加入 10g/L 鱼精蛋白试剂 0.05ml，混匀后 37℃水浴 15 分钟，立即观察结果。血浆透明清晰为 3P 试验阴性。可见细颗粒沉淀，粗颗粒沉淀，纤维蛋白丝网或胶冻状物质为阳性。

试验注意事项如下。

（1）本试验不能采用草酸盐、乙二胺四乙酸（EDTA）盐和肝素作抗凝剂，以免干扰观察结果。

（2）采血要顺利，充分混匀以使抗凝剂与血浆均匀接触，避免采集静脉置管内凝血。

（3）要保证足够的离心速度和时间以制备 PPP。鱼精蛋白试剂要妥善保存，陈旧或反复冻融的制品不宜再使用，以免出现假阴性。

（4）控制实验温度在（37±0.5）℃。

（5）严重贫血患者，该试验易呈假阳性；纤维蛋白原含量过低会造成假阴性。

本法可较为特异地反映继发性纤溶，但不甚敏感。

6. D-二聚体测定（胶乳凝集法） 以抗 D-二聚体单克隆抗体交联在聚苯乙烯胶乳颗粒上，在此胶乳颗粒中加入受检血浆，如血浆中含有 0.5mg/L 以上的 D-二聚体，胶乳颗粒即发生肉眼可见的凝集反应。

采静脉血，分离寡血小板血浆，将部分待测标本和阳性对照血浆分别以甘氨酸缓冲液稀释 5 倍。

结果判断如表 1-3。

表 1-3 二聚体的测定

	未稀释	1∶5 稀释	二聚体含量（mg/L）
结果 1	（-）	（-）	<0.5
结果 2	（+）	（-）	0.5～3.0
结果 3	（+）	（+）	>3.0

试验注意：①类风湿因子的存在可致本试验呈假阳性反应。②采血要迅速，分离血浆后 1 小时内测定完毕，在-20℃保存不得超过一周。③本法有试剂盒商品供应，可按说明书操作。④胶乳法较 ELISA 法测定 D-二聚体的敏感度低，但使用方便，适用于急诊患者。

【病例举例】 患者，男性，68 岁。发热伴皮肤瘀斑 2 周。查体：T 38.5℃，皮肤针刺处可见瘀斑，浅表淋巴结不大，咽部红肿，咽后壁可见血疱形成，双肺呼吸音粗，可闻及少量湿啰音，心脏无异常。肝脾肋下未触及，双下肢轻度凹陷性水肿。血常规示：WBC 11.3×10^9/L，Hb 108g/L，PLT 379×10^9/L。PT 13 秒，APTT 69 秒。

【小组讨论】

1. 如何判断该患者内源性和外源性凝血途径的因子有无异常？为什么？

2. 患者的诊断是血友病吗？

3. 若患者出现 DIC，应如何按照临床及实验室特点来判断？

（杨金玲）

实验 18 尿液检查

尿液化学检验包括蛋白质、葡萄糖、胆红素、尿胆原等检验；显微镜检验包括细胞、管型、结晶体等有形成分的检验。目前尿液分析仪已广泛应用，不同型号的尿液分析仪所测项目也不相同，使用时可根据需要选择。

【目的要求】

通过尿液一般检验的实验项目掌握尿标本的正确采集方法及一般检验的内容。

1. 掌握各项检验的基本原理，能按规程进行操作。

2. 能识别镜下常见的有形成分。

3. 能够判断各项试验的结果。

4. 结合试验结果，紧密联系临床进行综合分析。

【实验内容】

1. 化学检查

（1）蛋白半定量试验：根据指示剂的蛋白质误差原理，试剂带模块区含有酸碱指示剂——溴酚蓝（pH 为 3.0～4.6）、枸橼酸缓冲系统及表面活性剂。在 pH 为 3.2 时，溴酚蓝产生阴离子，与带阳离子的蛋白质结合后发生颜色变化。

取试剂带 1 条，尿液中浸湿后取出，15 秒或 20 秒（可根据不同厂家的试剂带说明操作）在光亮处与所附标准比色板比色，读取结果。

结果判断见表 1-4。正常尿液为阴性。

表 1-4　溴酚蓝试剂带法尿蛋白定性试验结果判断

试剂带反应颜色	符号	蛋白质（g/L）
淡黄色	–	＜0.01
淡黄绿色	±	0.1～0.3
黄绿色	+	0.3～1
绿色	++	1～3
绿灰色	+++	3～8
蓝灰色	++++	＞8

注意事项：①被检测的尿液应新鲜，陈旧尿液因尿素分解而变碱易致假阳性。②试剂带存放须干燥、防晒，避免酸碱污染，使用时注意有效期。③尿液 pH＜3 或 pH＞8 越过试剂缓冲能力，可出现假阴性或假阳性，可用氢氧化钠或稀盐酸调整尿液 pH 为 5～7 后再测定。④注意不同厂家、不同批号试剂带按说明书应用，应做阳性和阴性对照。

正常尿液蛋白质定性试验呈阴性。

（2）糖定性试验：试剂带模块中含有葡萄糖氧化酶、过氧化物酶、缓冲剂及作为显色原的邻甲联苯胺。葡萄糖氧化酶催化尿中的葡萄糖，脱去两个氢离子后，形成葡萄糖酸内酯，再经水解后形成葡萄糖酸。氢离子与空气中的氧结合形成过氧化氢，在过氧化物酶存在下，过氧化氢释放出氧，将受体邻甲联苯胺氧化而呈蓝色。根据颜色深浅判断结果。

取试剂带 1 条放尿液浸湿后 5 秒（或按说明书）于亮处与标准比色板比色（多联可上机检测）。读取结果。

结果判断见表 1-5。正常尿液为阴性。

表 1-5　试剂带法尿糖定性试验结果判断

试剂带反应颜色	符号	葡萄糖（mmol/L）
不变色	–	
淡灰色	±	5.5
灰色	++	14.0
灰蓝色	+++	28.0
紫蓝色	++++	112.0

注意事项：①需应用新鲜尿液。②本法灵敏度受反应时间和温度影响，比色时间延长结果升高。比色必须在规定时间内。③本方法特异性较强，对其他糖类以及药物的代谢产物不起反应。但高浓度酮体（＞0.4g/L）或维生素 C（＞0.7g/L）可使尿糖呈假阴性反应。④试剂带应 4℃密封保存，过期不得使用。⑤尿液如被过氧化物污染则呈假阳性。

（3）酮体定性试验：试剂带模块中主要含有硝普钠，可与尿液中的乙酰乙酸、丙酮发生反应，生成紫色化合物。

取试剂带 1 条，于尿液中浸湿后取出，1 分钟后观察试纸颜色，并与标准比色板对照比色（按说明书和本批所带比色板比较）。

结果判断：正常尿液为阴性。

不变色：-。

棕色：+。

棕红色：++。

紫红色：+++。

注意事项：①尿液要新鲜。②试剂带保存在阴凉干燥处。③酚红、磺溴酞钠将干扰结果。

（4）尿胆红素：试剂带中含有稳定的重氮试剂，如 2,4-二氯苯胺，对氨基苯磺酸等，在强酸性介质中，胆红素与试剂带中重氮盐产生重氮偶联反应而呈紫红色。

将试剂带浸入被检尿中浸湿（按产品说明书要求时间）取出后与标准比色板比较。根据试剂带颜色深浅，对照标准比色板判断结果。

注意事项：①试剂带应避光保存于干燥处。②尿中含高浓度维生素 C 可呈假阴性。③尿中含大量氯丙嗪或含有盐酸苯氮吡啶的代谢产物时，可出现假阳性。④标本应新鲜。

（5）尿胆原：根据偶氮法或重氮盐偶联实验原理，尿胆原与试剂带模块中试剂 3,3-二甲氧基-4,4-重氮四氟硼酸盐进行特异性反应呈现出棕红色。

取试剂带 1 条于尿液中浸湿后取出，1 分钟内观察试剂带的颜色，并与标准比色板比色，多联试纸也可上机，自动打出结果（可按说明书使用）。

正常尿液为阴性。

结果判断如下。

阴性：不变色。1∶20 阳性：浅棕色。1∶40 阳性：黄棕色。1∶80 阳性：棕色。1∶320 阳性：深橘色。

注意事项：①尿液要新鲜，应立即进行测定。②试剂带应存放于阴凉干燥处。

2. 尿液显微镜检查

（1）标本处理：取已混匀尿液 10ml，加入离心管中，以 1500 转/分离心 5 分钟，小心弃掉上清液，剩沉淀物 0.2ml，轻轻摇匀。吸取混匀的沉淀物 20μl，滴于载玻片中央部分，然后加上盖玻片（勿产生气泡）。

（2）镜检：将制作的标本放置显微镜载物台上，下调聚光器，减低视野亮度，先用低倍镜观察湿片全貌，寻找有形成分，注意湿片内细胞和管型分布。若发现管型，须观察 20 个低倍视野（LPF），并对管型分类计数；如有细胞则转换高倍镜观察 10 个高倍视野（HPF）内的细胞，并进行分类计数；结晶体用高倍镜确认。

注意事项：①尿液要新鲜，否则可使有形成分变形破碎或溶解，影响结果的准确性。②镜检时发现形态不规则，大小悬殊结构异常而多成簇出现类似肿瘤细胞的细胞，应做巴氏（Papanicolaou）染色分析后报告。③尿蛋白质和有形成分不一定同时出现，所以蛋白质定性阴性或其他任何情况都必须做镜检。④若检出红细胞还应进一步做形态分类，并报告形态特点，可帮助鉴别诊断肾小球性血尿和非肾小球性血尿。⑤每份送检标本应制备三张湿片，找虫卵片要厚一些，检查细胞片宜薄一些。⑥用低倍镜观察全片，用高倍镜确认细胞或沉渣形态或计数。

正常参考值：白细胞 0～5/HPF。红细胞 0～3/HPF。透明管型 0～1/LPF。上皮细胞少许/HPF（不包括肾小管上皮细胞）。

【病例举例】 患者，男性，16 岁。眼睑浮肿、泡沫样尿 1 个月。1 个月前患者“感冒”，体温不高。查体：一般状况良好，心肺及腹部未查及异常，双下肢凹陷性水肿。血常规示、

WBC 12.3×10^9/L，Hb 110g/L，PLT 234×10^9/L，血沉 80mm/h。

【小组讨论】

1. 该患者尿常规检查可有哪些项目异常？

2. 尿液镜检可能见到的内容有哪些？

（陆　楠）

附：尿液自动分析仪

随着科学技术的发展，各类型尿液分析仪不断增多，一台仪器 1 小时可自动检测 100～400 件标本，提高了工作效率和检出灵敏度。尿液分析仪的检测方式有湿式化学法和干式化学法。湿式化学法是机械化试管方法，造价昂贵；干式化学法简单，造价低，在我国普及程度较高。分析仪的原理主要是利用微电脑控制；用球面积分析仪和双波长测定试剂带上的颜色变化，按公式计算出反射率，然后与标准曲线比较，自动打印出各成分的相应结果。

检测用干式化学试剂带的种类，检测的项目有 11 种以上，根据临床需要的不同有不同的组合。

肝病型（二联试剂带）：胆红素（BIL），尿胆原（URO）。

肾病型（四联试剂带）：pH，蛋白（PRO），血红蛋白或红细胞（BLD），比重（SPD）。

糖尿病型（五联试剂带）：pH，PRO，葡萄糖（GLU），酮体（KET），SPD。

全面过筛检查的有 8～11 联试剂带：pH，PRO，GLU，BLD，BIL，URO，KET，亚硝酸盐（NIT），白细胞（WBC），SPD，维生素 C（抗坏血酸）。

（1）各种试剂带的分析原理

1）pH、蛋白质、葡萄糖、酮体、胆红素、尿胆原、比重在本实验前面内容中已经介绍。

2）血红蛋白：血红蛋白的血红素部分具有过氧化物酶样活性，可使试剂带模块上的过氧化氢茴香素或过氧化氢烯枯分解氧化四甲基联苯胺等有关色素原而呈色。

3）亚硝酸盐：亚硝酸盐与试剂带中对氨基苯甲酸反应，生成重氮化合物，后者再与 l,2,3,4-四氢苯喹啉-3 酚偶联产生粉红色。

4）白细胞：试剂带中含有吲哚酚酯，在尿液中中性粒细胞酯酶的作用下，游离出吲哚酚与重氮盐反应而产生紫色。

5）抗坏血酸：采用吲哚酚法原理测定。尿中高浓度的维生素 C（250mg/L）可使葡萄糖和血红蛋白试验呈阴性，以便对尿分析结果做出正确判断。

（2）检测方法：以常用的 MA-4210 为例（不同型号的分析仪应严格按照说明书操作）。

1）打开电源开关，此时显示窗显 88，工作台自动移动，光源灯由亮变灭，当工作台停止移动后显示 00，仪器进入待测状态。

2）把标准色带（附件）置于试剂架上，不必浸尿或水并保持干燥。

3）按 START 键，仪器开始测量，当测量结束时仪器打印出测量数据，如果和所带数据相同，说明仪器正常。

4）测量标本，按一次 DOWN 键，使显示窗显示 01，此时可对 1 号标本进行测量。

5）按 START 显示器显示 5，数字跳到 1 为机器准备时间。

6）显示器显示 29 字样，蜂鸣器响，将试剂带 1 条浸入 1 号样品，2 秒后放试剂带于试剂带架上。

7）显示窗由 29 跳到 19 时，仪器自动测定，数字跳到 0 测量完毕，打印出结果。

8）如果标本较多，可连续测定，当测量完 1 号标本后，在显示 20 以前从样品槽上取下已测试剂带，放上浸湿待测试剂带，仪器会连续测定。如果在 20 以前未完成换带操作，仪器认为非连续测定，操作者须重按 START 进行测量。

（3）注意事项

1）操作尿分析仪要仔细阅读说明书。

2）确保仪器清洁。

3）仪器必须良好接地。

4）如果仪器出现故障，会打印出“TROUBLE”字样，根据说明书故障表排除故障。

实验 19 粪便检查

【目的要求】

1. 掌握粪便的显微镜检验方法。

2. 掌握粪便中病理成分的镜下特点。

3. 掌握粪便隐血试验原理、检测方法和注意事项。

【实验内容】 取指头大小的新鲜粪便一块，放入一次性大便盒内或其他洁净容器，注意应首先挑取有黏液或脓血等异常部分送检。如检查原虫，应立即送检，并注意保温，以免原虫失活而造成假阴性。

取洁净的载玻片 1 张，加 1 滴生理盐水于玻片中央。以干净的竹签挑取粪便少许（尽量取多处异常部分，如脓、血、黏液等）与盐水混合均匀，制成湿片。其湿片的厚度以能透过字迹为度，加上盖玻片。先用低倍镜观察全片，检查有无寄生虫卵、原虫和其他异常成分，再换高倍镜观察细胞、原虫等，以便确认，至少检查 10 个视野。

1. 粪便显微镜检验

（1）寄生虫卵及原虫：镜检可见的寄生虫虫卵有蛔虫卵、钩虫卵、鞭虫卵、绦虫卵、血吸虫卵、姜片虫卵、肝和肺吸虫卵等。粪便中的原虫有阿米巴原虫、鞭毛虫、纤毛虫及它们的滋养体和包囊等。

（2）细胞

1）白细胞：形态与尿液中所见相同。正常人粪便中不见或偶见。若肠道有炎症变化，可大量出现，细菌性痢疾时白细胞可成堆存在。脓性粪便中白细胞退化变性，胞质肿胀，布满颗粒，核不清楚，被称为“脓细胞”。

2）红细胞：为草黄色或稍带折光性的圆盘状。可因 pH、渗透压的影响而发生胀大、皱缩等形态变化。正常粪便中无红细胞，肠道下段的炎症、出血、糜烂等可大量出现。镜检时除按视野计数报告外，应注意是否有凝集现象。

3）上皮细胞：正常情况下小肠和大肠可脱落少量呈卵圆形或矮柱状上皮细胞，多被破坏，粪便中不易见到。可见到少许来自肛门附近的扁平上皮细胞。在肠道炎症时可大量出现上皮细胞，但形态不完整，仅剩长圆形残核。

4）巨噬细胞：是一种能吞噬异物的大单核细胞。细胞呈圆形、卵圆形或不规则形，大小不等，一般直径大于 20μm，可伸出伪足，胞质内含有颗粒或吞噬少量细胞及异物，胞核 1～2 个，核形不规则。急性菌痢时常伴脓细胞出现。

5）肿瘤细胞：直肠癌、乙状结肠癌患者大便及时涂片染色，可找到成堆癌细胞。

（3）食物残渣：粪便中如果出现大量食物残渣，提示消化不良。

（4）肌肉纤维：为淡黄色有横纹结构的扁平条块状，两头呈断端或圆形等形状。

（5）植物纤维及植物细胞：形态多样，可见螺旋形或蜂窝状植物组织。

（6）淀粉颗粒：圆形、卵圆形或多角形，大小不等，无色。表面可见同心环状条纹。加碘液后呈蓝色。

（7）脂肪：粪便中的脂肪有三种，即中性脂肪、游离脂肪酸、结合脂肪酸。中性脂肪呈油滴状、大小不等的圆形，折光性强，苏丹III染色呈橘红色。游离脂肪酸呈无色针束状结晶，有时呈片状，加热熔化。结合脂肪酸呈不规则状，加热不熔化。

（8）结晶：粪便中有意义的结晶是 Charcot-Leyden 结晶，为无色长菱形，大小不一，两端尖细，一边折光性强，另一边折光性弱。可见于阿米巴痢疾粪便中，过敏性腹泻及钩虫病患者粪便中亦可见到。

（9）人体酵母菌：通常不致病。圆形或卵圆形，直径为 5～25μm，内含一个大而透明的圆形体，称为液泡，四周绕以狭窄的细胞质，质内仅有少数折光点和核。应注意和原虫包囊鉴别，人体酵母菌遇蒸馏水很快消失，原虫包囊则不破坏。

2. 粪便隐血试验

邻甲苯胺法：

血红蛋白中的亚铁血红素有类似过氧化物酶的作用，能催化过氧化氢释放出新生态氧，使邻甲苯胺被氧化成邻甲偶氮苯，而呈现蓝色。

操作方法：①用洁净竹签挑取少许粪便于白瓷板或玻片上。②滴加邻甲苯胺冰醋酸溶液 2～3 滴于粪便上。③再加 1mol/L 过氧化氢 2～3 滴，混匀后立即观察结果。

正常人隐血试验阴性。

注意事项：①每天必须做阳性和阴性对照，阳性标本可用健康人粪便加入少量血液，阴性标本即正常人粪便。②所加试剂的顺序应正确。③试验前三天患者应素食，即不吃动物性食物、铁剂、维生素 C 等药物。④过氧化氢易分解，应贮于棕色密闭滴瓶中，用前应检查是否失效。方法是滴一滴过氧化氢试剂于血膜上，如产生小气泡为有效，否则重新配制。⑤试验用具不得沾染过氧化物酶。

3. 免疫学检查法 粪便免疫学隐血检查方法有反向间接血凝法、乳胶凝集法、免疫扩散法、放射免疫分析法、酶联免疫反应法。五种方法中以乳胶凝集方法较简单实用。

乳胶凝集法是以人红细胞纯化的血红蛋白（Hb）免疫家兔获得相应的特异性抗体（抗人 Hb 抗体）。将乳胶微球用纯化的兔抗人 Hb 抗体致敏，再与标本匀浆上清液混合，有凝集者为阳性，无凝集为阴性。

取粪便约 0.5g 加蒸馏水 1ml，搅匀，1000 转/分离心 10 分钟。取上清液 1 滴加于玻片上，滴加 1 滴乳胶抗人 Hb 抗体，混匀 2～3 分钟观察结果。

注意事项：①本法操作要按说明书进行。②本法与食物中的动物 Hb 及其他非 Hb 过氧化物酶等无反应。对上消化道出血诊断特异性强。

【病例举例】 患者，女性，55 岁。腹胀、黑便 2 周。既往有“溃疡性结肠炎”病史 8

年，间断服药治疗。查体：贫血貌，心肺无异常，腹软，右腹部压痛，未触及包块，肝脾不大。

【小组讨论】

1. 该患者粪便检查可能见到哪些有形成分？为什么？

2. 该患者的粪便隐血试验的阳性和阴性分别代表什么意义？有哪些因素可能影响实验结果？

（孟晓慧）

实验 20　脑脊液检查

【目的要求】

1. 掌握脑脊液常用检查方法的原理，掌握参考值和注意事项。

2. 掌握常见脑和脑膜疾病的脑脊液变化特点和标本送检要求。

【实验内容】　脑脊液（cerebrospinal fluid，CSF）是一种无色透明的液体，产生于各脑室脉络丛，充满脑室和蛛网膜下隙，成人为 100～140ml。其生理作用有：保护脑和脊髓免受外界震荡损伤，调节颅内压，参与脑和脊髓的代谢，维持正常 pH。

脑脊液标本通常从第 3、4 腰椎间隙穿刺采取，特殊情况下可由小脑延髓池或脑室穿刺取得。穿刺后先做压力测定，然后将 CSF 分别收集于 3 支无菌试管中，每管 1～2ml，并做标记。第一管多含有少量因穿刺带来的血液，可供细菌学检验；第二管供生化或免疫学检验；第三管做细胞学检查用。标本采集后应立即送检，及时检查。

1. 一般性状检查　接收标本后，将试管透过光线或轻摇试管，观察脑脊液的颜色和透明度、有无絮状物、凝块或沉淀物。

（1）颜色和透明度

1）正常脑脊液为水样清晰透明。梅毒性神经炎及流行性乙型脑炎、脊髓灰质炎等病毒性脑脊髓病亦可无色、清晰透明或见微混。其他病理状态下，多见异常色泽和浑浊。

2）红色：提示脑脊液中含有血液，常可因穿刺误伤血管引起，亦可因蛛网膜下腔出血或脑出血所致。前者多见于第 1 管，为均匀淡红色，离心沉淀后上清液可无色透明；如后者所致上清液仍呈淡红色或黄色，则隐血试验呈阳性反应。

3）黄色：多为脑实质或为脑脊髓膜陈旧性出血，由出血 4 小时后红细胞破坏血红蛋白变性或蛋白量异常增高所致。重症黄疸、脑脊髓肿瘤、乙型脑炎、蛛网膜下腔粘连梗阻等所致脑脊液瘀滞等亦可见黄色。呈透明或浑浊外观。

4）乳白色：有较多细菌或白细胞存在时可出现浑浊，甚至呈米汤样。常见于脑膜炎双球菌或链球菌引起的各种化脓性脑膜炎等。根据疾病的种类及轻重不同，可见不同程度的乳白色。如为结核性脑膜炎可呈毛玻璃样改变。

5）褐色或黑色：可见于脑膜黑色素瘤。

6）微绿色浑浊：可见于铜绿假单胞菌、甲型溶血性链球菌及肺炎链球菌引起的脑膜炎等。

（2）凝固物：将脑脊液标本静置于室温或冰箱 24 小时，正常脑脊液无薄膜或凝块形成。化脓性脑膜炎标本放置 1～2 小时可见凝块或片状沉淀物；结核性脑膜炎放置 12～24 小时可产生薄膜浮于液面；脑梅毒则多为絮状凝固物。当脑脊液蛋白质明显增加时，可出现胶冻状凝固。

（3）比重及 pH：健康人的脑脊液比重为 1.006～1.008，可用折射仪法测定，方法按尿液比重测定进行。用微量 pH 计测量 pH，健康人脑脊液 pH 为 7.35～7.40。

（4）脑脊液中出血量的估算：根据含血脑脊液的外观性状，可推算其细胞大致含量及出血量。一般认为：轻度浑浊 RBC 为（0.5～1）$\times 10^9$/L；粉红色 RBC 为（1～3）$\times 10^9$/L；明显红色 RBC＞5×10^9/L；血性 RBC＞10×10^9/L。出血量可按如下公式计算：

$$出血量（L）=\frac{CSF中红细胞数\times CSF总量平均值（0.15L）}{外周血中红细胞数（\times 10^{12}/L）}$$

2. 化学检查

（1）球蛋白定性试验

1）Pandy 试验：脑脊液中的球蛋白与苯酚能结合形成不溶性蛋白盐而显浑浊或沉淀。该试验亦受蛋白总量影响，当蛋白质量增加时可呈阳性反应。

取苯酚试剂 2ml 放入试管中，滴入脑脊液 1 滴，在黑色背景下立即观察结果。正常脑脊液本试验呈阴性反应。

试验注意事项：①脑脊液红细胞过多或有明显浑浊时，应先经离心沉淀后，取上清液检查。②试剂和脑脊液应按一定比例进行试验。③苯酚溶液应选用分析纯试剂配制。④试验用试管及吸管应干净，否则易呈假阳性。

苯酚溶液的制备：取苯酚 10ml（结晶时可隔水加热熔化），加蒸馏水至 100ml。强烈振荡混匀后放 37℃温箱内数小时，再在室温放置数日，见底层有结晶析出，上层即为饱和苯酚，取澄清液应用，并保存于棕色瓶内。

正常脑脊液中蛋白质仅为血浆的 1/200，并以白蛋白为主，故定性试验为阴性或极弱阳性（±）。

2）Ross-Jones 试验：半饱和硫酸铵可使球蛋白沉淀。正常脑脊液含球蛋白很少，本试验呈阴性。如球蛋白升高则显浑浊，称 Ross-Jones 试验阳性反应。

取小试管 1 支加试剂 5ml，沿管壁加脑脊液 0.5ml 叠于试剂上，勿摇动，3 分钟内观察两液交界面有无变化，呈白色环再将试液混匀，仍显浑浊方为阳性，否则属阴性反应。

正常人该试验为阴性。

饱和硫酸铵溶液（850g/L）的制备：称取硫酸铵 85g 加蒸馏水至 100ml。室温放置过夜后容器底部应有少量未溶的硫酸铵结晶。

（2）葡萄糖半定量试验：见尿糖定性试验（第一章实验 18 尿液检查）。

操作步骤见表 1-6。

表 1-6　脑脊液糖半定量操作及结果判断

管号	试剂（ml）	CSF（ml）		结果					
1	1.00	0.05	水浴煮沸 5 分钟	+	−	−	−	−	−
2	1.00	0.10		+	+	−	−	−	−
3	1.00	0.15		+	+	+	−	−	−
4	1.00	0.20		+	+	+	+	−	−
5	1.00	0.25		+	+	+	+	+	−
相当于葡萄糖浓度			mmol/L	＞2.75	2.2～2.75	1.65～2.2	1.1～1.65	0.55～1.1	＜0.55
			mg/dl	＞50	40～50	30～40	20～30	10～20	＜10

1）取小试管5支，每管加入班氏（Benedict）试剂1ml。

2）按表中剂量分别加入脑脊液。

3）沸水浴内放置5分钟，按表观察结果。（黄绿色沉淀为阳性，颜色不变为阴性），根据出现阳性最少脑脊液量推知糖含量。

注意事项：①标本采集后应在30分钟内测定，否则细菌或细胞可分解葡萄糖而使结果不准确，若不能及时测定，应暂放冰箱保存。②脑脊液含大量蛋白质时，会干扰结果观察，可于2～3ml标本中加入0.8mol/L磺柳酸溶液1～2滴，混匀使蛋白质沉淀，离心后取上清液测定。③不能将加入班氏试剂及脑脊液的试管直接加热，以免化学反应不充分，影响观察结果。

参考值：成人，2.2～3.9mmol/L（40～70mg/dl）；儿童，3.5～5.0mmol/L（70～90mg/dl）。

（3）氯化物的测定：用标准硝酸汞溶液滴定CSF中的氯离子，生成可溶性而难解离的氯化汞。当滴定到达终点时，过量硝酸汞中的汞离子可与指示剂二苯胺脲结合，生成紫红色络合物。根据硝酸汞的消耗量，可计算出氯化物的含量。

1）取脑脊液0.1ml，加指示剂2滴，混匀即出现淡红色，用1ml吸管吸取硝酸汞溶液进行滴定，边滴边摇，见出现淡紫红色为终点，记录硝酸汞溶液用量（ml）。

2）另取1支试管加入氯化钠标准液0.1ml同标本一样滴定，记录硝酸汞溶液用量（ml）。

注意事项如下。

1）试验时所用器具必须干净，1ml吸管固定专用，以保证结果准确一致。

2）指示剂有两种，一种为二苯卡巴腙（diphenyl carbazone），化学名称为苯基碳偶氮苯或二苯偶氮酰肼，这种指示剂终点明显、稳定，且灵敏度较高，可选用。另一种为二苯基卡巴肼（diphenyl carbazide），化学名称为二苯基碳酰二肼，效果较差。

3）试验时同时用标准液测试，也可将测定管滴定用去的硝酸汞溶液量（ml）直接乘以100取得结果。但硝酸汞溶液必须先用氯化钠标准液进行标定，并校正至恰等于2.5mmol/L浓度。

4）脑脊液如浑浊或含有血液，应先离心后取上清液进行测定。

5）硝酸汞易潮解，称量时应迅速，必须溶解于含硝酸（浓硝酸3ml/L）的蒸馏水中，且浓度应控制在0.1mol/L硝酸，以避免氧化汞的形成。

6）为使指示剂延长有效期，可增加浓度1倍，并加入50mg溴酚蓝，100mg麝香草酚，溶解后紧塞瓶口，室温可保存1年。

试剂制备步骤如下。

1）硝酸汞溶液（2.5mmol/L）：称取硝酸汞 $Hg(NO_3)_2 \cdot H_2O$ 0.875g溶于含浓硝酸3ml的去离子水1L中，配好后放置2天，经滴定标化后使用。

2）氯化钠标准液（100mmol/L）：先将氯化钠（AR）置110～120℃烘箱中干燥4小时，取出置干燥器中冷却至室温。准确称取5.845g，置1L容量瓶中，加蒸馏水溶解并稀释至刻度。

3）指示剂：称取二苯胺脲0.1g，溶于100ml 95%的乙醇中，置棕色瓶内，放冰箱保存，可使用1个月。

参考值：正常人脑脊液氯化物为120～132mmol/L。

（4）细胞计数：细胞总数的计算方法如下。澄清标本混匀后可直接充入计数池2池内，计数10个大方格内红、白细胞数，即为每微升脑脊液细胞总数。细胞较多时，可计数1

个大方格细胞数乘以 10，得 1μl 细胞总数，乘以 10^6 得每升脑脊液细胞总数。

若为血性标本，应将混匀的脑脊液用白细胞稀释液稀释后计数，为剔除因出血而产生的白细胞，应按下式校正，式中计量体积为 μl。

$$RBC\ (\times 10^6/L) = 细胞总数\ (\times 10^6/L) - WBC\ (\times 10^6/L)\ (未校正)$$

注：正常情况下，血液与 CSF 的细胞及化学成分差别甚大，混血的 CSF 仅用作新鲜或陈旧出血的判定。

（5）细胞分类计数

1）直接分类法：白细胞计数后，转高倍镜观察，根据细胞核的形态分别计数单个核细胞（多为淋巴细胞和大单核细胞）与多形核细胞，共计数 100 个以百分率表示。若白细胞不足 100 个，可直接写出单个核细胞和多核细胞的具体数目。识别特点是：单个核细胞胞体小胞质少，仅见一圆形或卵圆形核者，多为淋巴细胞；多形核细胞胞体较大，胞质较多，可见二叶或多叶者，多为中性粒细胞。

2）染色分类法：直接分类不易区别时可将脑脊液离心沉淀，取沉淀物 2 滴，加正常血清 1 小滴，推片制成均匀薄膜，待干后瑞氏染色，用油镜分类计数。

注意事项：①细胞计数应在标本采集后 1 小时内进行，以免脑脊液凝固，影响结果。②计数时应注意细胞与新型隐球菌相区别，新型隐球菌不溶于乙酸，加优质细墨汁后可见不着色的荚膜。③遇见难于分类的细胞，如脑膜白血病或肿瘤细胞时，应另行描述报告。④细胞计数板用后应该用 75%乙醇浸泡消毒 60 分钟，忌用苯酚等消毒。

正常人脑脊液无红细胞，只有少量白细胞。

成人：0～8×10^6/L；婴幼儿：0～15×10^6/L；新生儿：0～30×10^6/L。

细胞分类多为淋巴细胞及大单核细胞，两者比例约为 7∶3，有时可见内皮细胞，无中性粒细胞（多形核细胞）。

【病例举例】 患儿，男性，2 岁。发热、阵发惊厥 2 天。偶有恶心、呕吐胃内容物。查体：T39℃，急性病容，颈部略有抵抗感，四肢活动正常。

【小组讨论】

1. 若想为该患者行腰椎穿刺检查，如何判断其是否存在禁忌证？

2. 该患者做腰椎穿刺时，脑脊液可能存在哪些变化？

3. 若考虑为化脓性脑膜炎，该患者的脑脊液检查可能出现哪些异常结果？

（黄　涛）

实验 21　浆膜腔积液检查

【目的要求】

1. 掌握浆膜腔积液检查的内容和方法。

2. 掌握渗出液与漏出液的鉴别要点。

【实验内容】 在正常情况下，浆膜腔内有少量液体起润滑作用。若有多量液体潴留，形成积液，称为浆膜腔积液（dropsy of serous cavity）。这些积液因部位不同而分别称为胸腔积液、腹水、心包积液等。浆膜腔积液临床上分为漏出液和渗出液两类，漏出液为非炎症所致，渗出液为炎症、肿瘤所致。

1. 一般性状检查

（1）外观：直接用肉眼观察标本的颜色及透明度。根据所见进行描述。漏出液多为淡黄色或草黄色，稀薄透明；渗出液可因病变不同而呈现各自的性状。

（2）比重（比重计法）：方法同尿液的比重计法（第一章实验 18 尿液检查）。

漏出液多＜1.018；渗出液多＞1.018。

（3）凝块观察：标本放置后有无凝块形成。有凝块者为渗出液，漏出液不形成凝块。

2. 化学检查

（1）黏蛋白定性试验（Rivalta 试验）：浆膜黏蛋白是一种酸性糖蛋白。其等电点在 pH 3～5，因此在 0.1%（*V*/*V*）稀乙酸溶液中可出现云雾状沉淀。

取 100ml 量筒 1 支，加蒸馏水至 100ml 刻度处，滴入 2～3 滴冰醋酸混匀。向量筒中滴加穿刺液 1 滴，立即在黑色背景下观察，按以下方式判断结果。

阳性：有云雾状沉淀生成，可沉降到量筒 50ml 刻度以下。

阴性：无云雾状沉淀，或仅呈轻微浑浊但在 50ml 刻度以下即消失。

（2）蛋白定量：同尿蛋白定量。通常采用考马斯亮蓝法或丽春红-S 比色法。

3. 显微镜检查

（1）细胞总数：

穿刺液充分混匀后，以微量吸管吸取少量标本充入计数室（2 个），低倍镜下计数 10 个大方格的细胞数，求得细胞浓度（/L）。若细胞数明显增多，可先以生理盐水稀释后计数，计算时乘以稀释倍数。

$$细胞浓度（/L）=10 个大方格细胞数\times稀释倍数\times10^6/L$$

（2）白细胞计数：根据标本细胞总数的多少，用 1g/L 亚甲蓝水溶液将标本适当稀释后，计数 10 个大方格内的白细胞。计算时乘以稀释倍数，方法同细胞总数。

（3）白细胞分类：可按以下两种方法分类。

1）将标本离心，取沉淀物涂片，或以滤纸将标本浓缩后涂片，瑞氏染色后油镜下分类计数至少 100 个白细胞。统计各类白细胞的百分率。

2）高倍镜直接分类：在计数完白细胞后，转换高倍镜检查，分类计数 100 个白细胞，以多叶核、单核细胞计算百分率。

注意事项：①标本应分别收集于两个容器内，其一加入抗凝剂，用于细胞学检查。②收到标本后及时检查，以免细胞变形，影响识别。

【病例举例】 患者，女性，58 岁。乏力、腹胀 2 个月。查体：全身浅表淋巴结不大，心、肺未见异常，腹部膨隆，肝脾触诊不满意，移动性浊音阳性。

【小组讨论】

1. 为患者行腹腔穿刺时，可能出现的浆膜腔积液性状有哪些？其特点是什么？

2. 有什么原因可能出现该种浆膜腔积液？

（杨金玲）

第二章　手术学基本实验

实验 1　实验动物的术前准备

[目的要求]

1. 掌握实验动物的称重、固定、除毛方法。

2. 掌握实验动物的给药途径。

[实验内容]

1. 实验动物的称重　术前用药与麻醉用药是以体重来计算用药量的，所以术前应称其体重，以千克数为准。

2. 术前用药　根据体重计算阿托品用量，按 0.02mg/kg 肌内注射。

3. 实验动物的固定与除毛　将动物固定于实验台，进行备皮。被毛会影响实验操作，必须除毛。除毛方法有剪毛、拔毛、剃毛和脱毛等。

剪毛法：将动物固定后，用剪刀紧贴皮肤剪去被毛，不可用手提起被毛，以免剪破皮肤。剪下的毛应集中放在一容器内，防止到处飞扬。

拔毛法：是指用拇指和示指拔去被毛的方法。在兔耳缘静脉注射时常用此法。

剃毛法：是指用剃毛刀剃去动物被毛的方法。动物被毛较长时，先用剪刀将其剪短，再用刷子蘸肥皂水将拟剃毛部分浸透，然后再用剃毛刀除毛。此法适用于暴露外科手术区。

脱毛法：是指用化学药品脱去动物被毛的方法。先将被毛剪短，然后用棉球蘸取脱毛剂，在所需部位涂一薄层，2～3 分钟后用温水洗去脱落的被毛，用纱布擦干，再涂一层油脂即可。

4. 实验动物的给药

（1）给药途径和方法多种多样，可根据实验目的、实验动物的种类和药物剂型、剂量等情况确定。

1）注射给药：分为皮下注射、肌内注射、腹腔注射和静脉注射（兔、狗）。

2）呼吸道给药：如乙醚、氨氟醚和异氟醚等吸入麻醉剂，通过呼吸过程进入体内。

（2）实验动物用药量的确定：

动物实验所用药物量一般按 mg/kg 计算，并结合动物在用药过程中的反应适当调整。

【病例举例】　患者，男性，65 岁。排尿困难 2 个月。经肛诊检查前列腺体积增大，行盆腔 CT 检查见前列腺占位。前列腺穿刺活检示前列腺癌。

【小组讨论】

1. 该患者若需要行手术治疗，备皮的方法是什么？

2. 该患者需选择何种麻醉方式？

3. 在动物实验中，给动物备皮的方法有哪些？动物给药方法有哪些？

（刘　腾）

实验2　实验动物的麻醉

实验动物的麻醉要求保证动物安静、合作、无痛和安全，因此应选用合适的麻醉方法，以保证手术顺利进行。

【目的要求】

1. 掌握局部麻醉以及静脉全身麻醉的麻醉方法。

2. 掌握乙醚开放点滴麻醉及气管内麻醉方法。

3. 掌握全身麻醉并发症及意外的预防与处理。

4. 必须严肃认真操作，备好麻醉器械及急救物品，防止发生事故。

【实验内容】

1. 局部浸润麻醉　局部浸润麻醉是将局部麻醉药注射于手术区组织内，阻滞神经末梢而达到麻醉作用。基本操作方法：先在手术切口线一端进针，针的斜面向下刺入皮内，注药后形成橘皮样隆起的皮丘。将针拔出，在第一个皮丘的边缘再进针，如法操作形成第二个皮丘，如此连续下去，在切口线上形成皮丘带。该操作方法的目的应只有第一针刺入时有痛感，此后经皮丘向皮下组织注射局部麻醉药，完成后切开皮肤皮下组织，如果手术要达到的部位还在深层，看到肌膜后，在肌膜下和基层内再注药。如此浸润一层切开一层，注射器与手术刀交替使用，以达确切的麻醉要求。每次注药前都应回抽，以免误入血管内。

2. 静脉麻醉

（1）硫喷妥钠静脉麻醉（intravenous sodiun pentothal anesthesia）：先将动物称重，肌内注射阿托品（按 0.02mg/kg）作为麻醉前用药。用生理盐水配制成 2%硫喷妥钠溶液。

将狗固定在实验台上，在其左或右前肢前缘剃毛后消毒皮肤，显露皮下浅静脉。取头皮针行静脉穿刺，有回血后用胶布将头皮针妥善固定。

缓慢推注 2%硫喷妥钠溶液 2～4ml，观察神志、呼吸、心率及睫毛反射。半分钟后如无异常，再缓注 3～5ml，直到神志消失，对光反射消失，对光反射迟钝、针刺疼痛反应减弱、瞳孔缩小及呼吸减慢，表示已达到三期一级的麻醉深度，即可进行手术。

手术过程如麻醉变浅，可间断地推注硫喷妥钠溶液每次 2～3ml。不推注麻药期间，应缓慢注入生理盐水，以防针头内凝血阻塞。

在麻醉过程中要严密观察动物的呼吸次数和幅度。可采取头后仰位，必要时用舌钳将舌前部拉出口外，以保持呼吸道通畅。

停止注药后，要继续观察狗的苏醒过程。一般停药后数分钟神志即可恢复。

（2）戊巴比妥钠静脉麻醉（intravenous sodiun pentobarbitalum anesthesia）：取新配制的 3%戊巴比妥钠溶液按 30mg/kg 剂量给药，缓慢地一次静脉推注进动物的静脉内（推注速度为 1～1.5ml/min）。麻醉显效时间为 10～15 分钟，麻醉作用时间为 3～5 小时。

（3）乙醚气管内吸入麻醉（ether endotracheal anesthesia）：

先将动物称重，肌内注射阿托品（按 0.02mg/kg）。将狗固定在实验台上，巡回者协助用手固定狗的头部及笼嘴，防止其挣扎。麻醉者在狗的眼内滴入数滴液体石蜡，防止乙醚损伤角膜。

麻醉时的注意事项如下。

1）戊巴比妥钠的作用量与致死量很相近，故推注药物剂量要准确，推注速度要缓慢，否则呼吸中枢易遭受抑制，出现呼吸减慢，甚至呼吸麻痹而死亡。

2）推药时，要严密观察动物的呼吸变化，保持动物呼吸道通畅，并备好急救器械和药品。

手术时间超过 3 小时，动物出现挣扎时，一般可追加 60～90mg（即首次给药量的 1/4～1/3）。

【病例举例】 患者，男性，35 岁。恶心、呕吐 2 小时。患者醉酒后恶心，起初呕吐胃内容物，半小时前呕出咖啡色及暗红色液体约 400ml。既往有胃窦部溃疡病史 2 年。查体：BP 100/50mm/Hg，烦躁，心、肺无异常。腹软，剑突下压痛，肝脾肋下未触及。移动性浊音阴性。

【小组讨论】

1. 该患者若需手术治疗，麻醉方法及注意事项有哪些？

2. 全身麻醉的并发症有哪些？如何预防与处理？

（尹金岭）

实验 3 常用手术器械与打结法

【目的要求】

1. 学习识别并初步掌握常用手术器械的名称、特点、使用方法及应用范围。

2. 区别各种手术结的特征，学习单手打结法，双手打结法及器械打结法。开始阶段要求打结方法正确，不强调速度。

3. 掌握错误手术结产生的原因及避免方法。

【实验内容】

（一）常用外科手术器械的正确使用

1. 手术刀（scalpel） 用来切开分离组织，使用时刀片安装在刀柄上。刀片有圆、尖、弯刃及大小、长短之分。

（1）手术刀的种类：医用手术刀有固定刀柄和活动刀柄两种。前者刀片部分与刀柄为一整体，目前已少使用；后者刀片部分与刀柄分离，可以随时更换刀片。

刀柄与刀片根据不同需要设计有许多种型号。图 2-1 所示为常用的刀柄与刀片。最常见的刀片（10 号、20 号、21 号、22 号、23 号）为肋状背缘及圆突的刀刃。小形刀片（15 号）因其运行较为灵活、精确，常用于整形及小儿外科等精细手术。有几种为特殊用途而设计的异形刀片：①形如钩状的 12 号刀片，用于拱形切开鼓膜，引流中耳感染。②刺刀状的 11 号刀片，用于反挑式切开脓肿及精细解剖分离。与不同类型刀片配合使用的刀柄，常用者为 4 号刀柄，用于安装较大的刀片，3 号刀柄用于安装小型刀片。此外，尚有细长的 7 号刀柄，其前端与 3 号者等大，可用同型刀片。7 号刀柄常用于眼科及耳鼻喉等科的手术，3 号则多用于整形外科。

（2）更换刀片法：手术刀片可以更换。更换刀片时左手握持刀柄，右手用持针器（或血管钳）夹住刀片近侧端，轻轻抬起并向前推，使刀片与刀柄脱离。安装新刀片时，与上述动作相反，先使刀柄尖端两侧浅槽与刀片中孔上端狭窄部分衔接向后拉刀片，使其根部就位。

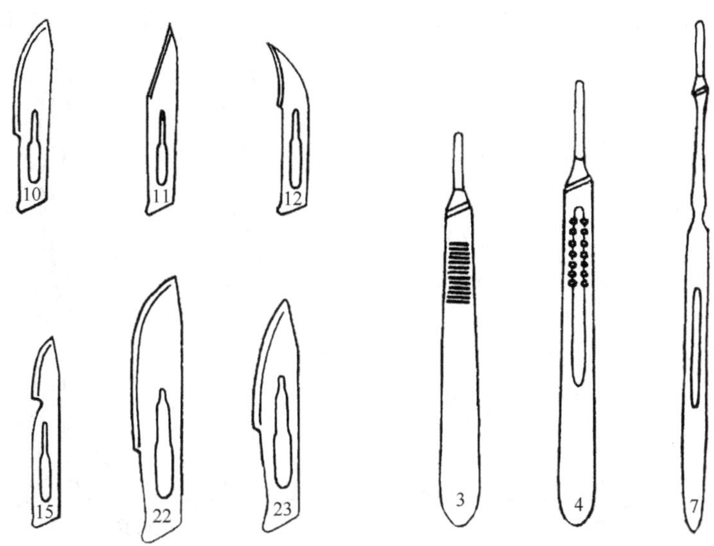

图 2-1 常用的刀柄与刀片

（3）执刀法（使用方法）：使用手术刀时要求既牢稳地控制又能灵活运行，使其能在切口全长范围内比较均匀一致地达到预期的深度。行刀主要靠腕部及手指各关节的活动。正确的执刀法有四种（图 2-2）。

1）执弓式：最常用。用右手拇指与第三、四指捏住刀柄，示指放在刀片背缘上。用刀片之最圆突部分，亦即刀片最锐部切开。此法运行灵活，动作范围大，切开平稳有力，适用于各种皮肤切开。

2）执笔式：执刀方法与执铅笔姿势相同，用刀片尖部切割。此法动作轻巧而精细，用于切开短小切口或分离血管、神经。

3）握持式：全手握持刀柄，拇指与示指紧捏刀柄之刻痕处。此法用于切割较坚韧或体积较大的组织。例如，截肢切断肌肉时常用此法。

4）反挑式：常配用 11 号刀片。刀刃向上，刀尖刺入皮肤后向上挑以扩大切口。此法多用于脓肿切口，可以避免损伤深层组织，尤其面部多用。

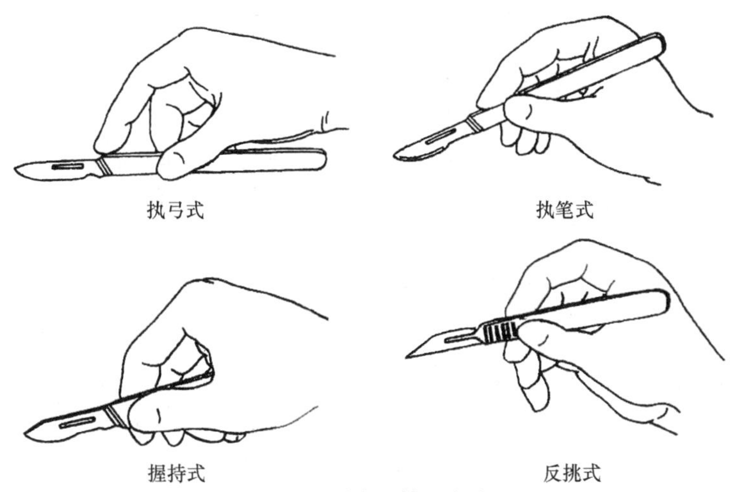

图 2-2 手术刀持刀方式

2. 手术剪（scissors） 按照不同的需要设计，分为组织剪和线剪（图 2-3）。

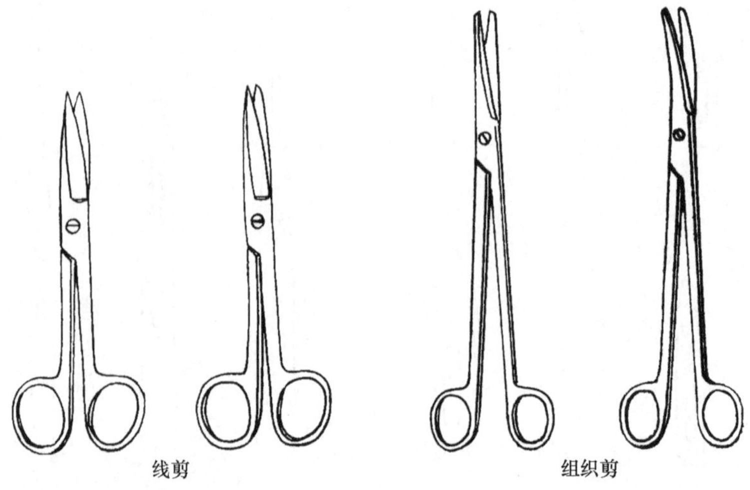

图 2-3 手术剪

（1）组织剪（dissecting scissors）：组织剪有直、弯两型，柄部有长、短之分。组织剪的刃部厚而短，其尖端圆钝光滑。除剪开组织外，组织剪有时也用于分离组织，扩大组织间隙，以便剪开。直组织剪用于剪开表浅组织；弯组织剪用于剪开伤口之内深部组织。

（2）线剪（suture scissors）：线剪也有直、弯两型，长、短之分。线剪刃部比组织剪刃薄而长，线剪刃部有尖、圆两种。尖端用于表浅手术剪线，圆端用于深部组织的剪线，以防损伤深部组织。线剪用于剪线、纱布及橡皮条。正确的持剪姿势见图 2-4。

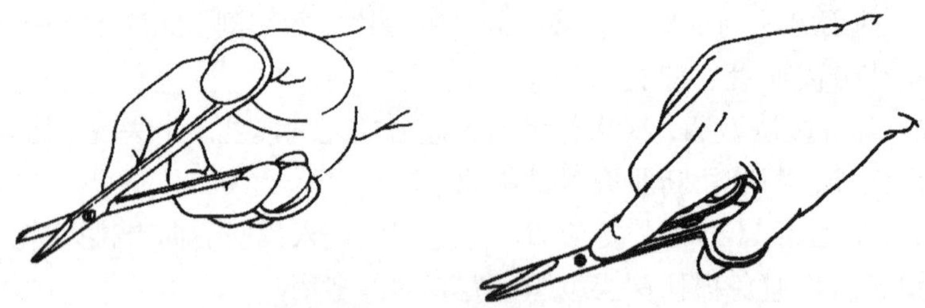

图 2-4 正确的持剪方法

3. 手术镊（forceps） 主要用来夹持或提起组织，以便于剥离，剪开和缝合。手术镊也有长短不同及有齿与无齿的区别（图 2-5）。

有齿镊（tissue forceps）又称外科镊或组织镊，常用于皮肤、筋膜等较坚韧的组织。

无齿镊（dissecting forceps）又称解剖镊或平镊，用于夹持血管、神经、黏膜、内脏等较脆弱的组织。

执镊时用拇指与示、中二指捏住镊子的中部（图 2-6）。左右手均可使用。在手术过程中常用左手持镊夹住组织，右手持手术刀或剪刀进行解剖或持针进行缝合。

4. 血管钳（hemostatic forceps） 又名止血钳，用以钳夹血管或出血点及钝性分离组织。血管钳分直、弯，有齿、无齿，大、中、小及蚊式等规格。浅部止血多用直钳，深部止血常用弯钳。有齿血管钳对组织创伤较大，多用于夹持较厚的坚韧组织或拟行切除的病变组织以防滑脱。在精细的手术或钳夹小血管时，需用蚊式血管钳。使用血管钳时要尽量少地钳夹组织，以免造成不必要的组织损伤，也不要用血管钳夹持坚硬的组织，以免损坏血管钳（图 2-7）。

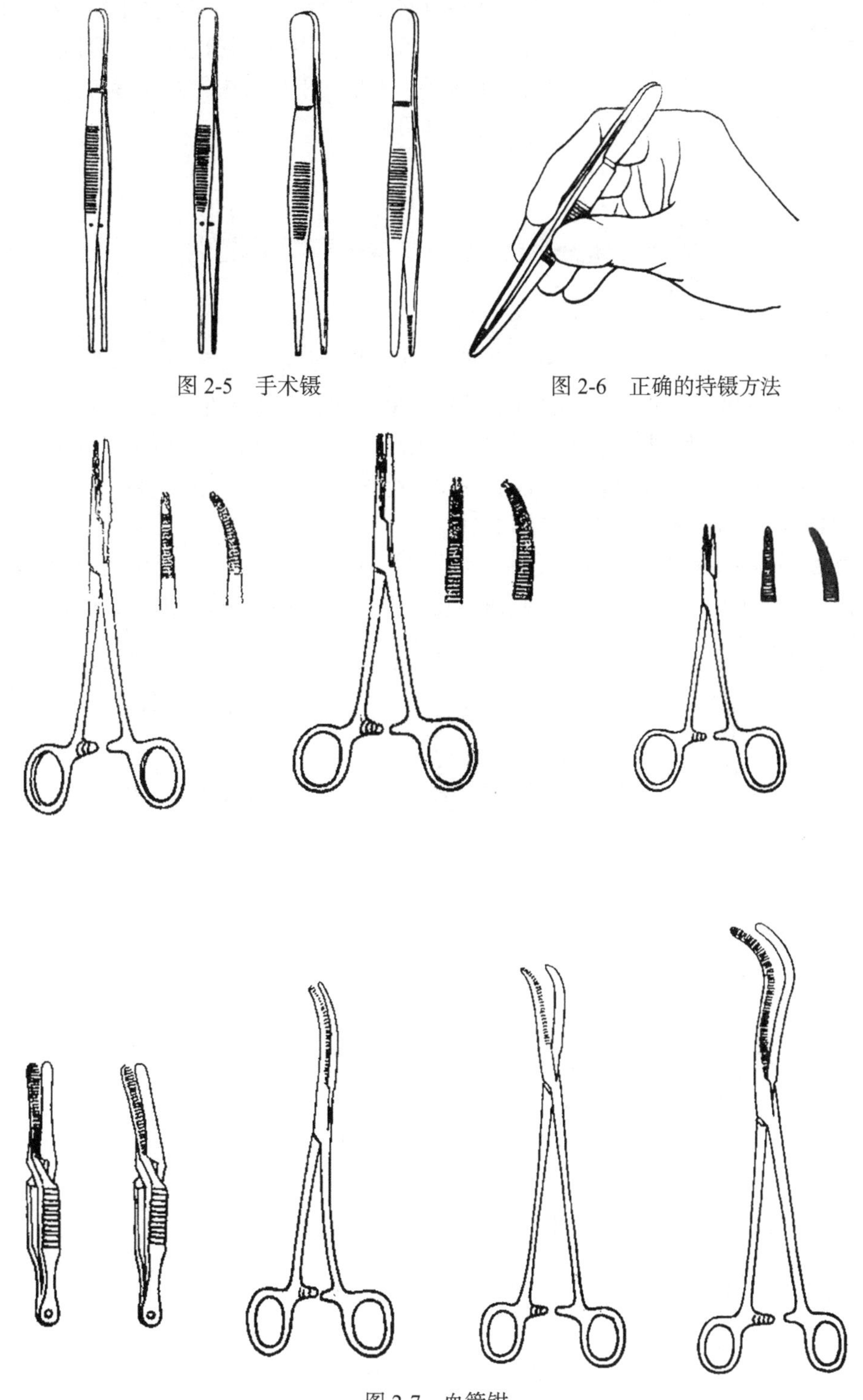

图 2-5　手术镊

图 2-6　正确的持镊方法

图 2-7　血管钳

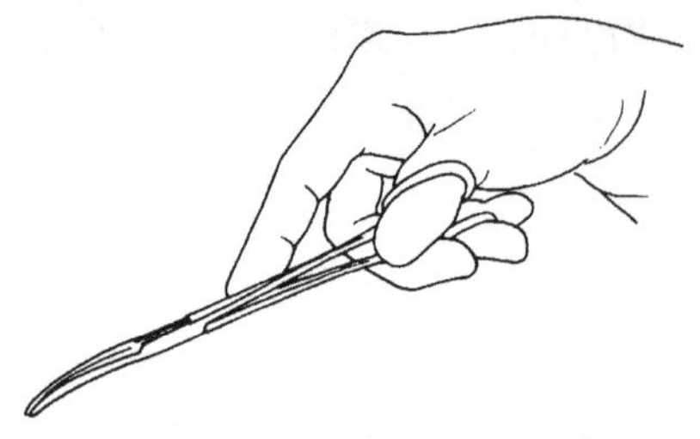

图 2-8　正确的持血管钳方法

持血管钳时，拇指及环指分别插入血管钳之两环内。示指放在轴上起稳定血管钳的作用（图 2-8）。松开血管钳时左、右手均可。用右手松血管钳时，将拇指与环指分置于两个钳环内。捏紧使钳环松动，再将拇指内旋即可松开。用左手松钳时，用拇指与示指捏住一个钳环，拇指向下压，中指及环指向上顶推另一个钳环，即可松开（图 2-9）。

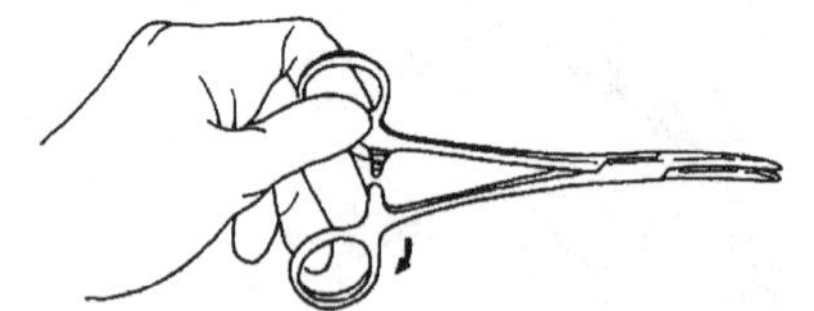

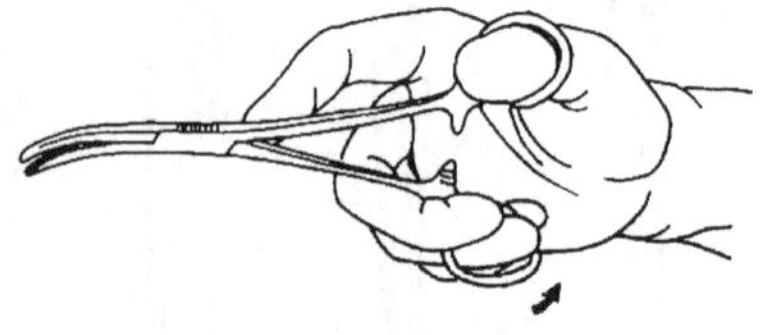

图 2-9　正确的松血管钳方法

5. 组织钳（Allis forceps）　又称鼠齿钳或 Allis 钳。此钳弹性较大，尖端有细齿。夹持组织不易滑脱，常用于夹持软组织，如肿瘤被膜，阑尾系膜等，也可用以牵拉腹膜、肌肉等组织。牵拉皮肤时，要夹在紧贴皮肤的皮下组织上，以免造成皮肤坏死。不能夹持或牵拉内脏或神经，血管等脆弱组织（图 2-10）。

6. 巾钳（towel clip）　巾钳前端有两个尖弓形钩齿，常用以固定手术切口周围的手术巾或孔单。使用巾钳时，要注意避免刺伤皮肤。巾钳有时也用于牵拉肋骨、髌骨等坚韧的组织（图 2-10）。

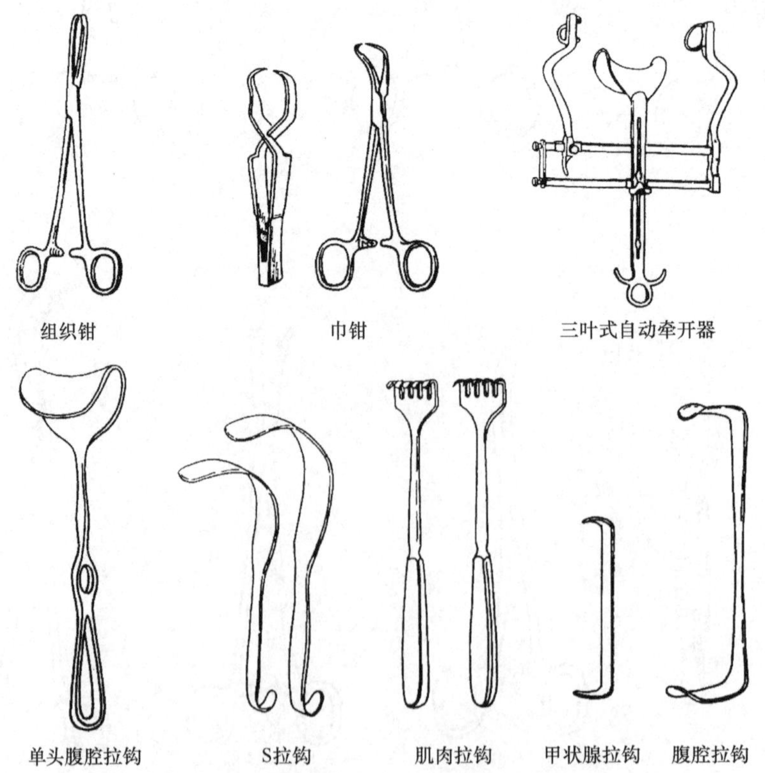

图 2-10　组织钳、巾钳、牵开器、拉钩等

7. 牵开器（retractor）　又名牵引钩或拉钩，用于牵开浅层组织或器官，显露深部结构以便进行手术。牵引器种类及型号很多，主要区别在于其头部，因牵拉不同部位的组织而设计成不同式样，如胸腔牵开器、腹腔牵开器等（图 2-10）。

8. 海绵钳（sponge holder）　又称环钳（ring forceps）或卵圆钳。其前端分直或弯两种形状；内面上有或无横纹。其内面光滑者用作夹持内脏。内面上有横纹者可夹持纱布、棉球，用作皮肤消毒，擦除深部积血、积液或分离粘连（图 2-11）。

9. 肠钳（intestinal clamp）　用于肠吻合时夹持肠袢，有直、弯两种。其两臂薄而长，富有弹性，对组织损伤小。其内侧相对面上有纵向平行浅齿槽，可防止肠袢滑脱。使用时常在一侧或两侧套上软橡皮管，可以进一步减少对肠壁的损伤（图 2-11）。

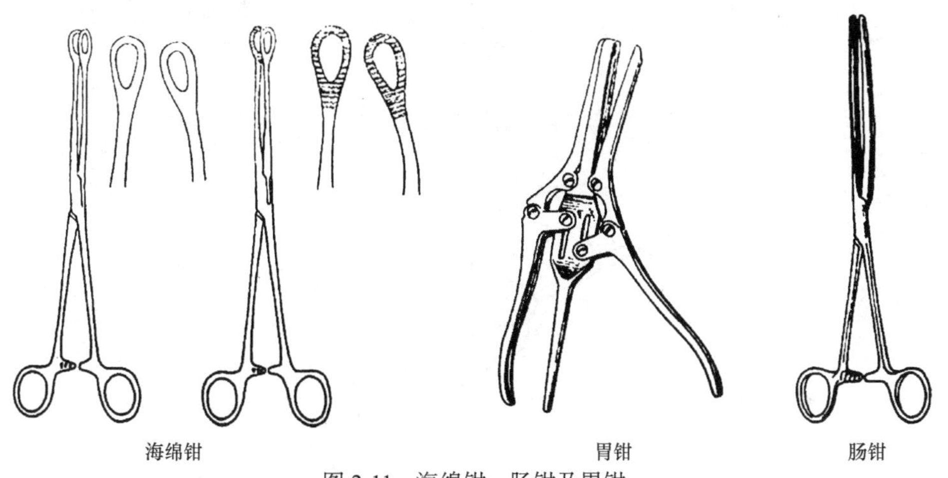

图 2-11　海绵钳、肠钳及胃钳

10. 探针（probe）　常用的探针有两种（图 2-12）。

（1）圆头探针：两端均为圆珠形钝头，用于探察伤口，窦道或瘘管。

（2）有槽探针：在深入拟行切开的瘘管或脓腔后，用刀刃侧向上，背侧沿沟槽进行切开，可避免偏离瘘管或脓腔。有槽探针也可作为试探性探脓、引导物之用。

11. 刮匙（curette）　用于刮除瘘管、窦道等病灶内及壁部肉芽和坏死组织（图 2-12）。

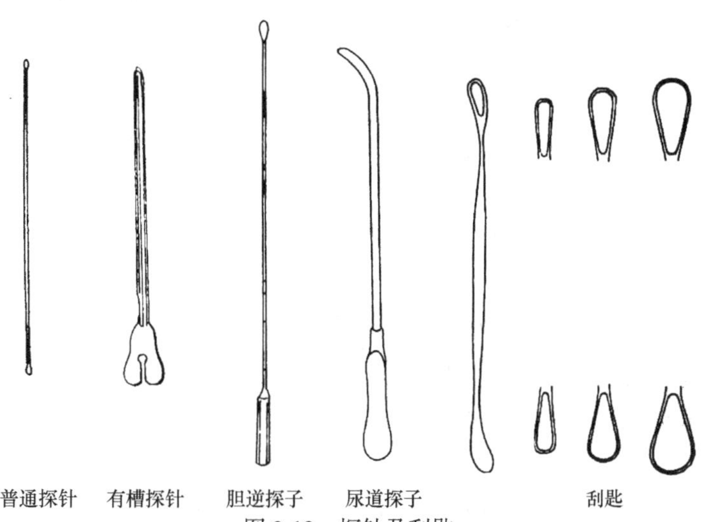

图 2-12　探针及刮匙

12. 持针器（needle holder） 又名针持，用以夹持缝针。夹持时应夹在针体中后 1/3 交界处（图 2-13）。使用持针器应采用握持式，如图 2-14 所示。

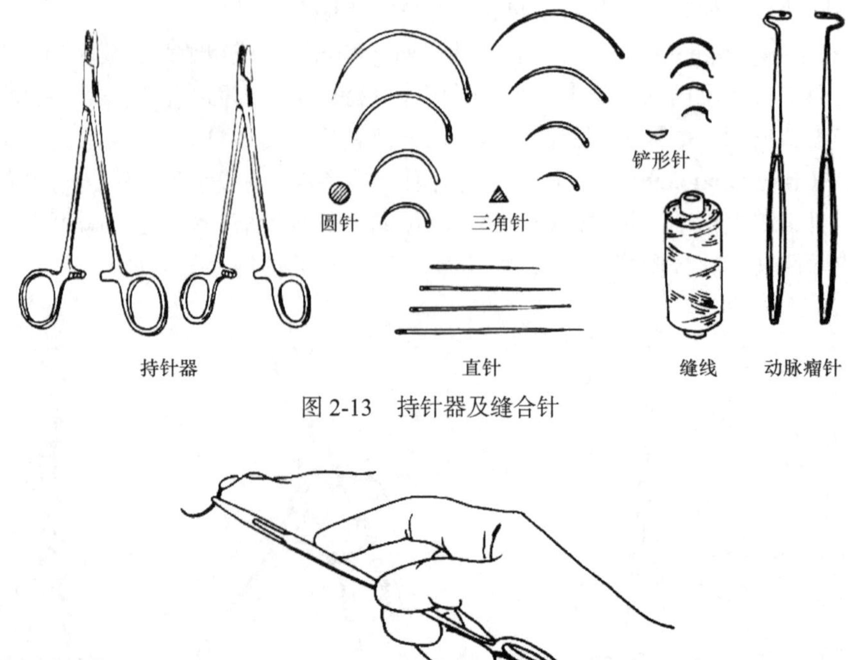

图 2-13 持针器及缝合针

图 2-14 持针器的持法

13. 器械钳（cressing forceps） 又称持物钳和敷料钳，用于钳夹传递无菌敷料及器械。

14. 吸引器头（suction apparatus） 用于抽吸手术野中的积血、积液等（图 2-15）。

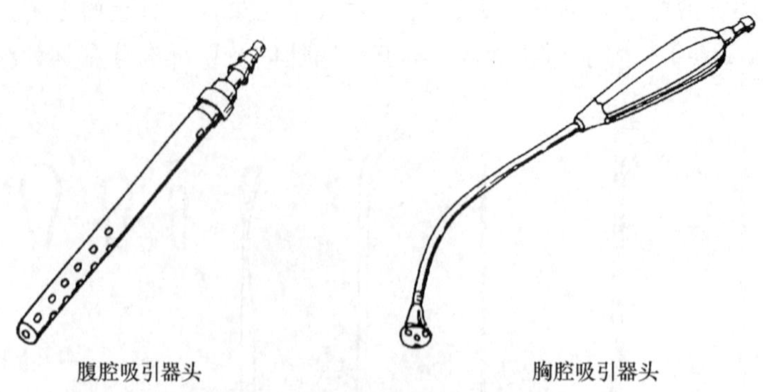

图 2-15 腹腔与胸腔吸引器头

15. 缝合针（needle） 按照不同部位、不同组织的缝合，缝合针设计有多种型号和规格（如 1/2 弧，3/8 弧等），再根据粗细及长短自成系列（图 2-13）。

（1）形状：缝针分弯针及直针两种。弯针缝合组织较深，并可在深部腔穴内操作，应用范围较广。用弯针进行组织缝合时，需用持针器夹住缝针。直针用于操作空间较宽阔的表浅组织缝合，应用范围不如弯针广泛。由于用直针缝合不需持针器，故操作较弯针简便。

（2）断面：针的横断面为圆形或两侧带有切刃。断面为圆形者，称为圆针；断面有三刃为三棱形者，称为三棱针（或三角针）。圆针用以缝合血管、神经、脏器、筋膜及肌肉等软组织。三棱针用以缝合皮肤，有时也用于缝合软骨及粗壮的韧带等坚韧组织，一般限于缝合皮肤。

（3）针尾：针尾部有针孔者有两种。一种是普通孔，缝线由针孔穿入，较为常用。另一种是弹隙孔，缝线可自针尾部裂隙压入针孔。其优点为认线比普通孔快，缺点是线容易脱出，且因缝线挤过裂隙而磨损易断。此外，因其裂隙尾部两翼张开，缝合时针尾所造成的组织损伤较普通孔之圆钝尾部者严重，故弹隙孔针现已较少应用。另一种缝针名为无创伤缝针，其尾部没有针孔，以衔夹方式带有细丝线，用于血管、神经等纤细组织的缝合。

16. 结扎及缝合用线（suture material） 有许多种，以其是否能长期存在于组织内分为能被组织吸收及不被吸收两类。

（1）能被组织吸收的缝合线（absorbable suture material）：主要为肠线（catgut）。此类缝线能在一定期限内被组织吸收，不致长期作为异物停留在组织。肠线可分为未经铬酸等药物处理的普通肠线及经过药物处理的铬制肠线两种，这两种肠线被吸收的时间不同。

1）普通肠线（plain catgut）：又称素肠线，用于缝合胆管及输尿管之黏膜层，结扎皮下出血点或缝合皮肤。因其只能在组织内存留 7 天左右即被组织吸收而消失，故不能用于缝合有张力的组织。

2）铬制肠线（chromic catgut）：能较长时间存在于组织内。铬制肠线分轻度铬制肠线、中度铬制肠线及重度铬制肠线三种。中度铬制者在组织内存在 2～3 周始被吸收，较常用。铬制肠线应用较广泛，常用于胃、肠、膀胱等空腔的黏膜层腹膜等。因其在被吸收过程中抗强度逐渐消失，故不宜用于肌肉、筋膜有张力的组织缝合。普通肠线能在较短时间内被组织吸收，所引起的组织反应较铬制肠线者轻。用肠线作结扎或缝合时，必须用三重结，以防滑脱。

根据粗细及抗张强度不同，肠线有多种规格。由细至粗分别为#00000 号、#0000 号、#000 号、#00 号、#0 号、#1 号、#2 号、#3 号等，其中以#0000 号至#2 号最为常用。例如：胃肠吻合的内层缝合用#0000 号或#000 号铬制肠线；缝合筋膜时用#0 号铬制肠线；缝合腹膜需用#1 号铬制肠线。

（2）不被组织吸收的缝合线（non absorbable suture material）：品种及应用范围均较可被吸收线多。其中丝线较为常用。此外，尚有尼龙线、金属线等。

1）丝线（silk suture）：在组织内能长期存在，所引起的组织反应轻、质地柔软而抗张力强；易于结扎、不易滑脱且价廉，为目前临床上应用最广泛的缝线。其最大缺点为在组织内不能被吸收，一旦发生感染，可以形成经久不愈的窦道，直至线头全部被清除始能愈合。

丝线也按粗细分成各号。最细者为#11-0 号，用于微血管手术；最粗可至#10 号，用于张力缝合。其中#0000 号、#000 号、#00 号、#0 号、#1 号、#4 号等最常见，在一般情况下可简单地将丝线分成细丝线（#0000 号至#0 号，用于胃肠吻合）、中号丝线（#1 号至#4 号，用于皮肤及筋膜缝合）及粗丝线（#7 号以上，用于坚韧组织及张力缝合）。

2）尼龙线（nylon suture）：组织反应轻微，且可制成很细的尼龙丝。尼龙线多用于小血管缝合及整形手术，需要 3 个单结。结扎过紧时易在线结处折断，故不适于张力的深部组织缝合。目前尼龙线还不能代替丝线。

3）金属线（metallic suture）：系由合金做成的不锈钢丝。其组织反应轻，可用于有可能发生感染的伤口。目前多用于骨骼手术及腹壁的减张缝合。其缺点为不易打结，且有切割或嵌入组织的可能。

（二）打结法（knot tying）

打结是外科手术最基本的操作之一，主要用于结扎血管和伤口缝合。如打结不正确，结扎线滑脱，可造成出血，甚至危及生命。

1. 结的种类 常用的结有方结、外科结和三重结（图 2-16）。如若操作方法不正确，可以出现假结或滑结。

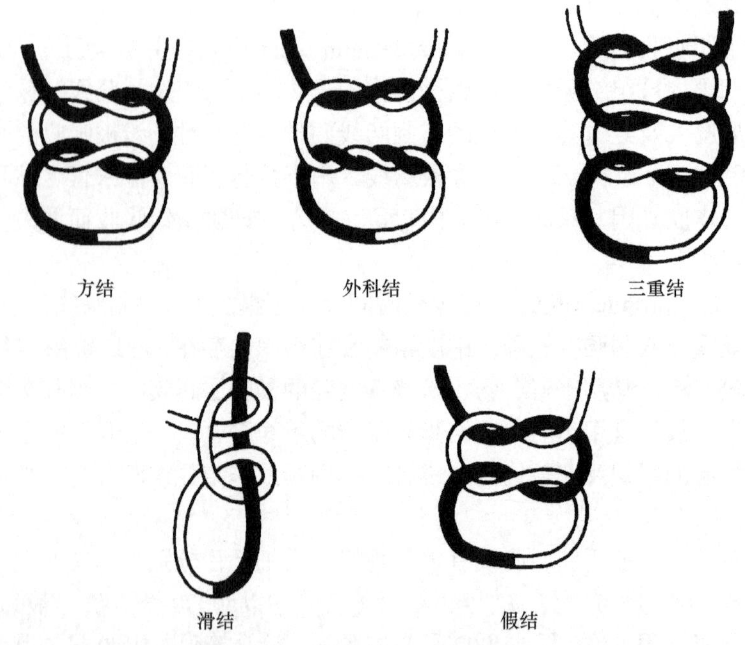

图 2-16 常用手术结及错误结

（1）方结：由两个方向相反的单结组成。此结比较牢固，不易滑脱，为手术中最常见的结，用于结扎血管及各种组织缝合。

（2）三重结：是在方结的基础上再重复第一个单结。此结最牢固可靠，用于结扎重要组织，如动脉或用于肠线缝合的结扎。其缺点为遗留在组织内的结扎线过多。

（3）外科结：打第一个单结时绕线两次以增加摩擦面，故打第二个单结时第一单结不致因组织张力而松动。此结比较牢固可靠，用于结扎大血管或张力比较大的组织的缝合。

（4）假结：又名十字结，因打第二个单结时动作与第一个单结相同，故两个单结方向一致，形成假结。此结易滑脱，不宜采用。

（5）滑结：打方结时如两手用力不均匀，且或拉线的方向错误，均可产生滑结。此结最易滑脱，应注意避免以防止手术结滑脱造成大出血而危及生命。

2. 打结法　有单手打结法、双手打结法及器械打结法三种。

（1）单手打结法：为最常用的打结法，操作简便迅速（图 2-17）。

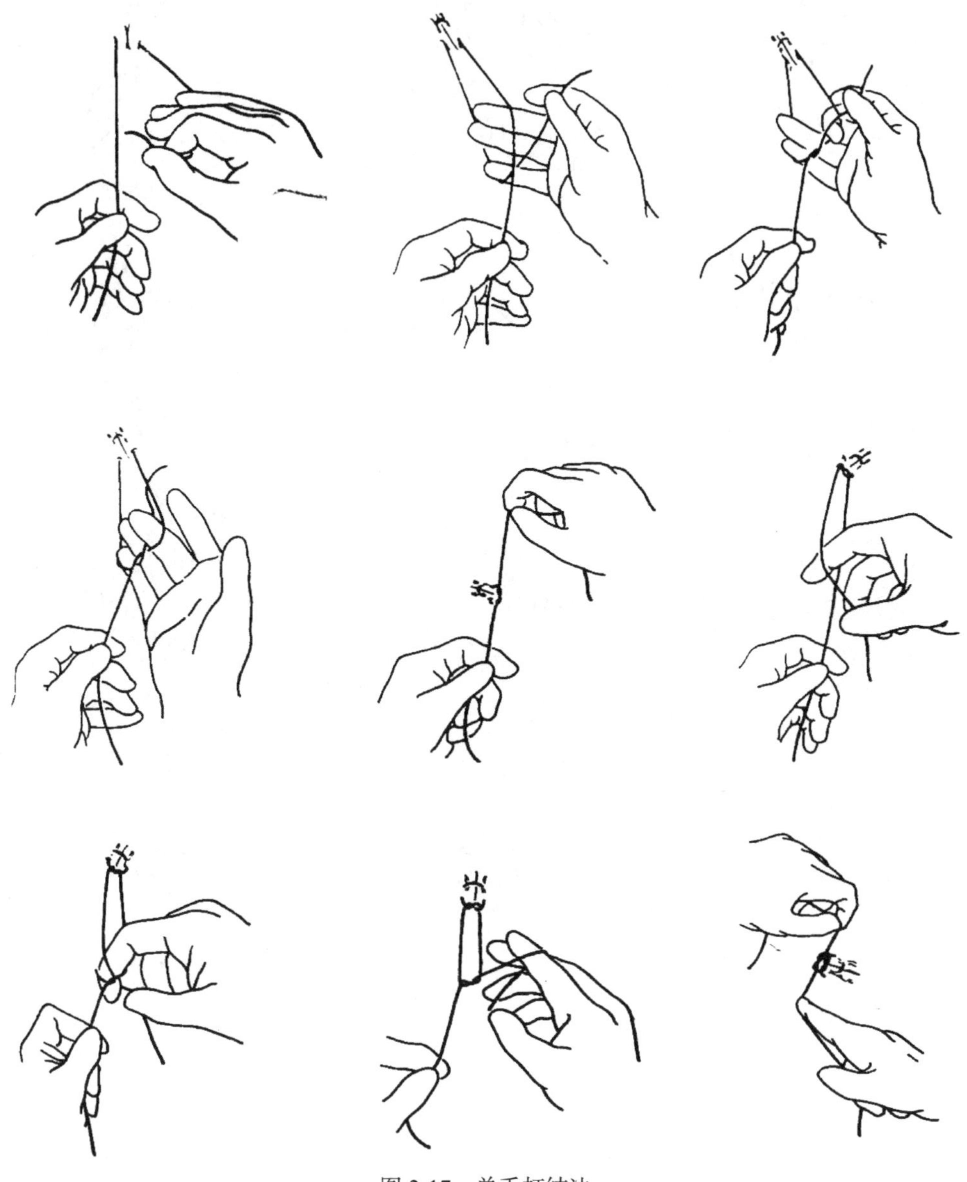

图 2-17　单手打结法

打结时必须注意以下两点。

1）打结收紧时要注意三点（两手拉线用力点与结的点）呈一条直线，不可呈角或向上提起，否则结扎时容易撕脱组织或线结松脱。

2）要打两个方向相反、用力相同的单结，两手需要交叉，否则形成滑结。

（2）双手打结法：此法打结动作较多，但牢固可靠，线头较短也可打结，故适用于深部打结（图 2-18）。

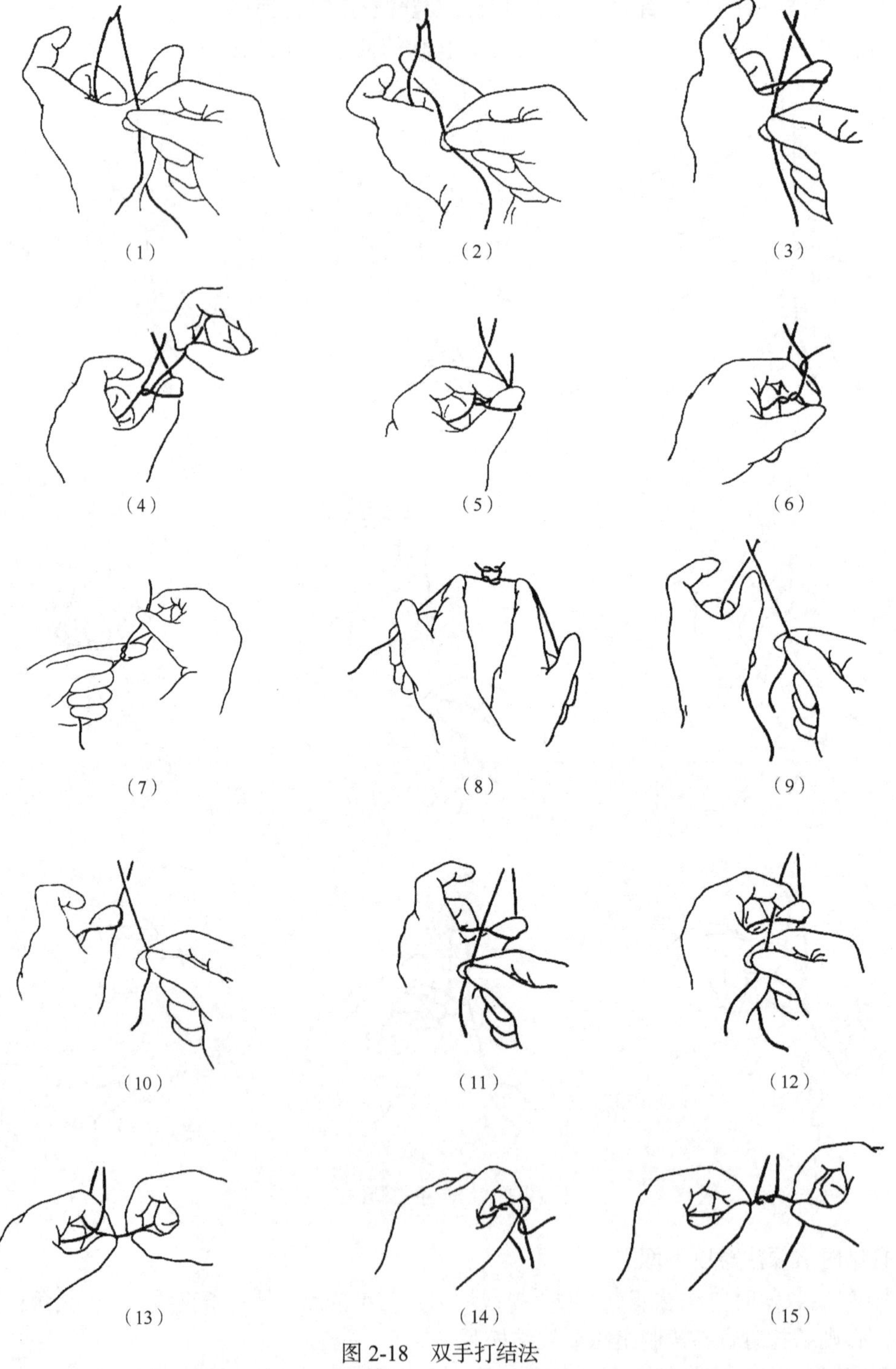

（1） （2） （3） （4） （5） （6） （7） （8） （9） （10） （11） （12） （13） （14） （15）

图 2-18　双手打结法

（3）器械打结法：用持针器或血管钳打结。器械打结法（图 2-19）适用于结扎线过短或创口深处空间狭窄，不便用手打结的情况。器械打结法不易拉紧，因而不能用于张力较大或重要组织器官的缝合。左手执结扎线长头，右手执持针器或血管钳。先将持针器放在长线之上，左手将长头以逆时针方向缠绕持针器一周，此时右手内之持针器也以相同方向动作进行配合。用持针器夹住短头后，左手向右前方，右手向左后方交叉拉紧完成第一个单结。打第二个单结时，持针器放在结扎线长头之下，以顺时针方向将长头缠绕持针器一周，夹住位于结扎点左侧的结扎线短头，左右手分别向两侧拉紧，完成第二个单结。若开始结扎前，线短头在左侧，可以先进行第二个单结，完成后再进行第一个单结。

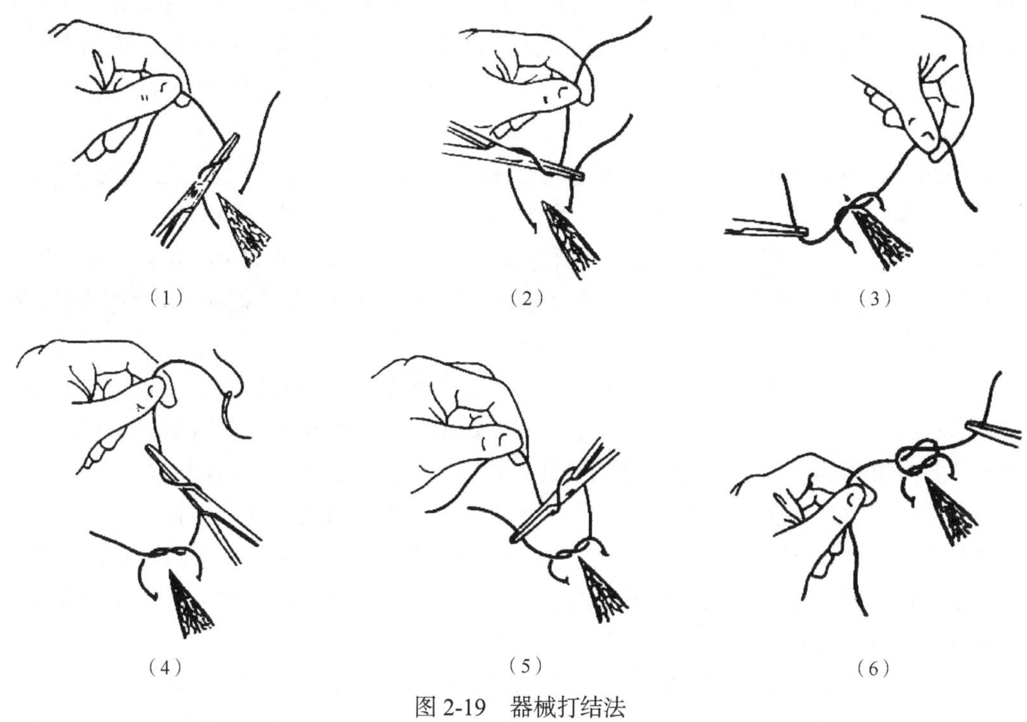

图 2-19 器械打结法

【病例举例】 患者，男性，35 岁。右下腹疼痛 8 小时。查体：右下腹麦氏点压痛，无反跳痛。腹部 B 超示阑尾区水肿。考虑阑尾炎，拟行手术治疗。

【小组讨论】

1. 为患者手术时，如何正确使用手术刀？
2. 该患者可能用到的缝合法有哪些？为什么？
3. 骨科手术需要缝合肌腱时应如何选择缝合针与线？应用何种打结方法？

（邵 军）

实验 4 手术基本操作技术

【目的要求】

1. 掌握组织切开和手术野显露的方法及重要性。

2. 通过示教和教具（缝合盘）的练习，初步学会止血、结扎和常用的缝合方法及拆线等手术基本操作，并牢记操作要领和注意事项。

3. 进一步熟练各种手术打结法和常用器械的正确使用并掌握手术人员分工与配合，为动物实验打好基础。

【实验内容】

1. 切开（incision） 确定手术切口部位后，先用手术刀背作一“++”状皮肤划痕，作为皮肤缝合的标志。切开时按紧切口两侧皮肤，手术刀须与皮肤垂直，使刀尖穿入皮肤全层。切开皮肤后逐渐将手术刀放平与皮肤平行，至切口终止收刀时手术刀又与皮肤垂直。切开时用力要适中，力求一次、整齐的切开皮肤全层。应避免反复切割而造成切口不齐并损伤组织。切开还必须依次按解剖层次逐层切开皮肤、皮下组织等。在组织炎症粘连或瘢痕时，必须提高警惕，选择适当的分离方法，在直视下用刀柄或血管钳作钝性分离或用手术刀、组织剪锐性切开分离，手法要轻柔，勿误伤重要组织结构。

2. 显露（exposure） 任何手术首先应有良好的显露，才能使手术顺利进行并缩短手术时间。显露良好与否，取决于手术时患者的体位是否正确、显露途径的选择是否合理、麻醉与配合是否良好、照明是否充分、手术切口大小是否适宜、解剖层次是否清晰、解剖技术是否熟练。根据病变具体部位的不同而选用合适的牵开器，助手借助牵开器协助显露，直至手术完成。

3. 止血（hemostasis） 止血是重要的手术基本操作。止血的目的在于减少失血量，并保持手术区清晰，便于手术操作、防止误伤重要组织。妥善止血又是有利组织愈合及减少并发症的重要措施。因此，要求动作准确、迅速、可靠。常用止血法如下。

（1）结扎止血法：是手术中最常用的止血法。组织切开后先用纱布压住出血处，移开纱布时看清出血点，迅速用止血钳的尖端准确的夹住止血点，并尽量少钳夹其周围组织，更应避免盲目钳夹以免损伤重要组织。出血制止后，可用丝线结扎，皮下等浅层组织出血也可用高频感应电凝止血。

（2）电凝止血法：备有特殊电灼器，利用高频感应电流通过电极棒接触出血点，直接电凝止血或用血管钳钳夹出血点后，电极棒接触止血钳前部通电止血。此法止血迅速，适用于皮下组织或不宜用结扎法止血的浅层渗血。因其凝固后的组织可能脱落，固不能用于较大血管或深部组织的出血。采用乙醚麻醉时应注意避免爆炸。

（3）压迫止血法：对创面广泛的毛细血管止血，可用纱布垫或热盐水纱垫压迫创面即可止血，在少数情况下实质性脏器或组织腔隙的出血，不宜用其他方法止血，而患者处于危险情况下，为了防止失血过多，可暂时用纱布或纱布条填塞压迫止血。待患者情况允许再找出血点进行止血。必要时纱布可暂留体内，于5日内逐渐取出，但要预防感染。

此外，也可局部应用止血药物达到止血目的。常用的有止血海绵、吸收性明胶海绵、止血粉等。骨髓腔出血可用骨腊涂抹封闭止血。

4. 结扎与剪线 出血点经钳夹后，需行结扎止血。助手先将血管钳竖起，待术者绕过结扎线后，即将血管钳放低，并使其尖端朝上。待打第一个单结后，方可松开并撤去血管钳。此时手术者还应进一步将结扎线拉紧，继之打第二个单结。结扎要牢固。打结时其牵拉力不宜过大，以免撕裂血管，加重出血。结扎较大血管、组织张力较大或用肠线、尼龙线结扎时，均需打三重结，以免滑脱。对大血管的结扎可以结扎双道或贯穿缝合结扎，以保证安全。

结扎完毕，即可剪断结扎线。其方法是：先张开线剪前部，沿结扎线下滑至线结处剪刀略倾斜，然后剪断结扎线。剪刀倾斜度的大小决定留的线头长或短，即倾斜度越大，其留的线头越长。所留线头长短，取决于结扎线的性质或结扎的组织。通常丝线留 1～2mm，肠线留 5mm。结扎重要组织或较大血管的线头要相对留长些。皮肤切口的缝线留 1cm，便于拆除缝线。

5. 缝合　手术后或创伤裂口均应进行组织缝合，以便达到组织愈合和功能恢复的目的。缝合方法和操作技术正确与否，均可直接影响到手术效果的好坏。

（1）缝合的注意事项：

1）按层次由深层到浅层，将同类型的组织予以正确对齐缝合，不留残腔，以免积液、积血而致感染。

2）缝合时两针之间和组织两边缘之间距离要适当，不宜过稀或过密，以组织对合后不发生裂隙为准。同样，在缝合时结扎过松，达不到组织的对合；结扎过紧可能出现重叠、卷曲，甚至影响血液循环，不利于组织的修复。例如：缝合皮肤的针距为 1cm，边距各 0.5cm，留线头 1cm。

3）不同部位的缝合要选择相应的针与线，只要缝线能抗过组织张力即可。缝线过粗不易扎紧，且残留异物多。缝合颜面部和身体裸露部的皮肤，针线太粗或对合不齐，均可影响美观。

（2）缝合方法：缝合方法甚多，常用的有单纯对合缝合、外翻缝合和内翻缝合三类。每一类分为间断缝合和连续缝合两种。重点掌握以下几种。

1）单纯对合缝合法（simple suture）：见图 2-20，将切开组织的两边缘对正缝合即成。此法有间断缝合和连续缝合两种，是手术中最简单，最常用的缝合法，用于皮肤、皮下组织、肌膜和腱膜的缝合。“8”字缝合，即双间断缝合，用于缝合腹直肌前鞘。单纯连续缝合，用于腹膜。连续锁边缝合，亦称毯边式缝合法（continuous lockstitch），用于腹膜，连续缝合只用一条缝合线完成，缝合时助手要拉紧缝合线，不能断线。

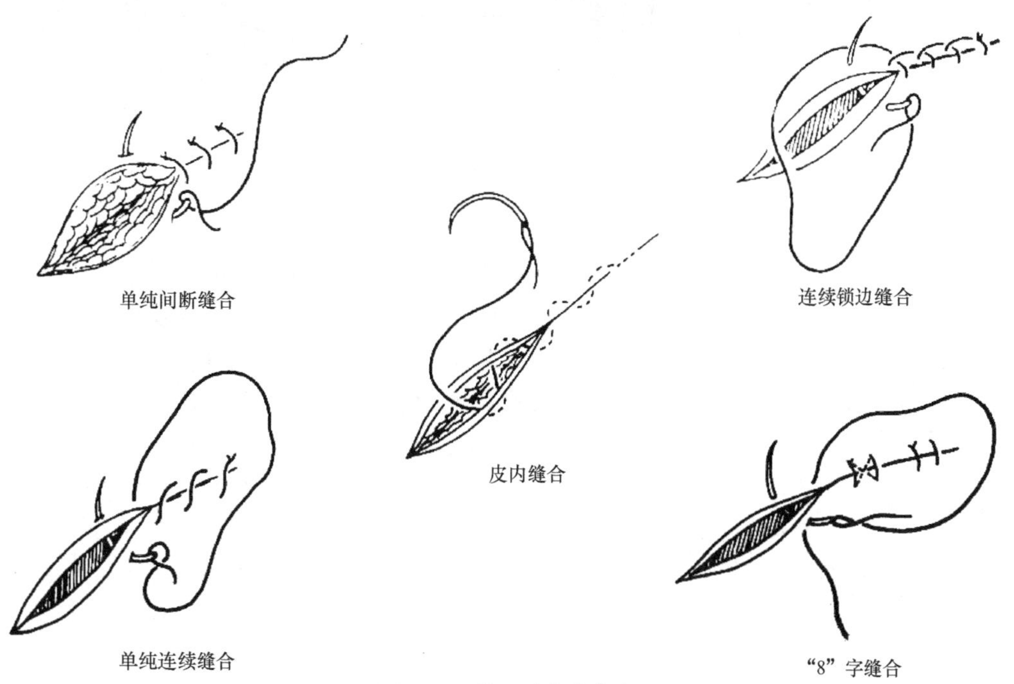

图 2-20　单纯对合缝合法

2）外翻缝合法（everting suture）：见图 2-21，又称褥式缝合，缝合时使组织边缘向外翻转。此法常用间断褥式缝合，它又可分为水平褥式缝合（horizontal mattress）和垂直褥式缝合（vertical mattress）。前者用于缝接血管，保证血管内面光滑，可减少血管腔内血栓形成；后者用于缝合松弛的皮肤，利于皮缘对合。

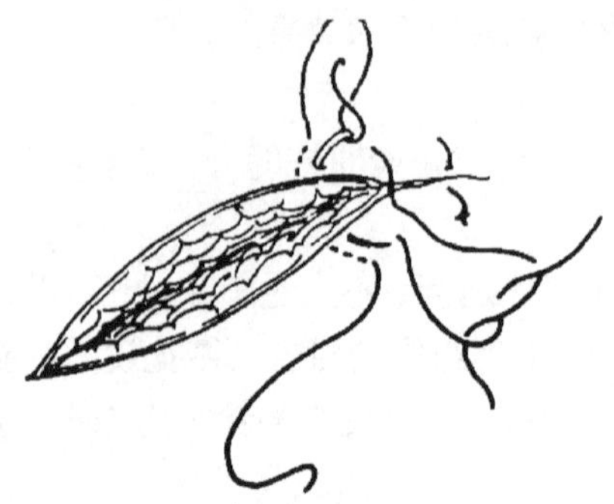

间断垂直褥式外翻缝合法　　间断水平褥式外翻缝合法

图 2-21　外翻缝合法

3）内翻缝合法（inverting suture）：见图 2-22，将缝合的组织边缘内翻，要求缝合表面光滑避免粘连。此法用于胃肠道手术，亦有间断缝合和连续缝合两种。连续内翻缝合用于胃肠道全层缝合。目前胃肠道缝合多采用间断内翻缝合法，做全层及浆膜肌层内翻缝合。此外，阑尾切除后用连续浆肌层内翻缝合法（又称荷包缝合法，purse-string suture）包埋。

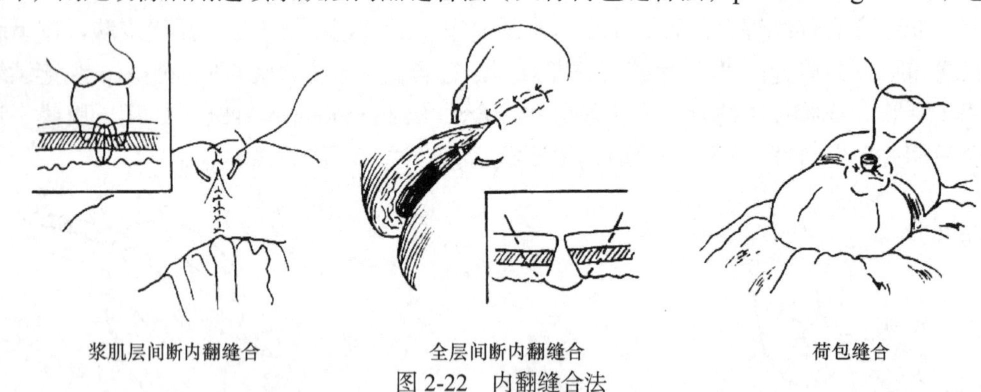

浆肌层间断内翻缝合　　全层间断内翻缝合　　荷包缝合

图 2-22　内翻缝合法

6. 拆线（removal of stitches）　皮肤缝合线需要按时拆除。皮肤伤口愈合的快慢随患者的年龄、营养状况和手术部位的不同而异。一般在手术后 7 天拆除缝线。但头、面部和颈部手术则在手术后 10 天左右拆除；手掌或足底需术后 10～15 天拆除，有时也采用间隔分期拆线。缝合后若伤口感染，应部分或全部拆除缝线，以利引流。

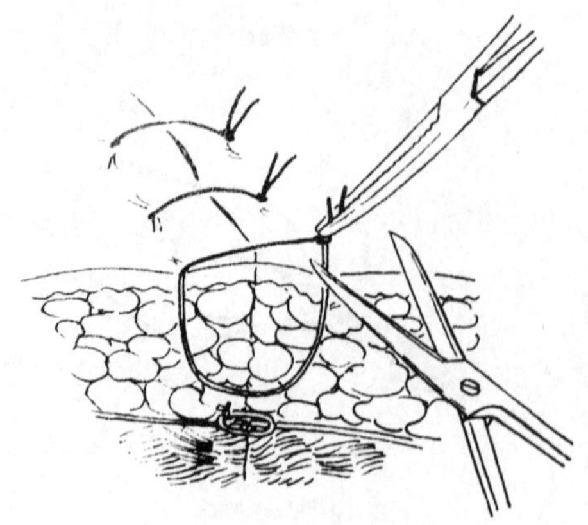

图 2-23　拆线的方法

拆线方法：局部用 70%乙醇消毒后，用镊子提起线结上的线头，张开线剪的前部在线结之下轻压皮肤，使原在皮内的部分缝线外露，然后靠近皮肤处剪断缝线，随即将之抽出（图 2-23）。这样可避免露在皮肤表面的线段经过皮下层而引起感染。拆线后，局部重新消毒加盖无菌敷料。

【病例举例】 患者，女性，28 岁。顺产 1 男婴，分娩时行会阴部侧切。

【小组讨论】

1. 该患者缝合时需要注意什么？常用的缝合方法有哪些？分别用于什么情况？

2. 换药后切口愈合良好，准备拆线，这时应注意什么？

（邵　军）

实验 5　换　　药

【目的要求】

1. 掌握伤口换药操作的方法及重要性。

2. 通过示教和教具的练习，初步学会换药的基本操作。

【实验内容】 换药是定期观察，处理并保证创口正常愈合的重要措施。

1. 换药目的 观察创口愈合情况；清除各种影响创口愈合的不利因素，为创口正常愈合创造有利条件。换药包括清洁创口，调整引流物，拆除缝线。

2. 常用换药的无菌物品 根据创口长度，渗出物的多少，准备适量的 70%乙醇或含有效碘 500mg/L 的碘伏棉球，生理盐水棉球、纱布、组织镊（或血管钳）、手术剪刀放入碗（盘）中备用，并备胶布、绷带、棉垫。必要时须备各种药物纱条（或引流橡皮条）等。

3. 常用药品 根据创口状况，可选用相关药物配合使用。

（1）生理盐水纱布（条）：湿敷或纱条填塞，对新生肉芽组织有保护作用，可吸附创面或创腔内分泌物，常用于无坏死组织的创面，或脓液较少的创腔，每日换药一次。

（2）3%～5%高渗盐水纱布：对水肿明显的肉芽创面，能起到局部脱水作用，湿敷处理可使肉芽组织更新鲜健康，有利于下一步植皮。

（3）凡士林油纱布（条）：新鲜创面和化脓创口均可使用，可起保护创面的作用，有利于引流和充填止血，每 1～3 日换药 1 次。

（4）2%～4%甲基紫：有使创面干燥收敛作用，加速皮肤或黏膜等浅表创面结痂愈合。

（5）1∶2000～1∶5000 高锰酸钾溶液：氧化剂。用于溃烂坏死，脓液较多的创面。通过冲洗、浸泡以清洁创面并除臭。

（6）复方漂白粉（尤苏）溶液：可用于脓液较多或腐败性创口，湿敷效果佳，有杀菌祛腐使用。

配制方法：漂白粉 12.5g，研细，加水调成糊状，再放入硼酸 12.5g，加蒸馏水至 1000ml，摇匀、沉淀，取上清液备用。避光保存，现配现用，一周内有效。

（7）10%氧化锌软膏：保护肠瘘周围皮肤或各种消化液外渗引起的皮肤炎症溃疡。

（8）10%～20%硝酸银溶液：腐蚀剂。对过度生长或不健康的肉芽创面，可用硝酸银棉球或棉棒处理。腐蚀完全后用生理盐水棉球擦净创面，避免残留而影响肉芽生长。

（9）铜绿假单胞菌感染创面，可用 3%乙酸，3%苯氧乙醇或磺胺米隆湿敷，换药。带分泌物的敷料应烧掉。

（10）碘伏纱条：常用于脓腔肉芽不新鲜时，可刺激肉芽生长，亦有祛腐作用。

（11）鱼石脂软膏：消散炎症，用于皮表感染早期，外敷使用。

4. 换药技术 创口可分为缝合的创口、创面浅平的开放性创口、有脓腔的开放性创口。依患者创口的情况采用不同的换药技术。

（1）缝合的创口：目的是检查创口有无感染，皮下血肿或皮下积液，调整或取出引流物品。根据创口部位的血供情况，并参考患者的年龄、营养状况，依据创口实际愈合情况，适时拆除缝线。

操作：沿创口纵轴方向揭去敷料。若粘着不易揭开时，应用无菌盐水湿敷15～20分钟后揭下敷料，操作要轻柔，避免引起患者疼痛、创口撕开、出血。观察敷料渗出物的性质、量，创口周围有无红肿，异常膨隆，线结处皮肤有无红肿，脓疱等。用70%乙醇由内向外轻擦创口皮肤。若疑有皮下积液时，可用无菌空针抽吸或用血管钳自波动明显处探查创口内情况。若有积液，可拆除1～2针缝线，引流皮下积液。

第一次换药，若创口内有引流物，可于术后24～48小时实施。视敷料上渗出物量的多少，旋转调整或将引流物退出1～2cm；若无引流物时，可于术后3～4天换药，甚至直到拆线时换药。若术后创口疼痛不见减轻反而加重，疑有感染时应及时换药观察处理。换药完毕再用无菌棉球擦拭创口，覆盖无菌纱布包扎固定。创口有红肿，或缝针处红肿时，可用酒精纱布湿敷并包扎创口，胶布与皮肤要平展黏固，不要有太大拉力。拉力过大，易造成胶布下及周围皮肤水泡形式。

（2）创面浅平的开放性创口：浅平创面已有肉芽组织生长时，换药的目的是：清除创面分泌物，保持创面清洁，创造相对干燥的环境，有利于上皮生长以尽快覆盖肉芽组织创面，换药时，先用生理盐水湿敷，浸润创面之敷料，然后轻轻揭去。用无菌盐水棉球清洁创面后，创面先敷盖凡士林油纱布，可保护肉芽组织创面，促进外周新生上皮向内生长。由于有油布的存在，下次换药时，亦可对创面有一定的保护作用。除非分泌物过多时，有肉芽组织的浅平创面，不宜频繁换药，以减少对新生上皮的反复损伤，延缓创面的修复过程。

如果创面肉芽组织生长高于皮肤，妨碍外周上皮向内生长时，可修剪整平，或用硝酸银棉棒腐蚀肉芽组织，并用无菌盐水棉球，将残留硝酸银清理干净。

如果创面较大，外周新生上皮近期难以覆盖创面时，应该游离植皮。植皮时机应选择在创面肉芽组织新鲜、血运丰富时，以急症手术的方式处理（图2-24）。

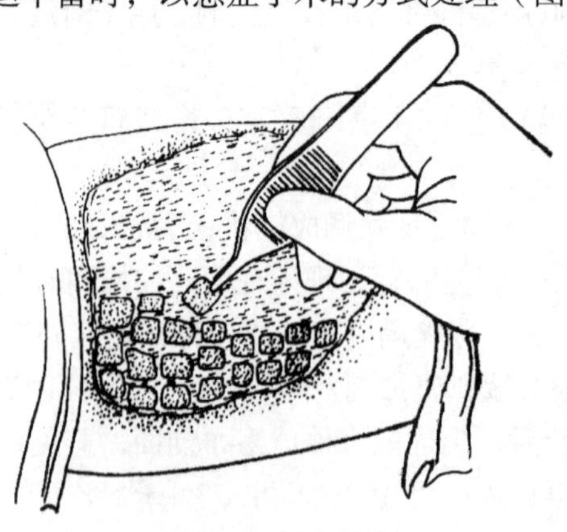

图2-24 游离植皮

（3）有脓腔的开放性创口：换药的目的如下。脓腔切开后，观察引流是否通畅，脓腔周围皮肤、软组织炎症是否得到控制，以及创口愈合过程是否正常。

第一次换药可于脓肿切开后 1～2 天进行，以减少出血和疼痛。渗液过多时可及时更换外层敷料，腔内引流条可待 1～2 天后更换。切记放入脓腔引流条数量应在病程记录内详细记录，换药时如数取出，避免异物存于脓腔。之后可根据渗出多少，每日 1～2 次或 1～2 日换药一次。

换药时，敷料如呈绿色，则铜绿假单胞菌感染的可能性大；如有恶臭气体出现，可能为厌氧杆菌或肠道产气细菌感染。应及时做分泌物细菌培养和药物敏感试验，根据结果调整全身或局部的抗生素类别。

换药时，若创口炎症消退，脓液减少，表示感染渐轻；脓液时多时少，可能引流欠佳，必要时可在局部麻醉下扩大引流切口，消除脓腔内分隔，改善引流。

5. 换药注意事项

（1）须严格无菌操作规程，避免头屑、唾液等污染创口。换药应遵循先换无菌缝合创口，再换一般感染创口，最后处理特殊细菌感染创口的原则。每次换药前后洗手消毒。避免交叉感染。

（2）铜绿假单胞菌等特异细菌感染的敷料应立即烧掉，换药用具应用 5%煤酚皂溶液（来苏）浸泡 12 小时，灭菌处理后再使用。

（3）换药操作须轻柔，切忌暴力撕扯。要仔细观察创口、针脚、周围皮肤的情况，并详细做病程记录。

【病例举例】 患者，男性，61 岁。面色苍白 1 个月。平素常见黑便，经肠镜检查诊断为结肠癌。行手术并腹壁造瘘。

【小组讨论】

1. 如何为患者刀口换药？如何描述患者刀口情况？

2. 若刀口见脓性分泌物，应如何处理？

3. 换药时可以用的消毒剂有哪些？

（邵　军）

实验 6　无　菌　术

【目的要求】

1. 掌握肥皂刷手法、灭菌王刷手法及碘伏刷手法。

2. 掌握穿无菌手术衣和戴无菌手套的方法。

3. 掌握手术区皮肤消毒、铺巾及手术进行中遵守的无菌原则。

4. 掌握参加手术人员的职责。

【实验内容】

1. 人员术前准备

（1）肥皂刷手法

1）做好刷手前的准备：更衣、换鞋、戴好口罩、帽子、将衣袖卷至肘上露出上臂 2/3

以上，剪短指甲。

2）用肥皂块将手、前臂、肘及上臂下 2/3 先洗一遍。

3）用灭菌毛刷蘸肥皂膏，刷双手至肘上 10cm，刷时要求稍用力。先刷甲缘、甲沟，再由拇指桡侧开始，逐渐到指背、尺侧、掌侧，依次刷完双手手指。然后再分段交替刷左右手掌、手背、前臂直至肘上。刷手时要注意勿漏刷手指间、腕部尺侧和肘窝部，至此一遍刷完。刷一遍约 3 分钟。

4）每刷完一遍后，用清水冲洗。冲水时肘部屈曲并保持在最低位，使冲洗的水顺肘而下，避免冲洗水流向前臂和手部。注意勿在肘后皮肤上遗留肥皂沫。刷完第一遍后，更换另一无菌刷。以同法再刷洗两遍。每遍刷洗较前一遍肘上刷洗范围低 2cm。三遍共约 10 分钟。

5）用无菌小毛巾从手指尖向上顺次擦干至肘上，注意不可再向手部回擦。拿毛巾的手不要触碰已擦过皮肤的毛巾面。同时还注意毛巾不要擦拭未经刷过的皮肤，以免污染已洗刷的皮肤区域。另取一块小毛巾同法擦干另一手臂。

6）双手前臂包括肘上 6cm 浸在 70%乙醇或 1∶1000 苯扎溴铵溶液筒内 5 分钟。伸入和离开浸泡筒时注意，勿触碰液面以上的筒边。

7）双手浸泡完毕后，屈肘，使手臂液体由肘臂滴入筒内，置手臂于胸前待干。

8）保持拱手姿势，手臂不应下垂，也不可再接触未消毒的物品，否则应重新浸泡消毒。

（2）灭菌王刷手法：灭菌王是不含碘的高效复合型消毒液。清水冲洗双手、前臂至肘上 10cm 后，用无菌刷蘸灭菌王溶液 3～5ml 刷手和前臂 3 分钟。清水冲净，用无菌纱布擦干，再取吸足灭菌王的纱布球涂擦手和前臂。待稍干后穿手术衣及戴手套。

（3）碘伏刷手法：肥皂水刷洗双手，前臂至肘上 10cm 两遍共 5 分钟，清水冲净，用无菌纱布擦干。用浸透 0.5%（有效碘）碘伏的纱布涂擦手和前臂两遍，稍干后穿手术衣和戴手套。

（4）穿手术衣和戴手套法

1）取无菌手术衣，认清其上、下及正、反面，将手术衣反面朝向自己。提住衣领，抖开手术衣。然后两手同时迅速分别插入两侧袖管内。两上肢向前平伸，由巡回护士协助穿好。最后两手交叉拿住对侧腰带中段，由两侧向后递，但手不可超过腋中线。巡回护士在身后接带并系紧。术者拿腰带时应稍弯腰，使腰带离开身体，以免尚未戴手套的手触到手术衣的表面。

2）打开手套内层包布，将手套翻转部朝向自己。取滑石粉，涂撒双手。用手捏住两手套翻转部，将其向前方抽出。后用右手捏住右手手套掌、背侧翻转部及左手手套掌侧翻转部，将左手插入手套并戴好。用已戴好手套的左手手指（除拇指以外）伸入右手手套掌侧翻转内部（接触手套的表面），将右手插入手套内。最后将手术衣袖口整理好，把手套翻转部展平，遮压住手术衣的袖口。用无菌盐水冲洗手套外面的滑石粉。整个过程应注意，未戴手套的手不可触及手套的表面，已戴手套的手不可触及手套与皮肤的接触面和腕部附近的皮肤。

2. 手术区消毒、铺巾法 手术区的消毒及铺巾由第一助手操作。患者入手术室后，根据手术切口的位置，安置好患者体位。检查皮肤有无油污或胶布痕迹。如不洁，则用脱脂类液体（如汽油、乙醚等）清洁皮肤，然后按下列方法消毒。

用 0.75%碘酊涂擦三遍。阴部、黏膜及面部忌用碘酊，可用 1∶1000 硫柳汞酊或 0.1%苯扎溴铵溶液涂擦三遍。如患者对碘、汞过敏，可用 1∶1000 苯扎溴铵溶液或碘伏涂擦三遍。

皮肤消毒范围因手术不同而异。一般包括切口周围各 15cm 的皮肤区。消毒应以切口为中心向两侧扩大，消毒至周围后不可再返回中心。在向外消毒的过程中，每次涂擦应稍有重叠。不可留有空白区。第二遍和第三遍消毒范围应较前一遍略小 1～2cm，不可超过前一遍的范围。

消毒完毕后开始铺手术巾。一般用四块手术巾，每块手术巾近切口缘侧应折叠 1/4 形成双层。以上腹部切口为例，未穿手术衣时铺手术巾应先铺操作者的对侧，再铺相对不洁区（会阴部、下腹部），最后铺靠近操作者的一侧；如穿好手术衣、戴好手套，则应先铺操作者的本侧。铺好四块手术巾后用巾钳固定。由穿好手术衣、戴好手套的手术者和器械护士覆盖大孔单，要将大孔单的洞对准手术区，上端铺盖过麻醉架；下端铺盖过患者的足趾。

3. 手术人员的站位及职责

（1）站位：手术者的位置取决于手术的部位和患者的体位。一般上腹部手术，手术者位于患者的右侧，第一助手在患者的左侧，第二助手在术者的左侧，器械护士在术者的右侧，麻醉者在患者的头端。盆腔手术则相反。

（2）手术人员职责：为了使手术能迅速顺利完成，参加手术的人员职责大致分配如下。

1）手术者：担负手术的全部职责，并对参加手术的人员予以指导，术后书写手术记录或委托第一助手代为书写，但对手术记录应检查修改并签名以示负责。

2）第一助手：准备手术所需要的器械，负责手术区的消毒、铺巾，手术时协助手术者仔细止血及显露手术野，书写手术记录、术后病程记录并通知术后医嘱。

3）第二助手：一般协助第一助手共同完成手术野的显露、止血、结扎等操作并协助处理患者术后医嘱。

4）器械护士：负责手术过程中一切器械、敷料的供应和传递，手术前、后都要核对其数目准确无误。

5）麻醉师：负责麻醉，保证手术在无痛条件下进行，观察患者周身情况，每 5～10 分钟测脉搏、呼吸及血压一次，并记录，如有变化随时报告手术者。还要负责术中输血、输液等，术后护送患者回病房。

6）巡回护士：供给手术所需之物品，与器械护士共同核对手术前后器械、敷料的数目。

4. 手术进行中的无菌原则

（1）手术人员必须严肃认真，以高度负责的态度遵守无菌原则。发现不符合无菌操作时，必须立即加以纠正。

（2）手术人员的手、臂一经洗手就不可接触未消毒的物品，两手不可垂至自己腰部以下或上举至肩平面以上。

（3）不可在手术人员背后或超过头部传递器械。落至手术台平面以下的物品，均认为是已被污染，不应再用，术中接触有菌区域（如胃肠道）的器械，应单独放置，不可再用于无菌区。

（4）手术人员术中更换位置时，应注意无菌原则。如与相邻一人更换位置，一人转身时二人背对背的交换位置；如需经过器械台时，应面对器械台。

（5）在胃肠道、胆道等空腔脏器切开时，应先以纱布垫将周围盖好，以防其内容物污染其他组织。

（6）手术结束缝合皮肤前，要以 70%乙醇涂擦消毒切口周围皮肤。

（7）术中手套破损或触及未消毒物品时，应立即更换。如手术衣接触未消毒物品，根据具体情况可加戴无菌袖套、覆盖无菌巾或更换手术衣等。

【病例举例】 患者，男性，56 岁。全身大面积烧伤行切痂手术。该手术完成后，医生需要更换手术衣等进行下一台手术，第二台手术患者需要行面部大面积血管痣切除术。

【小组讨论】 医生需要不同情况接台手术时，更换手术衣及口罩应注意什么？

（邵 军）

实验 7 静脉切开置管术

【目的要求】

1. 掌握静脉切开置管术。

2. 掌握外科无菌技术及手术基本操作。

3. 掌握静脉切开置管术的适应证。

【实验内容】

静脉切开置管术的适应证如下。

1. 病情危急，如休克、大出血、大手术或严重脱水，需要迅速补液输血而静脉穿刺不能满足或无法行静脉穿刺者。

2. 需要进行长期全肠外营养（TPN）支持治疗或长期输液者。

3. 需要通过静脉进行的特殊检查，如测量中心静脉压、心导管检查等。

取前肢仰卧位，后肢侧卧位，后肢的浅静脉在后肢的外侧。将手术肢体（后肢）局部的毛发剪短剃净。

在后肢用 0.75%碘酊消毒皮肤，行前肢浅静脉穿刺，静脉注射适量 2%硫喷妥钠溶液予以麻醉。

于静脉的表面做一横行皮肤切口，长约 2cm，注意勿过深以免切断静脉。用血管钳循血管方向，钝性分离皮下组织，游离出约 2cm 长的一段静脉。取一根 7 号或 4 号细丝线，用血管钳夹住呈双折从静脉下方拉出［图 2-25（1）］，然后剪为两段，结扎静脉远心端，暂时不剪断丝线，留作牵引。近侧丝线先打一个单结，不要收紧，留作固定导管用［图 2-25（2）～（3）］。

提起远心端结扎线稍加牵引，于静脉远心端结扎线的近侧 0.3cm 处用锐利小剪刀斜行剪一小口，以剪开静脉周径的 1/3～1/2 为宜，将血管剪成舌瓣样［图 2-25（4）］。从静脉壁小切口插入直径适当的塑料管（或硅胶管），必要时可用眼科镊或小蚊式钳轻提静脉切口上缘以帮助插入，导管一般插入 4～6cm。用近心端丝线将导管与静脉结扎固定［图 2-25（5）～（6）］，防止漏液与脱出。

接上输液器，观察液体滴注是否通畅，并调整适当滴速，如血管壁受刺激引起痉挛使液体滴注不畅，用1%普鲁卡因溶液2～5ml注入输液管内则可缓解痉挛。用1号丝线缝合皮肤切口，打蝴蝶结将导管固定在皮肤缝线上，以防滑脱，覆盖纱布进行固定[图2-25（7）]。

术毕按需要调整输液滴速。

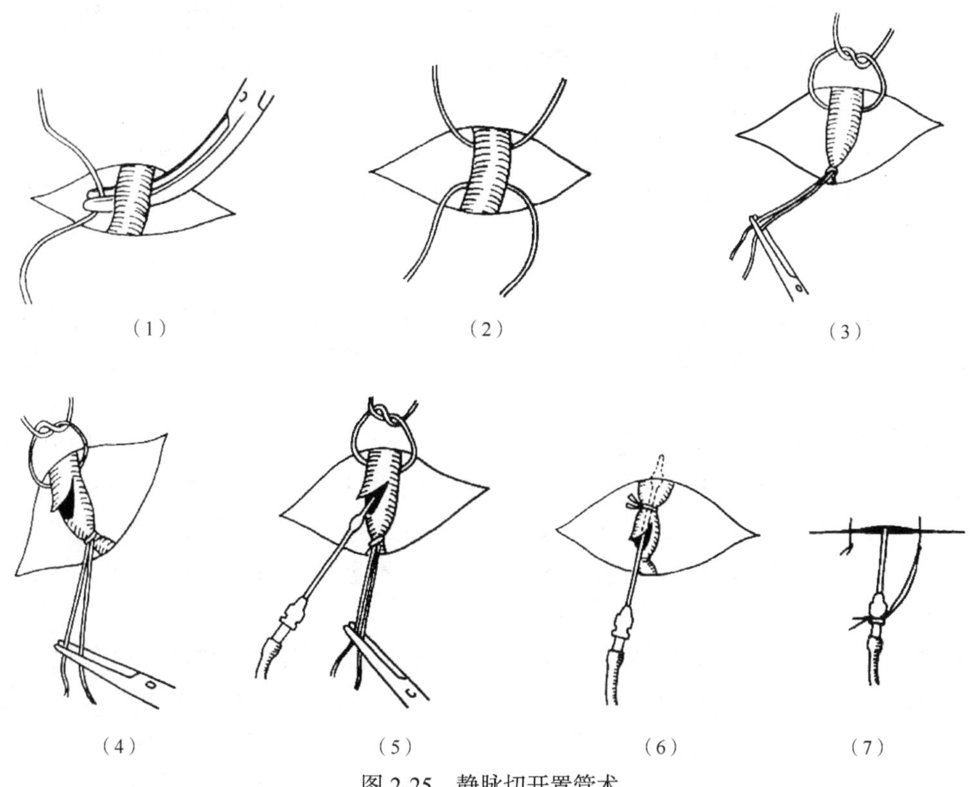

图2-25　静脉切开置管术

术后处理如下。

（1）导管留置时间一般不超过3天（深静脉内硅橡胶管可适当延长留置时间，一般也不超过3个月）。

（2）拔出导管时，先用乙醇消毒，剪断固定导管的丝线，用纱布压紧皮肤切口，缓慢拔出导管。

（3）切口缝线一般在术后5～7天拆除。

【病例举例】 患者，男性，23岁。车祸导致右上肢粉碎性骨折，伴上肢开放性创伤。查体：昏迷，血压70/30mmHg。

【小组讨论】

1. 下一步的处理应采取哪些措施？

2. 静脉切开置管术的临床指征如何判断？

（尹金岭）

实验 8　清　创　术

【目的要求】

1. 掌握清创术的目的是通过清除伤口异物、污染物，切除失去活力的组织，彻底止血等措施将污染的伤口变为清洁伤口。然后修复损伤的组织和器官，促使伤口早期愈合。通过本试验掌握清创术的基本方法、步骤和要求。

2. 进一步实践无菌技术和基本操作。

清创术的适应证：各种类型开放性损伤的新鲜伤口，具备以下条件者。①伤后 6～8 小时。②伤口污染较轻，不超过伤后 12 小时者。③头面部伤口，一般在伤后 24～48 小时，争取一期缝合。

【实验内容】

1. 固定动物　根据伤口的部位，将动物固定于能充分显露伤处及安置合适的位置。

2. 麻醉选择　一般伤口选用局部麻醉，复杂伤口选用全身麻醉（本次试验选用戊巴比妥钠麻醉）。

3. 清洁伤口周围皮肤　先用无菌纱布覆盖伤口，剃去伤口周围的毛，其范围应距离伤口边缘 5cm 以上。有油污者，可用汽油或乙醚擦除（以上步骤由巡回护士完成）。手术者洗手、泡手后戴无菌手套，拿无菌纱布覆盖伤口，用无菌肥皂水和无菌毛刷刷洗伤口周围的皮肤，之后用无菌盐水冲洗。一般反复冲洗三次，严重污染伤口可刷洗多次，直至清洁为止。注意，勿使冲洗肥皂水流入伤口内。

4. 清洗、检查伤口　术者不摘下无菌手套，去除覆盖伤口的无菌纱布，用无菌生理盐水冲洗伤口，并以夹持小纱布的海绵钳轻轻擦拭伤口内的组织，用 3%的过氧化氢冲洗，待创面呈泡沫状后，再用无菌盐水冲洗干净。擦干伤口内的冲洗液及伤口周围皮肤，检查伤口内有无血凝块及异物，并检查伤口深度，有无合并神经、血管、肌腱与骨骼损伤。在此过程中，若遇有较大的出血点，应予以止血。例如，四肢创面有大量出血时，可用止血带，并记录上止血带的时间。此时，用无菌纱布覆盖伤口。

5. 皮肤消毒、铺无菌巾　助手洗手、泡手后戴无菌手套。以 0.75%碘酊消毒皮肤，铺无菌巾。注意，勿使消毒液流入伤口内。

6. 清理伤口　术者、助手再次泡手后戴无菌手套。用手术刀切除伤口周围不整齐的皮肤边缘 1～2mm，失去活力呈灰白色或不出血呈紫色的皮肤，应予以去除。若外口过小，应扩大切口以充分显露。一般从伤口两端沿纵轴延长（有时须根据功能和外观选择延长切口的方向），深筋膜也应当做相应的切开。要彻底止血，小的渗血可压迫止血，较大出血予以结扎。尽量取净伤口内的异物。剪除伤口内失去活力的组织，由浅入深仔细清除。但不得将不该切除的组织一并切除。对手、面部及关节附近伤口应特别注意。脂肪组织易发生坏死、液化而致感染，失去活力的筋膜会影响伤口的愈合，均应尽量予以切除。

7. 去除坏死和失去活力的肌肉组织　凡夹捏不收缩、切开不出血或无颜色改变的肌肉组织，都要彻底切除或剪除。污染明显、与骨膜分离的小骨碎片可以去除，较大的游离骨片或与软组织相连的小骨片，予以保留，放回原位，以恢复解剖形态及功能。关节囊内的小游离骨片必须彻底清除，并将关节囊缝合。

8. 血管伤的处理　对于不影响伤口血液循环的断裂血管，可予以结扎。若主要血管损伤，清创后进行动、静脉吻合或修补。将损伤的血管近、远端剥离清楚，用无损伤血管钳夹住两端阻断血流。用小剪刀将血管外膜去除一段，将断端修剪整齐后对合两断端；用细丝线在两侧各做一褥式缝合；将两缝线牵紧，用连续缝合法缝合前壁，翻转血管按前法缝合后壁。放松远端血管夹，检查吻合口是否严密。如无缝隙，即去除近端血管夹，恢复血运。

9. 缝合伤口　经上述步骤处理的伤口则被认为是清洁伤口，再用无菌盐水冲洗伤口。如手术台面无菌巾已浸透，则应加盖无菌巾。清理伤口后，由深层向浅层按局部组织的解剖层次进行缝合。避免遗留无效腔，以致形成血肿。缝合时松紧度要适宜，以免影响局部血运。用间断缝合法缝合皮下组织后，采用70%乙醇消毒伤口周围的皮肤，用间断缝合法缝合皮肤。对齐皮缘，挤出皮下积血，再次用70%乙醇消毒皮肤，覆盖无菌纱布，并妥善包扎固定。

10. 关于引流物的放置　伤口表浅、止血良好、缝合后没有无效腔时，一般不必放置引流物。无效腔存在有血肿形成的可能时，应放置引流物。

【病例举例】　患者，女性，33岁。摔倒后右前臂外伤，创面渗血较多。

【小组讨论】

1.对患者的创伤应如何处理？

2. 包扎时应注意什么？

（刘　腾）

实验9　无菌缝合练习一

【目的要求】　通过进行腹壁切开（以左上腹经腹直肌切口为例）、缝合及胃损伤修补术，牢固树立无菌观念，进一步掌握组织切开、止血、结扎、显露及各种缝合方法等基本技术操作。

【实验内容】

1. 将动物仰卧位固定于手术台上。

2. 用3%戊巴比妥或2%硫喷妥钠行静脉注射全身麻醉。

3. 剃净下胸部及腹部的体毛，以0.75%碘酊消毒手术区皮肤，盖好无菌手术巾及大孔单。

4. 在左上腹部经腹直肌中间做一长约10cm的纵行切口。术者与第一助手分别用左右手掌尺侧缘均匀压紧两侧的皮肤。

5. 术者先用刀尖垂直切透皮肤，继将刀柄向下倾斜至与皮肤呈45°，用刀刃的最凸出部分将皮肤一次切开至切口的全长。切至切口末端时再将刀柄逐渐垂直。切皮时需用力均匀，避免切口深浅不一或多次切割。切开皮肤时，先用纱布压住出血点，待皮下组织切开后，用血管钳钳夹住出血点。注意尽量少夹血管周围组织，切忌钳夹皮肤。如遇有较粗的皮下血管，估计手术切口不可避免损伤该血管时，可先用两把血管钳钳夹，后于两血管钳之间切断血管，用细丝线结扎。

6. 在切口两侧各置手术巾或纱布垫一块，掩盖切口两侧皮肤。用组织钳将手术巾或纱布垫固定在皮下组织上。再用巾钳将切口两端的手术巾或纱布垫夹在一起。

7. 用牵开器将已切开的皮肤及皮下组织向两侧牵开。另换手术刀，纵行切开腹直肌前鞘，注意只切开腹直肌前鞘［图 2-26（1）］，要避免损伤腹直肌。

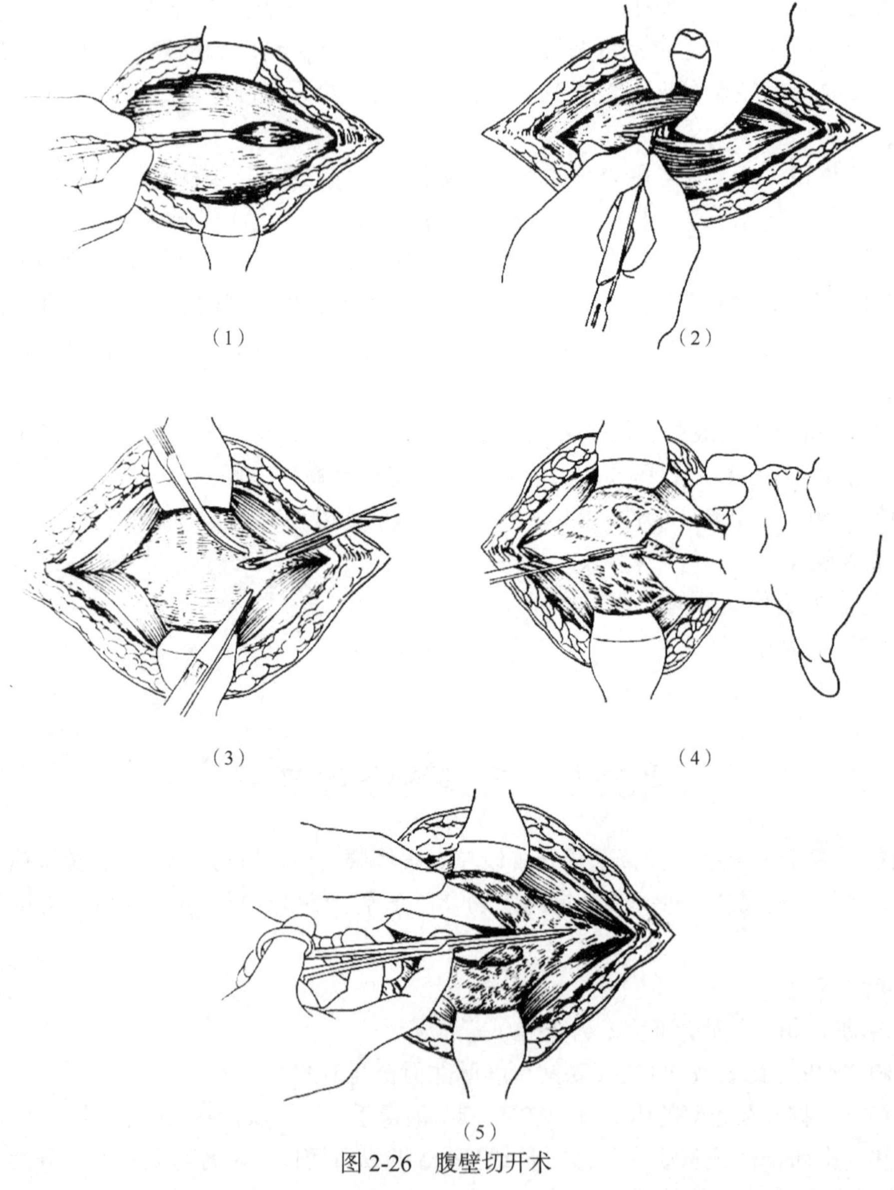

（1）（2）

（3）（4）

（5）

图 2-26　腹壁切开术

8. 用血管钳按腹直肌纤维方向，纵行分开腹直肌肌束。用左手示指及刀柄以钝性分离法将腹直肌分为内、外两半［图 2-26（2）］。

9. 用牵开器向两侧牵开腹直肌。术者与第一助手分别用有齿镊及血管钳将腹直肌后鞘、腹横筋膜及腹膜一起夹住。检查确认未夹住腹腔内脏器后，在镊子与血管钳之间切一小口，将腹直肌后鞘、腹横筋膜及腹膜三层组织一并切开［图 2-26（3）］。

10. 术者与第一助手分别用组织钳夹住对侧切口边缘，然后互相交换组织钳。术者用左手示、中二指伸入切口内，抬起腹直肌后鞘、腹横筋膜及腹膜，在二手指间用弯组织剪纵行向上、下延长至其切口两端［图 2-26（4）～（5）］。

11. 用两块湿纱布垫保护好切口两侧的腹壁组织。放置牵开器，将切口两侧腹壁分别向两侧牵开，显露腹腔，至此完成腹壁切开。

12. 术者、第一助手用生理盐水洗去手套外面的滑石粉并湿润手套。

13. 用卵圆钳向远端牵引大网膜，露出胃前壁。

在胃前壁的无血管区内，用两把组织钳或缝两针只穿透浆肌层的牵引线提起胃前壁。用湿纱布垫将胃周围组织覆盖，以防胃内容物流出污染其他组织。在两组织钳或两缝线间，用手术刀尖将胃前壁全层切开，切口长约 2cm，用酒精棉球擦净溢出的胃内液体。

14. 用弯圆针细丝线做全层间断内翻缝合修补胃前壁切口。缝合时，行针方向要与所做的胃前壁切口垂直，与胃的长轴平行。然后做浆肌层间断内翻缝合，以加强并包埋前一列穿透全层胃壁的间断内翻缝合。

15. 术者与助手用外用生理盐水洗手一次，撤去可能被胃液污染的纱布垫。清点各种器械和敷料无误后行腹壁缝合。

16. 将腹膜、腹横筋膜及腹直肌后鞘的上、下两角及两侧边缘用血管钳或组织钳夹住。自上角开始作连续缝合，每针间距 0.5～1cm。缝合过程中可用压肠板保护内脏。

以间断或“8”字缝合法缝合腹直肌前鞘及部分浅层腹直肌纤维，不宜将腹直肌全层缝合，以防影响血运。

17. 撤去覆盖切口两侧皮肤的手术巾或纱布垫，用酒精棉球消毒皮肤后，用弯圆针细丝线间断缝合皮下组织，针距为 1～1.5cm。注意不宜缝合过多的组织或缝合过紧。

缝合皮肤，针距 1cm，边距 0.5cm。挤出切口内的积血和积液，用镊子对好皮肤边缘，避免内翻。

18. 擦净皮肤血渍，以酒精棉球再次消毒切口周围的皮肤，覆盖无菌纱布。

术后处理：①次日查看伤口。②三天更换敷料。③七天左右拆线。

【病例举例】 患者，男性，33 岁。工作时右手拇指内侧被切割机划伤，切口 2cm，创面渗血较多。

【小组讨论】

1. 如何评估患者手指损伤的程度？

2. 根据损伤情况如何处理？包扎时应注意什么？

（刘 腾 刘月冉）

实验 10 无菌缝合练习二

【目的要求】

1. 掌握打结及组织缝合技术，综合练习外科手术的基本操作技术。

2. 掌握肠管切除的方法与肠吻合术的基本方法，为动物实验肠切除与肠吻合做手术前训练准备。

【实验内容】 两名学生为一组，手术者及助手互相配合完成手术实验。

1. 取一段离体新鲜猪小肠，先用扇形钳夹拟行切除肠系膜血管，切断、结扎以阻断血运（近侧端双重结扎）。

2. 用两把大直血管钳呈扇形夹住拟行切除的肠段两端，并分别向偏离拟行切除肠段方向倾斜 15°～30°。再用两把套有橡皮管的肠钳，在大直血管钳的近、远两侧各 5cm 处夹住保留肠管的两端。分别在肠钳与大血管钳之间（紧贴大直血管钳）切断肠管。断面用乙醇及盐水棉球涂拭。

3. 切除的肠管及污染的器械、物品，应另置于一弯盘中。

4. 将保留肠管的两端靠拢，用两把小血管钳分别将两肠钳的橡皮套管夹住、固定，行端端肠吻合术。

5. 首先在肠管的肠系膜缘侧及其对系膜缘侧各距管口约 0.5cm 处，用 1 号丝线作浆膜肌层缝合各一针，作为牵引线。从吻合口后壁开始，距肠管边缘 0.3cm 做全层间断内翻缝合，针距为 0.3～0.5cm，然后转至前壁，用相同方法缝合，其线结应在肠腔内。

6. 完成吻合口的内层缝合后，松去肠钳，撤去围绕肠袢的纱布垫，用盐水冲洗手套后，进行吻合术的外层缝合。从前壁开始，距内层缝线约 0.2cm，用 1 号丝线穿过两段肠管的浆膜肌层，做间断内翻缝合。然后将肠管翻转 180°，用相同方法缝合肠管后壁。

7. 肠吻合术毕，用拇指、示指检查吻合口处的大小和通畅程度（以容指尖为宜）。操作方法步骤可参考图 2-27。

8. 本次实验术者及助手可互换重复一次肠切除吻合术。

【病例举例】 患者，男性，56 岁。腹痛、排便规律异常 3 个月。经影像学及肠镜检查诊断为结肠癌。

【小组讨论】

1. 如何判断患者是否适合手术治疗?

2. 患者手术时需要注意什么？术后恢复期需要注意哪些问题?

（刘　腾）

实验 11　无菌缝合练习三

【目的要求】

1. 通过本手术中无菌技术实践，进一步掌握手术中的无菌原则。

2. 通过肠切除与肠吻合的实践，综合练习外科手术的基本操作技术。

【实验内容】

1. 将狗或兔子仰卧位固定于手术台上。行硫喷妥钠静脉麻醉，也可用乙醚行开放性麻醉（目前已很少使用）。

2. 常规准备　腹部皮肤剃毛、消毒，铺无菌手术巾和洞巾。

3. 选择中腹部经腹直肌切口进入腹腔。用牵开器将腹壁拉开，将大网膜推向上腹部，显露肠管，轻轻提起一段近端空肠至切口处，确定切除范围后，用纱布垫包绕覆盖所提出的肠袢，以防肠内容物外溢污染腹腔。

4. 先在预定切除的肠管相对应的扇形系膜上用手术刀轻轻划开浆膜，再分次用扇形钳夹系膜血管，切断、结扎，靠近系膜根部的一端应双重结扎以防脱落出血［图 2-27（1）］。

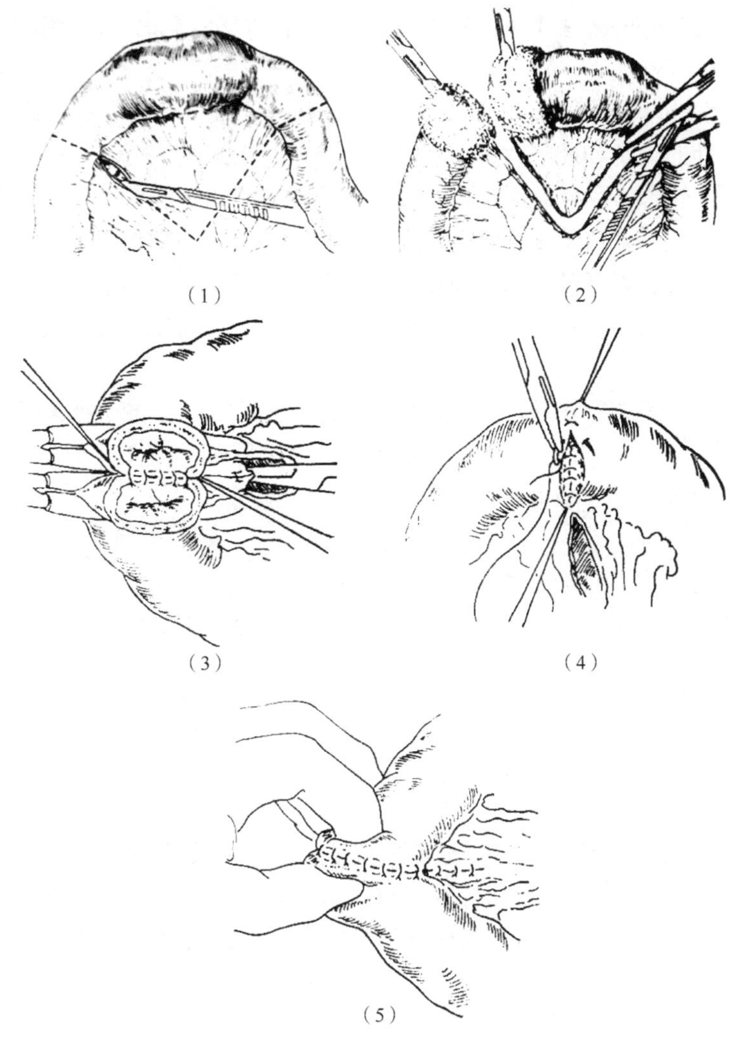

图 2-27　肠切除与肠吻合术

5. 用两把大直血管钳（Kocher forceps）于预定切线处夹住肠管两端，大直血管钳应向偏离拟行切除肠段方向倾斜 15°～30°，再取两把带橡皮套的肠钳，在大直血管钳的近、远两侧各 5cm 处夹住保留肠管的两端，然后在肠钳和大直血管钳之间（紧靠大直血管钳一侧）切断肠管［图 2-27（2）］。断面用酒精棉球涂拭之后再用盐水棉球涂拭。

6. 切除的肠管和污染的器械、物品应另置于一弯盘内，防止污染。

7. 将保留的肠管两端靠拢，用两把小血管钳将肠钳上的橡皮套管夹住固定，进行下一步——端端吻合术。

8. 首先在肠管的系膜缘侧和对系膜缘侧各距肠管口 0.5cm 处用小圆针 1 号线行浆肌层缝合，各缝一针作牵引线用，然后从吻合口后壁开始，距肠缘 0.3cm 做全层间断内翻缝合，针距为 0.3～0.5cm［图 2-27（3）］，用同样的方法内翻吻合前壁。可以间断缝合，也可连续缝合（Connall 法）。

9. 完成吻合口的内层缝合以后，松开肠钳，撤去围绕肠袢的纱布垫，盐水冲洗手套后，进行外层缝合。用 1 号线从前壁开始距内层缝线 0.2cm 处穿过两端肠管的浆肌层，做间断内翻缝合（Lembert 法）[图 2-27（4）]。然后将肠管翻转 180°用同样的方法缝合后壁。

10. 用 1 号丝线间断缝合系膜切口，以免形成漏洞导致肠管内疝引起肠梗阻。用拇指、示指检查吻合口处的大小和通畅程度（以容指为宜）[图 2-27（5）]。

11. 用盐水纱布拭净手术野，将肠管放回腹腔观察系膜和肠管的血运情况，如果肠管颜色发暗没有蠕动，系膜血管无搏动，说明肠管血运不好，可用温盐水纱布湿敷或普鲁卡因系膜根部封闭，若仍无好转应视为血运障碍，应重新切除肠段再吻合；若无血运障碍，将肠管按顺序放回腹腔，清点器械、敷料数目无误之后，按层次逐层缝合腹壁切口，此方法同腹壁切开术。

12. 用酒精棉球擦拭腹壁切口，外敷敷料固定，手术完毕，将动物送回饲养处。

【病例举例】 患者，男性，52 岁。腹痛 2 个月。腹部黄疸 1 个月。腹部 CT 见胰腺头部占位，疑诊为胰腺癌，准备行手术治疗。

【小组讨论】

1. 如何判断患者是否适合手术治疗？

2. 患者手术时需要注意什么？术后恢复期需要注意哪些问题？

（邵　军）

实验 12　导　尿　术

【目的要求】 掌握男性、女性导尿的适应证、操作方法及操作后观察。

【实验内容】 导尿术是用无菌导尿管自尿道插入膀胱引出尿液的方法。导尿可引起医源性感染，因此，在操作中应严格掌握无菌技术，掌握男性、女性尿道解剖的特点。避免增加患者的痛苦。

1. 导尿的目的

（1）为尿潴留患者解除痛苦；使尿失禁患者保持会阴清洁干燥。

（2）收集无菌尿标本，做细菌培养。

（3）避免盆腔手术时误伤膀胱，为危重、休克患者正确记录尿量、测尿比重提供依据。

（4）检查膀胱功能，测膀胱容量、压力及残余尿量。

（5）鉴别尿闭和尿潴留，以明确肾功能不全或排尿功能障碍。

（6）诊断及治疗膀胱和尿道的疾病，如进行膀胱造影或对膀胱肿瘤患者进行化疗等。

2. 常用物品

（1）消毒包：内有小弯盘 1 个，持物钳 2 把，大棉球 10 个，纱布 2 块，左手手套 1 只。

（2）导尿包：内有方盘 1 个，治疗碗 2 只，导尿管 8 号和 10 号各 1 条，止血钳 2 把，小药杯 2 个，大棉球 2 个，洞巾 1 块，纱布 2 块，手套 1 副。

（3）另备 0.1%苯扎溴铵溶液，无菌石蜡油，胶布，治疗巾，大毛巾，弯盘。

3. 主要步骤

（1）女性导尿法：女性尿道短，长 3～5cm，富于扩张性，尿道口在阴蒂下方，呈矢状裂。老年妇女由于会阴肌肉松弛，尿道口回缩，插导尿管时应正确辨认。

1）备好物品进病房，向患者说明目的，取得合作，遮挡患者。

2）能自理者，嘱其清洗外阴，不能起床者，协助其清洗外阴。患者取仰卧位，护士立于患者右侧，将盖被扇形折叠盖于患者胸腹部。脱近侧裤腿，盖于对侧腿上，近侧下肢用大毛巾遮盖，嘱患者两腿屈膝自然分开，暴露外阴。

3）将治疗巾（或一次性尿布）垫于臀下，弯盘放于床尾。开消毒包，备消毒液，左手戴无菌手套，将已备好的清洗消毒用物置于患者两腿之间，右手持止血钳夹0.1%苯扎溴铵棉球清洗外阴。其原则为由上至下，由内向外（外阜1个，大腿内侧各1个）。清洗完毕，另换止血钳，左手拇、示指分开大阴唇，以尿道口为中心，顺序是尿道口、前庭、两侧大小阴唇，各一棉球清洗，最后一棉球消毒尿道口至会阴、肛门，每个棉球只用一次，污棉球及用过的钳子置于床尾弯盘内。

4）打开导尿包，备0.1%苯扎溴铵溶液、无菌石蜡油。戴无菌手套，铺洞巾，润滑导尿管前端，以左手拇、示指分开大阴唇，右手持止血钳夹消毒棉球再次消毒尿道口。

5）另换一止血钳持导尿管轻轻插入尿道4～6cm，见尿后再插入1～2cm。

6）如需做尿培养，用无菌标本瓶或试管接取，盖好瓶盖，置合适处。

7）治疗碗内尿液盛满后，用止血钳平夹导尿管末端，交于左手中指间，将尿液倒入便盆内。

8）导尿毕，用纱布包裹导尿管，拔出，放入治疗碗内。擦净外阴，脱去手套，撤去洞巾，清理用物，协助患者穿裤，整理床单位，测量尿量并记录，标本送验。

（2）男性导尿法：成人男性尿道全长17～20cm，有两个弯曲，即活动的耻骨前弯和固定的耻骨下弯；三个狭窄部，即尿道内口、膜部和尿道外口。导尿时，须掌握这些解剖特点，以便导尿管顺利插入。

1）备好物品进病房，向患者说明其目的，取得合作，遮挡患者。

2）同女性导尿术。

3）铺治疗巾于患者臀下，开消毒包，备消毒液，左手戴手套，用消毒液棉球清洗阴茎两次。左手持无菌纱布包住阴茎，后推包皮，充分暴露尿道口及冠状沟，严格消毒尿道口、龟头，螺旋形向上至冠状沟，共3次，最后消毒阴茎背侧及阴囊5次，每个棉球只用一次。在阴茎及阴囊之间垫无菌纱布1块。

4）打开导尿包，备0.1%苯扎溴铵溶液，无菌石蜡油。戴无菌手套，铺洞巾。滑润导尿管18～20cm。暴露尿道口，再次消毒，提起阴茎使之与腹壁呈60°。

5）另换止血钳持导尿管轻轻插入尿道18～20cm，见尿后再插入1～2cm。

6）若插导尿管时，遇有阻力，可稍待片刻，嘱患者张口做深呼吸，再徐徐插入。切忌暴力。

7）根据需要留取尿培养标本，拔管同女性导尿术。

8）导尿完毕，清理用物，整理床单位。

4. 注意事项

（1）严格执行无菌技术及消毒制度，防止医源性感染。导尿管一经污染或拔出均不得再使用。

（2）插入、拔出导尿管时，动作要轻、慢、稳，切勿用力过重，以免损伤尿道黏膜。

（3）对膀胱高度膨胀且又极度虚弱的患者，第一次导尿量不可超过 1000ml，以防大量放尿，导致腹腔内压突然降低，大量血液滞留于腹腔血管内，造成血压下降，产生虚脱，亦可因膀胱突然减压，导致膀胱黏膜急剧充血，引起尿血。

（4）尿管有普通尿管和双腔（三腔）尿管。普通尿管导尿后需用医用胶布固定尿管。双腔（三腔）尿管一根管道引流尿液；还有一个细管连接尿管前端的球囊，可用注射器注入生理盐水以充盈前端的球囊从而起到防止尿管脱出的作用。

【病例举例】 患者，男性，89 岁。发热并排尿困难 2 天。查体：T 38℃，耻骨联合上膨隆，叩诊浊音。

【小组讨论】

1. 为患者导尿前应注意什么问题?

2. 导尿术后患者可能出现哪些问题？如何避免与处理?

（郭 虎）

实验 13 现场急救技能培训

【目的要求】

1. 掌握开放性伤口的止血包扎技巧。

2. 掌握正确搬运脊柱损伤患者的方法。

【实验内容】

1. 开放性伤口的止血包扎

（1）止血

1）指压法：通常是将中等或较大的动脉压在骨的浅面。例如，将颈总动脉压向第 5 颈椎横突，将肱动脉压在肱骨干上等。此法仅能用于短时间控制动脉血流。应随机继用其他止血法。

2）加压包扎法：常用于小动脉或静脉的出血。注意应将无菌面贴向伤口，包扎要松紧适度。

3）填塞法：用于肌肉、骨端等渗血。先用 1～2 层大的无菌纱布铺盖伤口，以纱布条、绷带等充填其中，外面加压包扎。此法的缺点是止血不够彻底，且有增加感染的机会。

4）止血带法：能有效地控制四肢出血。但用后可能引起或加重肢端坏死、急性肾功能不全等并发症，因此主要用于暂不能用其他方法控制的出血。

使用止血带的注意事项：必须做出显著标志（如红色布条），注明和计算阻断时间，优先送伤员。连续阻断血流时间一般不得超过 1 小时，如必须继续阻断血流，应每隔 1 小时放松 1～2 分钟。要避免止血带勒伤皮肤，勿用绳索、电线等缚扎；用橡胶管（带）时应先在缚扎处垫上 1～2 层布。还可用帆布带或其他结实的布带，加以绞棒绞紧作为止血带（勿过紧）。止血带位置必须位于患者伤口近心端，应接近伤口（减小缺血组织范围）。但上臂止血带不应缚在中 1/3 处，以免损伤桡神经。前臂和小腿不宜用止血带，因有两根长骨使血流阻断不全。

（2）包扎：目的是保护伤口、减少污染、固定敷料和帮助止血。常用的材料是绷带和三角巾；抢救中也可将衣裤、巾单等裁开作包扎用。无论何种包扎法，均要求包好后固定不移动和松紧适度。

1）绷带卷包扎法：有环形包扎、螺旋反折包扎、“8”字形包扎和帽式包扎等。包扎时要掌握“三点一走行”，即绷带的起点、止点、着力点（多在伤处）和走行方向顺序。

2）三角巾包扎法：三角巾制作较方便，包扎时操作简捷，且能适应各个部位但不便于加压，也不够牢固。

2. 脊柱损伤患者的搬运

（1）用木板或者门板搬运。

（2）先使伤者两下肢伸直，两上肢也伸直放在身旁。木板放在伤员一侧，两至三人扶伤员躯干，使其成一整体滚动，移至木板上。注意不要使躯干扭转。或三人同时用手将伤员平直托至木板上。禁用搂抱或一人抬头、一人抬足的方法，这些方法将增加脊柱的弯曲，加重椎骨和脊髓的损伤。

（3）对颈椎损伤的伤员，要有专人托扶头部，沿纵轴向上略加牵引，使头、颈随躯干一起滚动。或由伤员自己双手托住头部，缓慢搬移。严禁随便强行搬动头部。睡到木板上后，用沙袋或折好的衣物放在颈的两侧加以固定。

【病例举例】　患者，男性，56 岁。不慎高处坠落 2 小时。查体：意识清醒，述颈部疼痛，左下肢开放性创伤、变形，局部流血较多。

【小组讨论】

1. 在搬运该患者时应如何处理?

2. 该患者的左下肢创伤如何包扎固定?

3. 如何检查其他部位有无创伤?

（祁　磊）

实验 14　现场心肺复苏

急救复苏术即心肺复苏（CPR），是针对呼吸、心跳停止所采用的抢救措施，以人工呼吸代替患者的自主呼吸，以心脏按压形成暂时人工循环并诱发心脏的自主搏动。急救复苏是心肺脑复苏（CPCR）的初期复苏—— 基本生命支持（BLS），也是缺乏复苏设备和技术条件时的现场应急措施。目的是迅速有效地恢复生命器官的氧和血液灌流。

【目的要求】

1. 掌握急救复苏的正确判断与实施步骤。

2. 掌握正确的气管插管、徒手人工呼吸和胸外心脏按压的方法。

3. 掌握急救复苏的并发症。

【实验内容】

1. 正确判断　疑有呼吸或（和）心跳停止时，可轻轻摇动患者，进行简单问答一次，如无回答，即认为患者神志消失，也可同时查看其他生命体征，如呼吸、咳嗽反射、对刺激的反应，检查是否有脉搏等，但要求要在 10 秒内完成。在呼救帮助的同时，将患者置于仰卧位。

2. 建立人工循环（circulation，C） 患者神志消失，无自主呼吸，触诊大动脉（颈总动脉）无搏动，即诊断为呼吸、心跳停止。

心脏按压是借间接或直接按压心脏以形成暂时的人工循环的方法，分为胸外心脏按压和胸内心脏按压。其中胸外心脏按压适合于现场复苏，具体操作步骤如下。

（1）胸外心脏按压时，患者平卧，背下有坚实平坦的物体支撑，术者跪于或站于患者一侧。

（2）选择剑突以上 4～5cm 处的位置，即胸骨中下三分之一为按压点。将一手掌根部置于其上，手指向上翘起，两臂伸直，双肘固定。

（3）术者凭自身重力通过双臂和双手掌，垂直至胸骨下半部加压后，使胸骨下陷 5～6cm（儿童 4～5cm，青少年按成人标准），压下后即放开，但双手不离开胸壁，使胸骨自行恢复原位。如此反复操作，按压时心脏排血，松开时心脏再充盈，形成人工循环。

（4）实施要点：按压与松开的时间比为 1∶1 时心排血量最大，根据最新的 2020 年版国际 CPR 指南，成人按压频率 100～120 次/分，在气道建立之前无论单人还是双人，在心肺复苏时成人心脏按压/人工通气次数的比值都应为 30∶2，如果已经气管内插管，人工呼吸频率为 12 次/分，可不考虑是否与心脏按压同步的问题。

3. 保持呼吸道通畅（airway，A） 是人工呼吸的先决条件。昏迷患者可有各种原因的呼吸道梗阻，最常见的是舌后坠和呼吸道内的分泌物、呕吐物或其他异物。人工呼吸前应清除呼吸道内的异物或分泌物。舌后坠者采用托起下颌，将头后仰的方法消除，有条件时应放置口咽或鼻咽导气管或实施气管插管。

通畅气道的方法如下。

（1）仰头举颏法：一手紧压患者前额，手掌向下按压头部，使头部后倾。与此同时，另一只手置于下颌骨下，将颏部向上向前抬起，以牙齿几乎咬合的力量来支持下颌并帮助头部的后仰。注意手指避免用力压迫颏下软组织以免造成人为的气道阻塞。

（2）下颌前移法：双手分别紧握患者左右两侧下颌角并将之上提，使下颌骨前移的同时头后仰，双肘放于患者平卧面，如果口闭合可用拇指将其下唇向下推开。下颌前移法在怀疑患者有颈部损伤时可以安全地开通气道，避免了伸展颈部造成的进一步损伤。

4. 进行人工呼吸（breathing，B） 在保持呼吸道通畅的同时，以耳靠近患者口鼻，听或感觉是否有气流，并同时观察患者胸廓是否有起伏，判断呼吸是否停止。一经判断应立即进行人工呼吸。

徒手人工呼吸法，即口对口（鼻）人工呼吸，最适合于现场复苏，具体操作步骤如下。

（1）头后仰保持呼吸道通畅。

（2）仰头抬颏法：一手将患者下颌自上、后方钩起，使头后仰。另一手掌根部按压于患者前额保持头后仰，以拇指和示指将患者鼻孔捏住。

（3）术者深吸一口气，对准患者口部用力吹入，吹气时间应该大于 1 秒。开始先迅速连续吹入 3～4 次，然后以每 5 秒吹气一次的频率进行，每次吹毕即将口移开并做深吸气，此时患者凭其胸肺的弹性被动完成呼气。实行过程中应观察胸壁是否起伏，吹气阻力是否过大，并相应处理（调整呼吸道位置或清除呼吸道内的异物或分泌物）。

（4）实施要点：每次尽量多吸气，呼出时要用力（但不应过大使得气体进入胃部），使吹出气中氧浓度高（±16%），动脉血氧分压（PaO_2）达 10.7kPa（80mmHg），并注意吹气过程中要避免漏气。

5. 复苏效果的判断

（1）气管插管及人工辅助通气导管插入正确时管道推进阻力减少，管内呼出气流明显。

（2）心脏按压有效时可触及颈动脉、股动脉搏动，可见瞳孔缩小，有对光反射。

（3）终止心肺复苏的指征：凡患者心搏骤停、呼吸停止，心肺复苏已历时 30 分钟，而出现下列情形是终止心肺复苏的指征：①瞳孔散大或固定。②对光反射消失。③呼吸仍未恢复。④深反射活动消失。⑤心电图呈直线。

6. 术后并发症

（1）气管插管并发症：动作不规范导致牙齿脱落、损伤出血、喉及气管裂伤及擦伤、声带损伤、喉及声门下水肿、下颌关节脱位、导管插入过深误入一侧支气管，导管插入过浅患者体位变动时导管脱落发生窒息。

（2）胸外心脏按压并发症：肋骨骨折、胸骨骨折、肋骨与肋软骨脱离、气胸、血胸、肺挫伤以及脂肪栓塞等。

【病例举例】 患者，女性，17 岁。操场跑步时突然倒地。同学救助时发现其意识不清，呼之不应。

【小组讨论】

1. 为该患者做双人徒手人工呼吸时，应注意哪些操作规范？

2. 如何评估心肺复苏是否成功？

实验 15 中心静脉置管术

【目的要求】

1. 掌握中心静脉置管的常用部位和方法。

2. 掌握中心静脉置管的并发症及处理。

【实验内容】

（一）适应证（治疗、监测、急救）

1. 需定期监测中心静脉压，评价右心功能者。

2. 需长期行全肠外营养或需化疗患者。

3. 需经静脉输入高渗溶液或强酸强碱类药物者。

4. 经静脉放置心脏起搏器者。

5. 监测血容量，以指导输血输液，及需大量快速输液扩容者。

6. 需行血液净化、体外膜肺氧合等特殊治疗者。

（二）禁忌证

1. 广泛上腔静脉系统血栓形成。

2. 穿刺局部破损、感染。

3. 凝血功能障碍。

4. 不合作、躁动患者。

（三）置管方法

1. 外套管针直接穿刺法 根据患者的年龄选用适当型号的外套管针（成人用 14～16 号、儿童用 18～20 号）直接穿刺。当穿中静脉后向前推进 3～5mm，再撤出针芯，将注射器接在外套管上，回抽静脉血时缓慢地旋转套管向前送入；如果抽不出回血，可缓慢后撤并同时回抽，当抽到回血时停止后撤，确定在静脉腔后再慢慢旋转套管向前送入。

2. 钢丝导入法（Seldinger 法） 根据患者的具体情况选择相应的金属穿刺针及相应型号的钢丝和导管。穿刺方法同前，当穿中静脉后将钢丝送入静脉，撤出金属穿刺针，然后将相应型号的导管沿钢丝送进静脉内。

3. 常用的穿刺部位有锁骨下静脉、颈内静脉和股静脉。

（四）操作方法

1. 操作前准备

1）向家属讲明操作的必要性、选择穿刺部位的原因，交代相关风险及其应对措施，取得知情同意并签署同意书。

2）评估患者一般情况，检查生命体征，清醒患者须向其简单交代注意事项。

3）备齐物品，携至床旁，问候患者，核对床号、姓名、性别、住院号；向患者解释置管目的、方法，取得配合；环境清洁、安静，光线明亮，协助患者摆放正确舒适的体位，拉上床旁隔帘，暴露置管部位。

2. 置管

（1）锁骨下静脉锁骨下路置管

1）体位：平卧，最好取头低足高位：床脚抬高 15°～25°，以提高静脉压使静脉充盈。这一措施同时保证静脉内的压力高于大气压，从而使插管时不易发生空气栓塞的危险，但对重症患者不宜勉强。在两肩胛骨之间直放一小枕，使双肩下垂，锁骨中段抬高，借此使锁骨下静脉与肺尖分开。患者面部转向穿刺者对侧，但头部略偏向术者，借以减小锁骨下静脉与颈内静脉的夹角，使导管易于向中心方向送入，而不致误入颈内静脉。

2）穿刺点的选择：如选右锁骨下静脉穿刺，穿刺点为锁骨与第 1 肋骨相交处，即锁骨中 1/3 段与外 1/3 交界，锁骨下缘 1～2cm 处，也可由锁骨中点附近进行穿刺。如选左锁骨下静脉穿刺，穿刺点可较右侧稍偏内，可于左侧锁骨内 1/4～1/3 处，沿锁骨下缘进针。

3）操作步骤：床旁超声行血管定位。准备物品置于操作者右侧，打开静脉置管包。

乙醇脱脂，安尔碘消毒局部皮肤，铺手术巾。2%利多卡因局部浸润麻醉。5ml 空针抽取肝素注入无菌换药碗，加入 100ml 生理盐水，配制肝素盐水。打开中心静脉管套包，逐一取出包内物品，逐一用肝素盐水冲洗并封管。助手此时可戴无菌手套。穿刺针针头与皮肤呈 30°～45°向内向上穿刺，针头保持朝向胸骨上窝的方向，紧靠锁骨内下缘徐徐推进，这样可避免穿破胸膜及肺组织，边进针边抽动针筒使管内形成负压，一般进针 4cm 可抽到回血（深度与患者的体型有关）。如果以此方向进针已达 4～5cm 时仍不见回血时，不要再向前推进，以免误伤锁骨下动脉。应慢慢向后撤针并边退边抽回血，说明已穿透锁骨下静脉。在撤针过程中仍无回血，可将针尖撤至皮下后改变进针方向，使针尖指向甲状软骨，以同样的方法徐徐进针。一旦进入锁骨下静脉的位置后即可抽得大量回血，此时再轻轻推进 0.1～0.2cm，使导针的整个斜面在静脉腔内，并保持斜面向下，以利导管或导丝推进。令患者吸气后屏息，取下注射器，以一只手固定穿刺针并以手指轻抵针尾插孔，以免发生气栓或失血。自穿刺针尾送入导引钢丝者气栓和血栓的风险小。将导引钢丝自穿刺针尾部插孔缓缓送入，使导丝前端达上腔静脉，退出穿刺针。将中心静脉管沿导引钢丝缓缓送入血管，注意静脉管进皮前导丝尾部需在静脉管口显露。将导管引入中心静脉后再退出导丝。抽吸与导管连接的注射器，如回血通畅，说明管端位于静脉内。肝素盐水封管。抽尽导管内肝素盐水和气泡后与输液器连接。穿刺部位缝扎固定，敷贴覆盖穿刺部位。导管放置后需常规行 X 线检查，以确定导管的位置。插管深度：左侧不宜超过 15cm，右侧不宜超过 12cm，以能进入上腔静脉为宜。

（2）颈内静脉置管：颈内静脉起源于颅底，颈内静脉全程均被胸锁乳突肌覆盖，上部位于胸锁乳突肌的前缘内侧，中部位于胸锁乳突肌锁骨头前缘的下面和颈总动脉的后外侧，下行至胸锁关节处与锁骨下静脉汇合成无名静脉，继续下行与对侧的无名静脉汇合成上腔静脉进入右心房。一般选用右侧颈内静脉穿刺置管更为方便，因右侧无胸导管，右侧颈内静脉至无名静脉入上腔静脉几乎为一直线，且右侧胸膜顶部较左侧低。

1）体位：平卧，最好取头低足高位：床脚抬高 15°～30°，以提高静脉压使静脉充盈。这一措施同时保证静脉内的压力高于大气压，从而使插管时不易发生空气栓塞的危险。去枕后头后仰，上肢与躯干平行，面部转向穿刺者对侧，并保持穿刺侧胸锁乳突肌紧张，以显露该肌的锁骨头与胸骨头。

2）穿刺点选择：常选择中路法，即以同侧锁骨与胸锁乳突肌的锁骨头和胸骨头所形成的三角区的顶点为穿刺点。

3）操作步骤：床旁超声行血管定位。充分暴露手术野（清理乱发）。准备物品置于操作者右侧，打开静脉置管包。乙醇脱脂，安尔碘消毒局部皮肤，铺手术巾。2%利多卡因局部浸润麻醉。5ml 空针抽取肝素注入无菌换药碗，加入 100ml 生理盐水，配制肝素盐水。打开中心静脉管套包，逐一取出包内物品，逐一用肝素盐水冲洗并封管。助手此时可戴无菌手套。用手指扪及颈总动脉，将其推向内侧，用穿刺针头接注射器，针头与皮肤呈 30°～45°，保持负压回抽状态下，沿胸锁乳突肌锁骨头内侧缘朝同侧乳头方向穿刺。抽得静脉血即表示刺中颈内静脉。之后步骤同锁骨下静脉穿刺。

（3）股静脉置管

1）体位：取平卧位，穿刺下肢轻度外展。

2）穿刺点选择：在腹股沟韧带的近下方，髂前上棘和耻骨联合连线的中点即是股动脉，其内侧为股静脉。以左手示指和中指摸准股动脉的确切位置，在股动脉内侧 2～3mm 处进针，针尖指向头侧，针干与皮肤呈 30°。

3）操作步骤：穿刺部位备皮。同锁骨下静脉插管。

3. 操作后

（1）物品用后正确处理并洗手。

（2）传送标本，记录执行签字。

4. 常见并发症及处理

（1）肺与胸膜损伤

1）气胸：是常见的插管并发症之一，偶可发生张力性气胸或血胸。插管后常规 X 线检查，可及时发现有无气胸存在。少量气胸一般无明显临床症状，压缩小于 20%可不做处理，但应每日做胸部 X 线检查，如气胸进一步发展，则应及时放置胸腔闭式引流。如患者于插管后迅速出现呼吸困难、胸痛或发绀，应警惕张力性气胸之可能。一旦明确诊断，即应行粗针胸腔穿刺减压或置胸腔闭式引流管。如气胸经一般处理得到控制，且导管位置正常，则无须拔除导管。血胸往往是由穿刺针太深误伤动脉并穿破胸膜引起的。血胸严重时必须开胸止血。

2）穿刺针穿透静脉而进入胸腔后，大量液体输入胸腔内可形成液胸。胸腔内输入高渗液体后，可引起胸痛、呼吸困难，甚至休克。其表现为：①测量中心静脉压时出现负值。②输液通路通畅但抽不出回血。出现此现象时应立即拔除置管，必要时行胸腔穿刺抽液。

（2）动脉及静脉损伤：锁骨动脉损伤及锁骨下静脉撕裂伤，可致穿刺局部出血，应立即拔除导针或导管，局部加压 5～15 分钟。如果血肿较大，必要时要行血肿清除术。如导管质地较硬可穿破静脉及胸膜，头端进入胸膜腔。为保证安全输注，也可于置管完成时，降低装有等渗液体的输液瓶至下腔静脉水平以下，观察有无静脉血反流，如有静脉血反流至导管，则可证实导管确实在静脉内，此时可开始输注高渗液体。

（3）神经损伤：常见臂丛神经损伤，患者可出现同侧桡神经、尺神经或正中神经刺激症状，患者主诉有放射到同侧手臂的电感或麻刺感，此时应立即退出穿刺针或导管。

（4）胸导管损伤：左侧锁骨下静脉插管可损伤胸导管，穿刺点可有清亮淋巴液渗出。此时应拔除导管，如出现胸腔内有乳糜样液体则应放置胸腔引流管。

（5）纵隔损伤：可引起纵隔血肿或纵隔积液，严重者可造成上腔静脉压迫，此时，应拔除导管并行急诊手术，清除血肿，解除上腔静脉梗阻。

（6）空气栓塞：常发生于放置导管时，在移去导针上的注射器，将要由导针放入导管的瞬间发生。预防的方法为：嘱患者屏气，以防深吸气造成胸腔内负压增加，中心静脉压低于大气压，空气即可由穿刺针进入血管。

除插管时可发生空气栓塞外，在输液过程中，由于液体滴空，输液管接头脱落未及时发现，也可造成空气栓塞。因此，一定要每日检查所有输液管道的连接是否牢固，并避免液体滴空。在应用缺乏气泡自动报警装置的输液泵时更应注意，如有条件，最好使用输液管终端具有阻挡空气通过的输液滤器，这样即使少量气泡也不致通过滤器进入静脉。另外，在导管拔除的同时，空气偶可经皮肤静脉隧道进入静脉，故拔管后，应按压加揉擦进皮点至少 20 分钟，然后严密包扎 24 小时。

（7）导管栓子：是由回拔导管时导针未同时退出，致使导管断裂，导管断端滞留于静脉内形成的。导管栓子一般需在透视下定位，由带金属套圈的取栓器械经静脉取出。

（8）静脉血栓形成：锁骨下静脉及属支血栓形成可发生于长期肠外营养支持时，常继发于异位导管所致的静脉血栓或血栓性静脉炎。这一并发症常需由导管注入造影剂后方可明确诊断。一旦诊断明确，即应拔除导管，并进行溶栓治疗。此外，静脉血栓形成与导管的材料组成有关，近年来应用的硅橡胶导管可明显降低静脉血栓形成的发生率。持续或间断滴入低剂量肝素，对预防静脉血栓形成的作用尚不肯定。

（9）导管败血症

1）导管败血症是指接受胃肠外营养或液体治疗的患者出现临床败血症，而全身各组织器官又未能发现明确的感染源，且败血症的症状和体征，在拔除中心静脉导管后得以控制或缓解。导管头端培养及血培养阳性可作为诊断的依据。

2）导管败血症的发生率据文献报道为 1%～30%不等，由于接受人工胃肠支持、长期液体治疗的患者，多为严重消化道功能衰竭，严重营养不良，严重肝、肾功能损害或由于患恶性肿瘤而行放疗、化疗等，这类患者的免疫功能明显衰弱，因而易于遭受病原菌的侵袭。另外，导管本身作为一种异物长期保留在静脉内，可因组织反应而使导管周围形成纤维素袖套，病原菌可迅速在导管头端的纤维素袖套内繁殖，当大量细菌进入血液后即可引起严重的导管败血症。

3）如体温不降超过 6～12 小时，而物理检查又不能找到原因，就应考虑感染源来自导管的可能，此时需以无菌操作方式拔除导管，并剪下头端 1cm 来做细菌培养，同时由外周静脉输入等渗葡萄糖溶液。

4）为避免导管败血症的发生，除操作时应严格无菌技术外，穿刺处应每 24 小时更换无菌敷料，一般置管不宜超过 1 周左右。

【病例举例】　患者，男性，65 岁。因胃癌行胃大部切除术，术后为输注静脉营养和术后化疗，患者同意行中心静脉置管。

【小组讨论】　患者在置管过程中及置管后可能出现什么问题？应如何处理？

（遇　晓）

第三章　实验核医学基本实验

生物医学研究中应用放射性核素的实验室放射防护如下。

1. 放射性同位素实验室安全防护规则　根据放射防护的三项基本原则：放射性实验的正当化，放射防护的最优化和个人剂量限值，从事生物医学研究工作人员在从事放射性同位素工作时必须遵守下述规则。

（1）工作人员在操作前应按放射性核素的种类、活度等特性采取相应的操作技术和步骤，必要时可预先用非放射性物质作“空白实验”，以熟练操作技术，确保安全。

（2）进入放射性实验室时必须穿上工作衣，长发者需戴帽，操作 25μCi（微居里，$1\mu Ci = 3.7 \times 10^4 Bq$）水平以上都必须戴防护手套，戴防护手套后不可随意接触非放射性物品。

（3）操作液体放射性制剂时必须在玻璃或塑料台面上进行，有溅出危险的操作在铺滤纸的搪瓷盘中进行。

（4）凡开瓶、分装及蒸发等产生放射气体及气溶胶的操作，必须在通风橱或手套箱内进行，并有吸气式通风，凡有放射性粉末的操作必须在密闭手套箱中进行。

（5）凡操作高能 β、γ 辐射源时，应加设屏蔽，并尽可能缩短操作时间和增大距离。

（6）装有放射性核素的容器均应贴上明显标签，注明放射性核素的名称、比活度和日期等。

（7）固体放射废物必须严格区分可燃性与不可燃性，放入不同容器，短半衰放射性废物也必须放入不同容器，放射性有机溶剂严禁排入下水道，微居里级放射性废水及水溶性放射性废物可排至放射性废水池的下水道，但必须用大量水冲洗。

（8）实验室内严禁吸烟、饮食，严禁用口吸法操作移液管，有粉尘的操作必须戴防尘口罩。

（9）加强放射性核素的保管领用制度，防止放射性制剂外洒、弄错或丢失，一旦发生污染事故，立即报告以便及时处理。

（10）放射性实验结束后，应到指定地点洗手。

2. 放射性同位素领用制度

（1）放射性同位素到货后应立即登记入库，写明日期、品种、剂量、经手人，交保管员时由实验室主任过目。

（2）放射性同位素入库后由专人保管，设有专用冰箱需加锁，冰箱内再用铁盒加锁存放，除保管员外，任何人不得自行开启。

（3）严格遵守领用制度，每次领用要填写剂量、用途、日期、使用量，超过 250μCi 必须由实验室主任签字。

（4）主管人有权检查领用剂量与消耗剂量是否相等，如有不符情况要查明去处。

（5）已领用的放射性同位素如有遗失或倒翻等事故，应立报告实验室主任，并做必要处理。

3. 放射性同位素防盗防火防漏安全保卫制度

（1）进出放射性实验室大门必须随手关门。每天下班前对实验室水、电、气及门窗等由专人检查。

（2）实验室备有消防器材，室内工作人员要掌握消防知识并掌握消防器材的使用方法。

（3）严格执行放射性同位素的保管、领用制度。

（4）定期对放射源存放处及放射性废物存放处做检测，以防泄漏。

4. 场所和人员的放射性监测制度

（1）对污物间，标记室及实验室定期（每月一次）做环境放射性监测，并做记录。

（2）每次放射性标记前后用辐射仪或液闪仪对环境及工作台进行监测。

（3）造成污染时必须向实验室主任或专职防护员报告，并及时处理。

（4）防护监测设备要妥善保管，保证使用时工作正常。

5. 放射性废物管理制度

（1）含放射性核素比活度＞7.4×10^4Bq/kg 及含放射性核素的有机闪烁液浓度＞1×10^4Bq/L，都应作为放射性废物看待。

（2）放射性废物按半衰期长短可分为短半衰期废物（$T_{1/2}\leqslant60$ 天）、中等半衰期废物（60 天＜$T_{1/2}\leqslant5.3$ 年）、长半衰期废物（$T_{1/2}>5.3$ 年）。

（3）严禁将放射性废物混装到一般垃圾中，也不得将一般垃圾混入放射性废物中。

（4）应采取各种必要措施，尽量减少放射性废物的产生。

（5）在收集放射性废物时，应按半衰期长短，可否燃烧和不同状态（固、液）分类收集，并装入带有分类标记的专用口袋内，每袋体积不超过 30L，重量不超过 20kg。

（6）装放射性废物的专用口袋应密封，不破漏，含有尖刺及棱角的放射性废物应先装入硬纸盒或其他包装材料中，然后再放到塑料袋中。

（7）含放射性核素的有机闪烁液，应用不锈钢罐储存。

（8）放射性动物尸体应灰化或防腐。

放射性工作人员应按上述要求认真做好放射性废物的收集工作，工作一个阶段或实验结束时必须对放射性废物进行处理。

放射性实验室内必须由专人管理放射性废物，严格按国家环境保护及颁发的《城市放射性废物管理办法》的有关规定收集保存和处理放射性废物。

实验 1　γ 射线固体闪烁计数器测量原理及 γ 射线样本的制备及测量

【目的要求】

1. 掌握 NaI（T1）闪烁计数器的使用。

2. 掌握放射性统计涨落引起的测量误差。

【实验内容】

（一）实验原理

1. γ 射线是不带电的光子流，由于电离密度很低，在物质中有较大的射程，测量时必用密度大的材料做探头（如 NaI）。在闪烁体中，γ 射线的能量被吸收，并转化成光子，光子进入光电倍增管后，在光阴极处将光子转化为电子并逐级放大，最后成为一个可测量的电脉冲输出，脉冲大小与射线能量呈正相关。

2. 放射性衰变服从指数规律，亦即：

$$Nt = No^{*}e^{-\lambda t}$$

式中 N 是放射性同位素的数目；t 是时间；No 是同位素时钟开启时的原始封存数目；λ 是衰变常数，其含义是单位时间内衰变掉的原子占原有原子总数的份额，半衰期则是指原子因衰变而减少一半所需的时间，半衰期和衰变常数的乘积是常数 0.693。

3. 放射性活度的单位是贝克（Bq），1Bq=1 衰变/秒，旧的专用单位是居里（Ci），$1Ci = 3.7\times10^{10}Bq$。

4. 放射性衰变是随机事件，本身有统计涨落，即使测量条件完全相同，同一样品重复测量，结果也不会完全一致，这种统计涨落属于泊松分布，若单次测量的时间为 t，所得放射性计数（cpm）值为 n，则标准误差是：$\sigma_n = (n/t)^{1/2}$。

5. 仪器对放射性样品的测量效率并非 100%，测量效率是指测得的计数率和样品衰变的比值，该效率受多种因素的影响，如射线的能量、样品的大小、样品的几何位置等。

（二）γ 计数器的使用及注意事项

生物医学研究中，γ 计数器主要用于 ^{125}I、^{131}I、^{51}Cr 等 γ 射线源的测量，仪器可以是手工换样的简易装置，也可由联机计算机管理样品的传输、测量条件、数据处理和自动打印等。

（三）测量中的注意事项

不同 γ 源的 γ 射线能量不同，应当选用不同的上下甄别阈，有的仪器已针对一些常用核素设置好不同的上下甄别阈，用户只需按照待测核素的名称选择测量范围。必须避免测量管外表污染造成本底的升高，因此应经常监测本底。γ 源可有 γ 射线的发射，测量时应尽可能减少人体的外照射。

（四）放射性测量的统计涨落

1. 复习放射性衰变统计涨落的基本规律

2. 仪器及材料 单管 NaI（T1）闪烁计数器，塑料 γ 测量管，^{125}I-NaI 水溶液。

3. 实验操作 取 4000cpm ^{125}I-NaI 水溶液，装入 γ 测量管，放进单探头 NaI（T1）闪烁计数器，手动测量，每次测 1 分钟，重复 200 次，把各次计数划分为 10 或 20 个范围（350，351～360，361～370，371～380，381～390，391～400，401～410，411～420 等），以不同的计数范围为横坐标，以对应该计数范围出现的次数为纵坐标，在普通坐标纸上画出分布图。

4. 讨论 若假设上述 200 次测量结果的均值为真值 N，以其计算相应的 σ，分别计算 200 个测量值中出现在 $N\pm\sigma$ 及 $N\pm2\sigma$ 范围以内的百分比为多少，掌握放射性衰变统计涨落的规律对日常放射性测量有何实际意义。

（五）单次性放射性测量误差的计算及控制

1. 复习单次性放射性测量误差的计算方法。

2. 仪器及材料 γ 测量管，$Na^{125}I$ 水溶液，自动 NaI（T1）闪烁计数器。

3. 实验操作 取本底样品（即空白 γ 管），低活性样品（200cpm 左右）、较高活性样品（4000cpm 左右）各一个，先各测量 1 分钟，再各测量 5 分钟，分别计算 1 分钟和 5 分钟测量所得两个放射性样品的净计数率及净计数率的绝对与相对误差。

【小组讨论】

1. 样品的放射性计数对测量误差有何影响？

2. 测量时间对测量误差有何影响？

3. 本底测量时间对测量误差有何影响？这种影响和样品放射性高低有何关系？

4. 如果某一样品净计数率的相对误差大于实验期望误差，应采取什么措施使之降下来？

（侯桂华）

实验 2 液体闪烁计数器的测量原理及应用

【目的要求】 初步掌握液体闪烁计数器和测量 β 射线的原理及基本方法。

【实验内容】

（一）实验原理

β 射线是来自原子核衰变时释放的带负电的电子流，射程较短，且与 β 粒子的能量呈正相关，因此核素与发光物质必须直接接触才能有较高的探测效率。液体闪烁测量时，利用有机闪烁体能溶解在二甲苯等溶剂的特点，配成溶液，装在特制小瓶内，将样品加在其中，使小瓶与光电倍增管靠近，发出的闪烁光就可被光电倍增管转化为电脉冲。闪烁剂的发光效率与浓度及发射波长有关，因此，闪烁剂须经实验选定最佳浓度，如果发射波长与光电倍增管的光阴极匹配不良，则须加第二闪烁剂。

液体闪烁测量时，样品中的杂质可能在光子产生前或产生后吸收射线的能量，使测量效率降低，这种现象称为淬灭，如果供比较的各样品淬灭程度不一致，则测到的放射性计数的值不能完全反映样品的放射性强度，必须先经淬灭校正，如果各样品淬灭程度一致，则不做淬灭校正，而直接比较。淬灭校正的方法有多种，目前绝大多数自动化仪器都是利用淬灭引起的外标准源谱的漂移。

供测量的样品可分为均相和非均相两大类，非均相样品又包括水溶性样品做成的乳状液及吸附在固体支持物上的（玻璃纤维薄膜和微孔薄膜等）上的固体样品两大类，样品形式不同，对闪烁液配方的要求及淬灭校正方法也不同，有的样品（如固相样品）目前尚无可靠的方法做校正，只能事先用固相法和均相法对相同量的标记物测量后定出其测量效率。

液体闪烁测量的另一复杂性在于化学发光和磷光现象，化学发光由样品中的某些杂质引起，磷光则是由闪烁杯及其内容物在测量前受光照射激发后产生，虽然它们都是单光子照射，而且随时间延长而逐渐减少，而现代的液体闪烁计数器都是双光电倍增管的复合探头，能将大部分单光子发射出去，但化学发光或磷光严重时仍会使本底升高而干扰测量结果。

（二）Micro Beta 液闪仪

生物医学研究中，液体闪烁计数器主要用于 ^{3}H、^{14}C、^{35}S 等负 β 射线的测量，不同型号的液体闪烁计数器在样品传动方式、自动化程度、淬灭校正方法及操作步骤上会有不同，但在测量原理及对闪烁剂配方和样品制备的要求等方面是基本相同的。

Micro Beta 液闪仪的使用：该液闪仪的自动化程度较高，可根据测量需要对射线种类、测量时间、误差控制、淬灭校正、单光子检出等进行设定，在测量时用插在样品架上的指令牌做引导即可，显示屏可供指令设定，并可显示结果及能谱，打印机可自动打印结果。

（三）测量中的注意事项

测量前必须就射线种类、测量时间、误差控制水平、是否做淬灭校正等提出要求，以便选用合适的指令。测量杯的高度和直径必须符合仪器的要求，并要求测量杯编号清楚，杯外清洁，有内盖和外盖，顶面平整。制样人应对样品的情况、是否有单光子发射、样品吸附、淬灭程度、分层等有一定的了解，以便加以控制和消除，并尽可能提高测量的准确性。

【小组讨论】

1. 液体闪烁计数器的工作原理是什么？

2. 临床核医学与实验核医学的内容和相互关系是什么？

（侯桂华）

实验 3 闪烁剂的配伍及其测量效率

【目的要求】 掌握第一闪烁剂及第二闪烁剂在液体闪烁测量中的作用及使用浓度。

仪器及材料：Micro Beta 液闪仪，低钾玻璃测量杯，AR 级二甲苯，TritonX-100，闪烁剂 PPO、POPOP，萘，化学淬灭剂 CCl_4，^{3}H-脂溶性及水溶性放射源。

【实验内容】

1. 不同浓度的第一闪烁剂（PPO）与测量效率的关系

（1）测量条件：液体闪烁计数器，其最佳工作条件已调好。

（2）样品：^{3}H-TdR。

（3）方法：在闪烁瓶内加入 ^{3}H-TdR 1.0×10^{5}dpm，二甲苯 10ml，然后按表 3-1 逐次加入 PPO，待 PPO 溶解后测量其放射性计数。

表 3-1 第一闪烁剂含量与测量效率关系

累计 PPO 含量（mg）	10	30	50	70	90
放射性计数（cpm）					

2. 第二闪烁剂与萘对淬灭样品测量效率的影响

（1）测量条件：液体闪烁计数器，其最佳工作条件已调好。

（2）样品：^{3}H-TdR。

（3）方法：在标记①、②、③的闪烁瓶内，加入 ^{3}H-TdR 1.0×10^{5}dpm，二甲苯 10ml，第二闪烁剂 PPO 50mg，分别测量其放射性，并填入表 3-2。然后：样品①加蒸馏水 100μl；样品②加蒸馏水 50μl、CCl_4 50μl；样品③加 100μlCCl_4。

测量各样品的放射性，然后逐次分别加入 POPOP 2mg、萘 60mg，分别测量其放射性，并填入表 3-2。

表 3-2　化学淬灭剂、第二闪烁剂与测量效率关系

淬灭剂组成	闪烁剂组成		
	PPO 50mg	PPO 50mg+POPOP 2mg	PPO 50mg+POPOP 2mg+萘 60mg
①蒸馏水 100μl			
②蒸馏水 50μl+CCl_4 50μl			
③ CCl_4 100μl			

3. 不同溶剂与测量效率的关系

（1）测量条件：液体闪烁计数器，其最佳工作条件已调好。

（2）样品：^{3}H-TdR。

（3）方法：在闪烁瓶内加入 ^{3}H-TdR 1.0×10^{5}dpm，PPO 50mg，分别测量其放射性，并将结果填入表 3-3。然后：样品①加二甲苯 10ml；样品②加二氧六环 10ml；样品③加二甲苯 6ml，乙醇 4ml。然后按表 3-3 操作并记录测量结果。

表 3-3　溶剂、助溶剂与测量效率关系

溶剂组成	闪烁剂组成		
	PPO 50mg	PPO 50mg+POPOP 2mg	PPO 50mg+POPOP 2mg+萘 60mg
①二甲苯 10ml			
②二氧六环 10ml			
③二甲苯 6ml +乙醇 4ml			

【小组讨论】

1. 第一闪烁剂及第二闪烁剂在液体闪烁测量中的作用是什么？

2. 闪烁剂使用浓度如何选择？

（侯桂华）

实验 4　低能 β 射线样本的制备及测量

【目的要求】

1. 掌握液体闪烁测量样品的制备方法。

2. 掌握液体闪烁测量的原理和方法。

3. 比较不同样品及均相与非均相的测量效率。

【实验内容】

实验原理

1. 发射低能β射线的生物制品，由于存在不同程度的自吸收现象，可使计数效率下降。生物样品的来源不同，组成各异，在闪烁液内会产生不同程度的淬灭现象，这种现象可以使能谱向低能方向漂移，使测量效果不能真实地反映生物样品的放射性含量。选择合理制样及测量技术，目的是使生物样品转变为适于液体闪烁测量的形式，尽量减轻对样品中原有放射性水平的影响，从而使计数效率提高，如再经淬灭校正就可获得样品放射性的真实活度。

液体闪烁测量技术是目前探测低能β射线最简便有效的技术，其测量过程中的能量转换均在测量杯中进行。样品中的放射性核素释放出的射线使溶剂分子激发，当回到基态时，大部分以热能形式释出，约5%能量传递给闪烁剂分子，使之激发，当其退激时，可发射光子，到达光电倍增管的光阴极，经光电倍增管转换为电脉冲。

2. 放射性核素标记化合物示踪标本的制备 选择性别相同，体重为（18±2）g的小鼠，经腹腔注射 ^{3}H-TdR 10μCi/只，24小时后处死小鼠，取出脏器，每一标本取30mg×6份。

3. 制备样本

A. 酸消化法—甲酸消化法

B. 碱消化法—氢氧化钠消化法

4. 闪烁液的配制

A. 二甲苯—PPO—POPOP

B. 二甲苯—PPO—POPOP—乙醇

C. 二甲苯—PPO—POPOP—萘—乙醇

按表3-4操作并记录结果。

表3-4 酸碱消化法制备样本对测量效率的影响

消化液（ml）	H_2O_2（30%）	水浴		闪烁液组成		
		温度（℃）	时间（分钟）	A	B	C
80%甲酸 0.1	0.2	100	60			
4mol/L NaOH 0.1	0.2	100	60			

4. 测量标本

（1）均相测量：经过制样后能在闪烁液内形成真溶液的生物样品适于均相测量。应根据生物样品的性质选择不同的闪烁液系统：对于脂溶性样品通常采用二甲苯系统，对于水溶性样品，如果水溶量小于3%，可在二甲苯系统中加入适量助溶剂（如无水乙醇等），如含水量大，则宜采用二氧六环系统。加样至测量瓶后，宜避光保存2小时以上再做测量。

具体操作如下。

1）标本消化按表3-4进行。

2）取闪烁瓶6个，分别在瓶盖上标上 A_1、B_1、C_1、A_2、B_2、C_2，在每瓶中加入相应的闪烁液4ml，将甲酸消化组的消化液移入 A_1、B_1 和 C_1 闪烁瓶内，将NaOH消化组的消化液移入 A_2、B_2、C_2 的闪烁瓶内。

3）在β液体闪烁计数器上测量各管放射性并记录结果。

（2）非均相测量：包括固相测量及乳状液测量。前者适于不溶于闪烁液，但是经抽滤后可吸附在固相支持物上（如滤膜）的生物样品。烘干后放入闪烁液内进行测量。后者利用乳化剂将水及脂类形成乳状液进行测量。具体操作：取 ^{3}H-TdR 工作液 50μl，滴在玻璃纤维滤纸上，至 80℃烤箱内烤干后，放入含有闪烁液的瓶中进行测量并记录结果。同时制备一个均相测量样品：取 ^{3}H-TdR 工作液 50 μl（10 μCi / ml），加入含有闪烁液的瓶中，在β液体闪烁测量器上测量其放射性并记录结果。

【小组讨论】

1. 均相测量有哪些优越性?

2. 如何确定固相测量的探测效率?

（侯桂华）

实验 5 氯胺-T 法制备 ^{125}I-心得静

【目的要求】 ^{125}I 标记的小分子化合物及蛋白质多肽常需自行制备，通过氯胺-T 法制备 ^{125}I-心得静的全过程的学习，掌握 ^{125}I 标记制备的一般原理和步骤。

【实验内容】

1. 实验原理 商家供应的 ^{125}I 原料都是 Na^{125}I，绝大多数情况下不能直接用来将其中的 ^{125}I$^-$转移到被标记的分子上，必须先将 ^{125}I$^-$氧化为 $^{125}I_2$ 分子，后者化学性质活泼，容易在化合物上发生取代反应，从而形成 ^{125}I 标记物。所以通常第一步都是用氧化剂。常用的有氯胺-T 乳过氧化酶加过氧化氢，氯甘脲（Iodogen）等。

氯胺-T 法应用面广，标记率高。因此本实验用它作代表。

2. 试剂

（1）PIN（Pindolol，心得静）：10mmol/L。

（2）N_2：普氮（钢瓶）。

（3）磷酸盐缓冲液：0.3mol/L，KH_2PO_4 2.042g 溶于 50ml 水中；$K_2HPO_4 \cdot 3H_2O$ 3.424g 溶于 50ml 水中，取 40ml K_2HPO_4 溶液，逐步加 K_2HPO_4 调 pH 至 7.45。

（4）Na^{125}I：37MBq。

（5）氯胺-T：0.17mg/ml，临用时配（称取 1.7mg 氯胺-T 溶于 10ml 水中）。

（6）偏重亚硫酸钠：1mg/ml 临用时配（称取 $Na_2S_2O_5$50mg 溶于 1mol/L 冰醋酸 50ml）。

（7）NaOH：2mol/L。

（8）乙酸乙酯（成品）。

（9）苯酚：1%Penol：将苯酚于 40℃以上水浴中融化后取 1ml，加入 100ml 乙酸乙酯中。

（10）甲酸铵：1mol/L，氨水调 pH 至 8.5。

（11）甲醇（成品）配成展开剂：甲酸铵：甲醇=10：1（*V*/*V*）。

5μl 10mmol/L PIN、N_2 吹干，加 1mCi Na^{125}I（约 10μl），加 0.3mol/L 磷酸缓冲液 40μl，注入氯胺-T 10μl，（立即充分振荡，室温反应 3 分钟），偏重亚硫酸 500μl，（迅速混匀，终止反应），酚酞指示剂 10μl，2mol/L NaOH 调 pH 至 10（滴管滴加 4～6 滴，酚酞显红即止），乙酸乙酯萃取 2ml/次×2，（用长滴管将乙酸乙酯萃取液吸取至一棕色试管中），加 1%酚 5μl，

通风橱内用 N_2 将容积缩至约 200μl，点样于层析纸上（一侧点小样），以推进剂展开 16～18cm（注意避光，可在层析缸外罩一黑布套），小样剪下，上机测出峰值，将峰值区层析纸条剪下，用甲醇洗脱 3 次，每次 2～3ml，（每次洗脱都应充分振荡，以便将标记物洗脱下来），洗脱液加 1%苯酚 10μl，置铅罐中–20℃保存。

【小组讨论】

1. 放射性药物使用的基本原则是什么？

2. 临床应用的放射性核素如何获得？

（侯桂华）

实验 6　Iodogen（四氯二苯基甘脲）法碘化标记技术

【目的要求】 初步掌握碘化标记蛋白质或肽的基本原理及方法。

【实验内容】

1. 实验原理 Iodogen 是一种不溶于水的固相氧化剂，能使放射性负价碘离子氧化成碘分子，从而使蛋白质或多肽分子中的酪氨酸残基上羟基邻位的氢发生置换反应。

其反应表示如下。

$$\text{HO}-\text{C}_6\text{H}_4-\text{CH}_2\text{CH(NH}_2\text{)COOH} + {}^{125}\text{I}_2 \xrightarrow[\text{氧化剂}]{\text{Na}^{125}\text{I}} \text{HO}-\text{C}_6\text{H}_3({}^{125}\text{I})-\text{CH}_2\text{CH(NH}_2\text{)COOH}$$

2. 主要仪器及试剂

（1）标记用的 0.05 mol/L pH 7.4 磷酸缓冲液和淋洗用的 0.01 mol/L pH 7.4 磷酸缓冲液。

（2）标记用牛血清白蛋白（BSA，5μg/10μl）及 5%牛血清蛋白 200μl。

（3）$Na^{125}I$ 溶液 200μCi/10μl。

（4）已涂好的 Iodogen 试管（10μg/50μl）。

（5）葡聚糖凝胶柱（Sephadex G-25）1×30cm。

（6）γ 计数器、自动部分收集器、可调微量加样器。

3. 具体操作内容

（1）Iodogen 涂管：称取 1mg Iodogen 于试管内，用 5ml 二氯甲烷溶解后分装，吸取 50μl 溶液放入小试管底部，用真空泵吹干，此时管底形成均匀的薄膜，然后封闭管口，放入内有干燥剂的塑料袋，置–20℃冰箱保存备用，可保存半年。

（2）碘化反应

1）从–20℃冰箱取出涂有 Iodogen 的备用管，加入 0.05mol/L pH7.4 磷酸缓冲液 100μl。

2）再加入牛血清白蛋白 5μg/10μl，于试管内混匀。

3）再加 $Na^{125}I$ 200μCi/10μl 混匀，在室温下反应 15 分钟，在此期间温和振荡数次，再加 0.05 mol/L pH 7.4 磷酸缓冲液 150μl 终止反应。将此稀释液继续在室温下静置 10 分钟，使未结合的 I 恢复为 I^-以防止其他蛋白成分被碘化，静置完毕，立即将反应液移入已有 200μl5% BSA 的试管内，混匀，立即上柱纯化分离。

（3）通过 Sephadex G-25 凝胶柱过滤法分离纯化：上述标记的反应液上样后，用 0.01 mol/L pH 7.4 磷酸缓冲液淋洗，通过自动部分收集器收集洗脱液，流速为每管 1ml/3min，共 60 管。每管取 10μl，分别进行放射性测量，蛋白峰一般在第 9～11 管出现，19～21 管出现无机盐峰，画出洗脱曲线，收集蛋白峰各管，−20℃冰箱储存备用。

（4）碘标记率的计算：以 I 代表蛋白峰的放射性计数，II 代表游离峰的放射性计数，按公式 $\frac{I}{I+II}\times 100\%$ 计算标记率。

4. 实验结果

（1）放射性检测结果的记录：按表 3-5 记录放射性检测结果。

表 3-5　放射性检测结果

管号

（2）绘制标记峰。

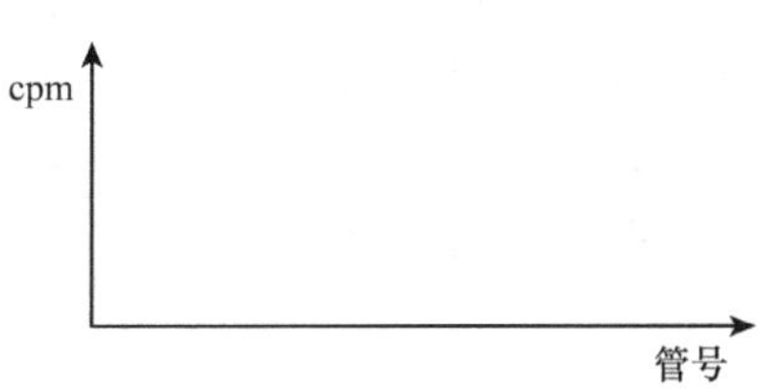

（侯桂华）

实验 7　Bolton-Hunter 法的 ^{125}I 标记技术

【目的要求】　掌握 Bolton-Hunter 法的 ^{125}I 标记技术。

【实验内容】　Bolton 和 Hunter 于 1972 年提出一种新的碘化标记蛋白质的方法，此法特别适用于那些不含酪氨酸、组氨酸残基的蛋白质和多肽激素，该类物质难以用氯胺-T 法标记。此外，某些酪氨酸残基是分子活性中心组成部分的一些蛋白质和酶类［如超氧化物歧化酶（SOD）、肌酸激酶（CPK）等］也可采用此法标记。

1. 实验原理　Bolton-Hunter 法是以 3-（4 羟基苯）-丙酸-*N*-琥珀酰亚胺酯（HPNS）作为连接剂。首先利用氯胺-T 法碘化标记 HPNS，然后用有机溶剂（苯液）将 ^{125}I 标记的 HPNS 从水相中提取出来，获得 ^{125}I-Bolton-Hunter 连接剂。在将其与蛋白质在弱碱性条件下反应，将琥珀酰亚胺酯水解，通过酰胺键与蛋白质 *N* 端的氨基连接，制得 ^{125}I-蛋白质。

2. 仪器及试剂

（1）仪器：γ 闪烁计数器、放射薄层扫描仪、自动部分收集器。

（2）试剂：Na^{125}I 溶液（pH 8～11），Bolton-Hunter 试剂，新鲜配制的氯胺-T 溶液（2mg/ml）［用 0.25mol/L 磷酸缓冲液（pH 7.5）配制］，偏重亚硫酸钠（5mg/ml）、2%（*W*/*V*）碘化钾溶液均用 0.05mol/L 磷酸缓冲液（pH 7.5）配制，0.05mol/L pH 7.4 PBS，0.1mol/L pH 8.5 巴比妥缓冲液（简称 BB），0.2mol/L 甘氨酸缓冲液（用 0.1mol/L pH 8.5 BB 配制），含 2%二甲基甲酰胺苯溶液，硅胶板 GF_{254}，Sephadex G-50。

3. 方法与步骤

（1）标记 ^{125}I-HPNS：100μg HPNS 溶于 2%的二甲基甲酰胺苯溶液中，配成 0.1μg/ml，取 1μg（10μl）HPNS 放入反应瓶底部，减压抽干，立即加入 Na^{125}I 溶液 10μl（约 37MBq）、氯胺-T 溶液 40μg（20μl），室温下摇匀使反应完全，用偏重亚硫酸钠 100μg（20μl）终止反应，再加入载体碘化钾 200μg（10μl）。迅速将 0.5ml 含 2%的二甲基甲酰胺苯溶液加入反应瓶中，摇匀萃取，静置后，吸取上层苯液，在硅胶板上点样测量放射化学纯度。其余萃取溶液经减压蒸干，即为 ^{125}I-HPNS，测量其放射性比活度。

（2）^{125}I-HPNS 的薄层色谱分析：以硅胶 GF_{254} 薄层层析测定 ^{125}I-HPNS 的放射化学纯度。吸取少量苯液，在色层板端约 1cm 处点样，点样直径为 0.2～0.3cm，风干后放入层析缸中上行展开，展开剂为乙酸乙酯：甲苯= 1：1（*V*/*V*），待溶剂升到一定高度时将色层板取出晾干，经 γ 自动放射薄层扫描仪测量放射性，得出 ^{125}I-HPNS 中各组分的值及其放射化学纯度。

（3）^{125}I-HPNS 与蛋白质连接：常温下 ^{125}I-HPNS 与 10μg 蛋白质（用 20μl 0.1mol/L，pH 8.5 的 BB 液配制），反应 20～30 分钟。加甘氨酸溶液 10μg（50μl）终止反应。

（4）产品分离纯化：将反应混合液转移到 Sephadex G-50 柱上，用 0.05mol/L，pH 7.4 的 PBS 淋洗，自动部分收集器收集各管淋洗液，流速为每管 0.5～0.6ml/3 分钟，依次在 γ 闪烁计数器上测量各管的放射性计数（cpm）。以管号为横坐标，各管的放射性计数率为纵坐标，绘制放射性淋洗分离曲线。第一峰（9ml 收集液后出现第一峰）即为产品，第二峰为杂蛋白峰。

（5）标记蛋白的分析鉴定：取第一峰收集液少许，在 Whatman 1$^{\#}$纸板端约 2.5cm 处点样，正丁醇：乙醇：氨水= 5：1：2（*V*/*V*）系统中上行层析，晾干后等分剪下测量，结果在原点处出现一放射性主峰，即为产品。分别计算 ^{125}I 标记蛋白的放射化学纯度、比活度、免疫活性。

4. 实验结果

（1）^{125}I-HPNS 的比活度、放射化学纯度的测定和计算：

经放射性薄层扫描仪测量出各峰的放射性计数，按公式分别计算出比活度、放射化学纯度。

$$\text{比活度（Bq/μg）} = A/m$$

$$\text{放射化学纯度（RCP\%）} = \frac{\text{主峰的放射性计数}}{\text{各峰放射性计数总和}} \times 100\%$$

A 为放射性活度，*m* 为蛋白质的化学量。比活度一般在 12.2～26.0 MBq/μg，放射化学纯度＞95%。硅胶板层析后，各成分的比移值（R_f）是：双碘 R_f 为 20.8，单碘 R_f 为 0.6，^{125}I-HPNS 水解产物 R_f 为 0.2，游离碘 R_f 为 0。

（2）^{125}I-HPNS-蛋白质的分析鉴定根据公式分别计算出 ^{125}I-HPNS-蛋白质的比活度、放射化学纯度和免疫活性。

$$\text{免疫活性（\%）} = Co/Ct \times 100\%$$

Co 是用 10 倍的零标准管抗体与标记抗原结合后复合物的放射性计数；*Ct* 为每管加入的标记抗原总放射性计数。

5. 注意事项 Bolton-Hunter 试剂很容易水解，用其涂的反应管需干燥低温保存，短期内使用。在标记 HPNS 前必须做好充分准备，要求从碘化反应到苯液提取 ^{125}I-HPNS 在 20 秒内完成。尽量避免酯水解，从而影响效率。控制 ^{125}I-HPNS 与蛋白质连接反应的体积，要求在 20μl 左右，目的是减少水解，加速反应。

【小组讨论】

1. 放射性核素如何聚集在组织或脏器中？

2. 放射性核素治疗疾病的常用方法有哪些？如何应用？

（侯桂华）

实验 8　^{99m}Tc 标记技术

【目的要求】　掌握 ^{99m}Tc 标记的原理以及其在临床中的应用。

【实验内容】　^{99m}Tc 因其具有适合核医学显像的优良的核物理特性和活泼的化学性质，在核医学中有非常广泛的用途。它可以制成上百种标记化合物供全身几乎所有组织器官显像。其标记物大致可分为三类，即络合物、胶体或颗粒以及血液有形成分。

1. ^{99m}Tc 标记络合物

（1）实验原理：Tc 属$Ⅶ_B$族元素，具有多变的价态。在 ^{99m}Tc 标记的络合物中，^{99m}Tc 总是作为络合物的中心离子，而被标记的化合物则作为配位体，由配位化学键结合而形成络合物或螯合物。根据络合理论，中心离子应为能提供空轨道的金属阳离子或基团。但从 $^{99}M_O$-^{99m}Tc 发生器所得到的 ^{99m}Tc 为正七价，以过锝酸根（$^{99m}TcO_4^-$）阴离子形式存在。因而作为标记的第一步，应使用适当的还原剂（目前大都采用 Sn^{2+}）将 $^{99m}TcO_4^-$还原到较低的价态（+4 价或+5 价），第二步才能在一定的条件下与配位体络合，成为 ^{99m}Tc 标记的络合物。由于 ^{99m}Tc 半衰期较短，故要求该标记过程尽量简单、快速，以满足临床使用的需要。因而一般将标记所需的配位体和还原剂（$SnCl_2$）预先配制分装并冻干灭菌保存，标记时只需把适量的发生器洗脱液加入其中，标记即可一步完成。

（2）方法与步骤：以肝胆显像剂 ^{99m}Tc-DISIDA（二异丙基亚胺基二醋酸）为例。

称取 750mg 分析纯 DISIDA,溶于 50ml 经通氮驱氧的注射水 50ml 中,用 1mol/L 的 NaOH 溶液调节 pH 至 6。在此溶液中边搅拌边缓慢加入浓度为 5mg/ml 的抗坏血酸溶液（用通氮注射用水配制）1.5ml, 浓度为 6mg/ml 的 $SnCl_2$ 溶液（用 1mol/L 的 HCl 配制）3.75ml。用 1mol/L NaOH 将溶液 pH 调至 6.0，缓慢加入通氮驱氧注射水，使总体积为 75ml。用无菌无热源的玻砂漏斗（G_5 或 G_6）将溶液过滤，并以 1ml/瓶分装于无菌无热源的小瓶中。在无菌条件下将分装的溶液冷冻干燥后充入氮气密封保存备用。取 ^{99}Mo- ^{99m}Tc 发生器洗脱液 2～3ml（比活度不小于 37MBq/ml），加入冻干小瓶内，充分振荡溶解。将小瓶置 100℃水溶液中加热 15 分钟，取出冷却后即可供静脉注射。最终产物应为无色澄清液体，pH 6～7。

（3）结果与注意事项：$SnCl_2$ 用量必须严格控制，过少不足以还原洗脱液中所有的 $^{99m}TcO_4^-$，过多则易在标记时生成 ^{99m}Tc-Sn 胶体，两种情况皆会造成络合物的标记率下降。$SnCl_2$ 易被空气或水中的氧氧化，因而应严格保持冻干品制备和贮存过程中的氮环境，否则会因 $SnCl_2$ 还原性的丧失而导致标记失败。加入抗坏血酸能保护 $SnCl_2$ 的还原作用。在碱性溶液中 $SnCl_2$ 易水解而生成氢氧化锡沉淀，所以溶解 $SnCl_2$ 时一般需采用盐酸溶液。

由于 ^{99m}Tc 的短半衰期限制了标记之后再行灭菌处理的可能性，因而整个操作过程必须保证严格的无菌条件。

2. ^{99m}Tc 标记胶体和颗粒

（1）实验原理：胶体和颗粒是物质分子的聚合形式，一般称较小的能在溶液中成为均相的为胶体，而较大的、在溶液中成为非均相的粒子为颗粒。放射性核素标记胶体和颗粒有两种机制：一是放射性核素的可溶性离子直接参与胶体和颗粒的形成过程，即与溶液中的某些成分直接反应生成不溶性物质而进入固相（如 $^{99m}Tc_2S_7$ 胶体）；二是胶体和颗粒因其具有较大的表面积和表面电荷而在一定的条件下吸附或包埋放射性核素和可溶性离子，即发生特异性的吸附共沉淀（如 ^{99m}Tc-硫化锑胶体）。

（2）方法与步骤：以 ^{99m}Tc-硫化锑胶体为例。

称取 200mg 酒石酸锑钾，溶于 100ml 蒸馏水中，置烧瓶内加热至沸腾。在保持沸腾的条件下缓慢通入经酸洗后的 H_2S 气体（可用盐酸和硫化亚铁在启普发生器中制备）。在溶液由无色逐渐变为橘红色澄清的胶体溶液时，停止通气，并趁热加入 10ml 6%的 PVP（聚乙烯吡咯烷酮）作为胶体稳定剂。通入氮气 15 分钟以驱除溶液中剩余的 H_2S 气体，用 G_6 漏斗过滤后按 1ml/瓶分装于无菌无热源的小瓶内，冰冻干燥后保存备用。

取 ^{99}Mo-^{99m}Tc 发生器洗脱液 1～2ml（比活性不小于 185MBq/ml），加入胶体冻干小瓶内，充分振荡，再加入 1mol/L HCl 30μl，置沸水中加热 20 分钟。冷却后加入 10%乙酸钠溶液 0.4ml，摇匀即可供注射用。

（3）结果与注意事项：^{99m}Tc 标记的胶体或颗粒在体内的特异性分布，主要取决于它们本身的大小。因而，严格控制它们的大小对其使用性能是至关重要的。在本例中，必须掌握在沸腾条件下缓慢通入气体（约 $2cm^3$/分），才能保证所得胶体适合淋巴显像，若溶液变浑浊，则说明颗粒过大，不能使用。此类标记物的标记稳定性一般较差，且胶体溶液在放置过程中也易发生聚合或解离，因而在标记完成后应尽快使用，不宜过久地放置。为提高标记率，应注意加强胶体颗粒的表面活性，加入 PVP 能起到这一作用。标记率还与介质的 pH 密切相关，本例中，按前述操作过程标记时介质的 pH 约为 1.5，标记率可达 90%，而在中性介质中（pH 为 7）标记率下降为 62%。

3. ^{99m}Tc 标记血液的有形成分

（1）实验原理：^{99m}Tc 对各类血细胞的标记原理一般有两种机制，一种是利用细胞膜的单向通透性，如 ^{99m}Tc 标记红细胞；另一种则利用细胞的吞噬功能，先将 ^{99m}Tc 制成放射性胶体，然后与血细胞一起在生理条件下孵育，使细胞吞噬胶体而标记，如 ^{99m}Tc 标记白细胞。过去这类标记需先进行细胞成分的分离，随着标记技术的发展、完善，现在一般采用全血标记或体内标记技术。

（2）方法与步骤：^{99m}Tc-硫胶体的制备：取 4～6ml $^{99m}TcO_4^-$ 洗脱液（比活性不小于 37MBq/ml），加入 0.6ml 1mol/L HCl 和 1ml 浓度为 10mg/ml 的硫代硫酸钠溶液，混匀后置沸水溶液中加热 3 分钟，再用 0.2mol/L 磷酸盐缓冲液（pH 7.8）调节 pH 至 6.5。

静脉采血 10ml，立即加入肝素溶液 0.5ml，轻轻振荡混匀。

将已制得的 ^{99m}Tc-硫胶体加入抗凝血标本中，在（37.0±0.5）℃的水浴中轻微旋转振荡保温 1 小时。再加入 3.8%的枸橼酸钠溶液 1ml，继续振荡保温 1 小时。在 500g 的条件下低速离心 5 分钟，吸弃上清液后再加入生理盐水（事先加温到 37℃）10ml，轻轻振荡混匀后在同样条件下离心 5 分钟，吸弃上清液，如此重复三次后标记即告完成。

（3）结果与注意事项：标记率的高低与胶体颗粒大小有关，实验证明，直径＜0.2μm 的胶体很少被吞噬，0.5～2μm 的胶体颗粒最适宜白细胞吞噬，且非特异性的表面吸附最小。为保持白细胞的生理活性，以保证其正常的吞噬功能，在较长时间的体外操作中，应尽量保持反应在生理条件下进行（如温度、pH、渗透压等），动作亦应轻微缓和，以避免激活或损伤白细胞。还应注意保持整个操作过程的无菌状态。

【小组讨论】 用于血、尿等各类样品常用的放射性核素有哪些？其放射性测量的指标有哪些？

（梁 婷）

实验 9 标记物的放射化学纯度鉴定

【目的要求】

1. 掌握放射化学纯度的实际意义。

2. 掌握常用而简便的放射化学纯度鉴定法——纸层析测定的一般方法。

【实验内容】

1. 材料与试剂

（1）^{3}H-胸腺嘧啶核苷（TdR）2～3μCi。

（2）胸腺嘧啶核苷 10μg。

（3）乙酸乙酯 120ml。

（4）甲酸 10ml。

（5）半胱氨酸盐酸盐 0.5g。

（6）3mol/L 硫酸 100ml。

（7）0.4%PPO-二甲苯闪烁液 100ml。

2. 实验器材 层析缸，微量注射器，Whatman #4 滤纸 5×20cm，坐标纸（方格），喉头喷雾器，闪烁瓶，镊子，立柱铁架，闪烁计数器

3. 操作步骤：

（1）裁取 Whatman # 4 滤纸 5cm×20cm 1 张，用铅笔间隔 1cm 标记，并标记中线。

（2）点样：用微量注射器各吸取 ^{3}H-胸腺嘧啶核苷和胸腺嘧啶核苷 2～3μl 点在原点处。

（3）展开：采用上行法，先在层析缸内加入展开剂（配方：乙酸乙酯∶甲酸∶水为 60∶5∶35）50ml，盖好层析缸后，待缸内空气被展开剂饱和后（大约 5 分钟），将已点样的滤纸悬于缸中，并将展开剂液面浸在点样基线下 1cm 处，开始计算时间。约 120 分钟后，展开剂的前缘到达滤纸上端 18cm 处。

（4）层析谱的放射性分布测量：展开完毕后，取出滤纸条，吹干。从中线剪开，分成两条。将具有放射性的纸条从原点后 1cm 处到展开剂前缘 1cm 处按照画线剪开成小纸条，并按顺序放入闪烁瓶底部，加入 0.4% PPO 闪烁液 5ml，放入液闪仪中进行测量。

（5）显色：将含有胸腺嘧啶核苷的另一纸条挂立，用喷雾器将半胱氨酸盐酸盐溶液喷

在纸上，75℃ 5分钟，胸腺嘧啶核苷斑点呈粉红色。

（6）绘制层析图谱：在方格坐标纸上，以放射性为纵坐标，以离原点距离为横坐标，绘出层析图谱。

（7）放射化学纯度计算：以显色斑点对应的放射峰的放射性计数（cpm）被整条滤纸的总放射性计数（cpm）除，可以得出百分率，即放射化学纯度。

放射化学纯度 = 显色斑点对应的放射峰的放射性计数/整条滤纸的总放射性计×100%

比移值（R_f）的计算：量出原点至层析斑点（或放射性高峰）的距离（d_c）及原点至展开剂前缘的距离（d_s）。

$$R_f = d_c/d_s$$

（8）测定仪器计数效率：任取一实验管，加入 ^{3}H-正十六烷标准液 10μl，在放入液闪瓶内，测定放射性计数。

仪器计数效率=（加入标准源后放射性计数 – 样品放射性计数）/标准源放射性计数×100%

【小组讨论】 放射化学纯度是指什么？有何意义？

（侯桂华）

实验 10 ^{3}H-TdR 掺入实验-淋巴细胞增殖试验

【目的要求】

1. 掌握淋巴细胞增殖试验的临床意义。

2. 掌握 ^{3}H-TdR 掺入实验-淋巴细胞增殖试验的一般方法。

【实验内容】

1. 实验原理 T 淋巴细胞受 PHA 刺激后，进入细胞周期进行有丝分裂。当进入细胞周期 S 期时，细胞合成 DNA 量明显增加，在培养液中加入氚（^{3}H）标记的 DNA 前身物质胸腺嘧啶核苷（TdR），则 ^{3}H-TdR 被作为合成 DNA 的原料摄入细胞，掺入到新合成的 DNA 中。掺入的同位素 ^{3}H，经液体闪烁测量法测出。根据同位素掺入细胞的量可推测淋巴细胞对刺激的应答水平。同位素掺入法检测淋巴细胞增殖，比形态学方法更为直观、准确、重复性好。

2. 实验材料

（1）淋巴细胞分离液。

（2）RPMI1640 培养液。

（3）PHA。

（4）脂溶性闪烁液：POPOP［1,4 双（2′-C5′苯基恶唑）苯，1,4-di-（2′-C5′-phenyloxazolyl）-benzenne］0.4g；PPO（2,5-二苯基恶唑，2,5-diphenyloxazole）4g。将 POPOP 0.4g 加少量二甲苯，置 37℃水浴溶解后，再加 PPO 4g，并加二甲苯至 1000ml。

（5）49 型玻璃纤维滤纸。

（6）96 孔细胞培养板。

（7）多头细胞收集器、闪烁杯、β-液体闪烁计数仪等。

3. 实验方法 无菌操作分离淋巴细胞，用 RPMI1640 配成细胞浓度为 1×10^6/ml。每份样本加 6 个孔，每孔 100μl。每个孔加 PHA50μl（用最适 PHA 浓度），后 3 孔不加 PHA 作对照。加盖，置 37℃培养。56 小时后加 ^{3}H-TdR，每孔 0.5～1μCi，继续培养至 72 小时。多头细胞收集器将每孔培养物分别收集到 49 型玻璃纤维滤纸上。滤纸置 80℃烘干 1 小时后，分别将每片滤纸放闪烁杯中，每杯加 5ml 闪烁液。在 β-液体闪烁计数仪上测定每杯样品的放射性计数（cpm）。

4. 实验结果 将 PHA 刺激组和对照组各自的平均放射性计数值，代入下式计算 PHA 刺激指数（SI）。

$$SI=\frac{\text{PHA 刺激管的放射性计数均值}}{\text{对照管的放射性计数均值}}$$

【小组讨论】

1. 同位素掺入法检测淋巴细胞增殖的原理和特点是什么？

2. 该增殖测量方法还可用于何种细胞的研究？有何临床意义？

（侯桂华）

实验 11 ^{125}I-标记物在小鼠体内的分布

【目的要求】

1. 掌握核素示踪法的原理及在动物实验中的应用。

2. 确定预计实验所必需的和足够的放射性核素标记化合物活度。

3. 掌握放射性核素标记化合物在生物实验中的一般操作过程。

4. 掌握用放射性核素标记化合物进行动物实验的数据处理及计算。

【实验内容】

1. 实验原理 被研究的物质经放射性核素标记后，其生物学性质一般不受影响，它在体内的吸收、分布及代谢，可借助被标记物质所发射的射线，经由辐射检测仪器定位，定量测得，进而掌握该物质在体内的动态变化规律。

2. 方法与步骤

（1）放射源注射：用 1ml 注射器吸取工作溶液（^{125}I 标记牛血清白蛋白 ^{125}I-BSA，10μCi/ml）0.2ml，注入小鼠腹腔。

（2）制备标准源：取一试管，加入 4.8 ml 蒸馏水及 ^{125}I 工作溶液 0.2ml，混匀后取 100μl，加入测量管中，在 γ 计数器上测量其放射性。

（3）样品制备：先编号试管，称管重。注射 30 分钟后，用玻璃细管经小鼠眶后静脉丛取血 0.1ml，放入已称重的小管中称重。取出小鼠不同的脏器，用生理盐水洗涤后，用滤纸去掉多余水分，然后放入已编号的试管内，分别称重。

（4）样品测量：对于发射能量较强的 γ 射线的示踪物可以直接用 γ 计数器测量其放射性。对于低能 β 射线的核素，应按照液体闪烁测量标本的要求制样，然后用 β 液体闪烁计数器测量。测量样本前需测量本底。

（5）数据处理：用单位时间内的放射性计数（cpm）表示各脏器相对放射性水平，计算每种组织 100mg 中的放射性计数。

（6）放射性废物及废液和器材的处理

1）放射性废物应严格放入指定容器内。

2）放射性活性操作应严格在指定的瓷盘中进行。

【病例举例】 患者，女性，32 岁。心悸、乏力 2 周。查体：轻度贫血貌，甲状腺Ⅱ度肿大。心率 90 次/分，心律齐，各瓣膜区未闻及病理性杂音。腹部无异常。

【小组讨论】

1. 何谓平面显像？何谓阳性显像？

2. 放射性同位素在该患者的诊断与治疗中可能起到的作用是什么？其机制是什么？

（侯桂华）

实验 12　^{51}Cr 释放实验测定 NK 细胞活性

【目的要求】

1. 掌握 NK 细胞活性测定的临床意义。

2. 掌握 ^{51}Cr 释放实验测定 NK 细胞活性的一般方法。

【实验内容】 NK 细胞也称自然杀伤细胞，它是一群不黏附、无吞噬、具有多功能的异质性细胞群。NK 细胞能够杀伤病毒感染的细胞，在同种异体移植排斥反应、免疫调节、自身免疫等多方面都起着重要作用。更重要的作用是杀伤各种类型的肿瘤细胞，成为机体免疫防御的第一道防线。NK 细胞无须特异抗体和补体的参与即能在体外直接杀伤肿瘤靶细胞。在肿瘤防治研究中，应用免疫佐剂的非特异性激活机体免疫系统，增加免疫细胞对肿瘤细胞的杀伤效应。测定 NK 细胞活性对研究肿瘤免疫机制和临床治疗效果及肿瘤患者预后的判定有重要意义。

1. 实验原理 NK 细胞活性可通过其杀伤肿瘤细胞的效应（细胞毒效应）检查，肿瘤靶细胞的损伤可用形态学方法观察，也可用标记的放射性核素释放量作指标进行测定。用放射性核素 ^{51}Cr、^{125}I-UdR、^{3}H-TdR 等加入体外培养的肿瘤细胞的培养基中，标记的肿瘤细胞与 NK 细胞共同培养，则 NK 细胞作用于肿瘤靶细胞，使肿瘤靶细胞受损伤而破碎，放射性核素从标记的靶细胞中释放出来，其释放量与 NK 细胞活性成正比，通过测定释放的放射性量可判断 NK 细胞的相对活性。

2. 仪器与试剂

仪器：γ 闪烁计数器、恒温箱、水平离心机等。

试剂：铬酸钠（$^{51}Cr\text{-}Na_2CrO_4$），放射性比活度＞3.7GBq/mg，RPMI1640 培养基（含 10%小牛血清），淋巴细胞分离液。

3. 方法与步骤

NK 细胞的制备：取待测的肝素抗凝血 1ml，加入 37℃预温的生理盐水 1ml，混匀；于试管内加入淋巴细胞分离液 1ml，用毛细滴管吸取稀释的血液，沿试管壁轻轻叠加于细胞分离液表面（切勿混匀），置水平离心机上，2000 转/分离心 10 分钟，即可出现分层。

通常自上而下依次为血浆、乳白色细胞层（淋巴细胞、颗粒细胞）、红细胞。用毛细滴管沿试管壁直接插入乳白色细胞层中，将此细胞悬液吸出，放入5ml预温（37℃）的生理盐水中，混匀，2000转/分离心10分钟，弃去上清液，同法再洗涤一次，将沉淀之细胞混悬于RPMI1640完全培养基中，制备成浓度为1×10^6/ml的细胞悬液。

标记靶细胞：用K562（慢性粒细胞白血病母细胞）细胞株为靶细胞。取传代的K562细胞4×10^6/ml细胞悬液，加入3.7MBq$Na_2{}^{51}CrO_4$，混匀，置37℃，90分钟（并时时摇动），250×g离心10分钟，最终配成1×10^5/ml的细胞悬液。

NK细胞活性实验如下。

自然释放管：完全培养基0.2ml，标记靶细胞悬液0.2ml。

自然杀伤管：备好的标记靶细胞悬液和效应细胞悬液各0.2ml（效靶比例为50∶1）。

最大释放管：标记靶细胞悬液0.2ml，SDS（十二烷基磺酸钠）4mg/ 0.2ml。

以上各管分别做多个复管，置5%CO_2 37℃培养4小时后，各管分别加入冷的Hanks液0.6ml（终止反应）。2500转/分离心5分钟，各取0.5ml上清液，用γ计数器测定各管的放射性。

4. 实验结果

$$\text{自然释放率（\%）}=\frac{\text{自然释放管的放射性计数}-\text{本底放射性计数}}{\text{最大释放管的放射性计数}-\text{本底放射性计数}}\times100\%$$

$$\text{自然杀伤率（\%）}=\frac{\text{自然杀伤管的放射性计数}-\text{自然释放管放射性计数}}{\text{最大释放管的放射性计数}-\text{自然释放管放射性计数}}\times100\%$$

$$^{51}\text{Cr 利用率（\%）}=\frac{\text{标记靶细胞的放射性计数}}{\text{投入总放射性计数}}\times100\%$$

5. 注意事项 理论上，^{51}Cr释放的测定数据直接反映细胞的破坏量，但实际检测过程中，存在着种种可导致细胞膜破坏的因素，称为“自然释放”。为了避免过高的自然释放率影响结果的可靠性，细胞培养不宜过久，实验流程不宜过长。应选用比活度高的^{51}Cr，以保证在相等示踪剂量的情况下，进入细胞内的Cr离子浓度相对较低。严格控制离子浓度对于减少细胞死亡，降低自然释放率是十分必要的。常用的NK细胞与靶细胞之比为（5～10）∶1，但也有报道用1∶1即有效的。NK细胞的活性与温度有关，15℃以下没有活性，15℃以上活性随温度增高而上升，37℃最活跃，高于37℃细胞活性急剧下降，自然释放迅速升高。

【病例举例】 患者，男性，32岁。反复发热1个月。有不洁性生活史。查体：T 39℃，双侧颈部、腋窝及腹股沟可触及多个肿大淋巴结，最大者3cm×2.5cm，质韧，无触痛。双肺呼吸音粗，未闻及干湿啰音。心脏无异常。肝肋下未触及，脾肋下1cm。

【小组讨论】

1. 该患者的T淋巴细胞可能出现何种变化？

2. 该患者NK细胞活性可以用哪些方法评估？

（侯桂华）

实验 13 ^{125}I-UdR 释放实验检测 NK 细胞活性

【目的要求】

1. 掌握 NK 细胞活性测定的临床意义。

2. 掌握 ^{125}I-UdR 释放实验测定 NK 细胞活性的一般方法。

【实验内容】

1. 实验原理 ^{125}I-UdR（^{125}I-2′脱氧尿嘧啶核苷）是胸腺嘧啶核苷的类似物，作为 DNA 合成的前体物，它能相当特异地取代胸腺嘧啶核苷掺入到细胞核 DNA 链上。因此，以 ^{125}I-UdR 标记体外传代培养的肿瘤细胞作为靶细胞，以外周血分离的单个核细胞或小鼠脾细胞作为效应细胞，进行体外 NK 细胞活性检测。被效应细胞杀伤的靶细胞溶解后可释放 ^{125}I-UdR，用 γ 计数仪测定其放射性强度，以 ^{125}I-UdR 释放百分率表示 NK 细胞的活性。

2. 实验材料 ^{125}I-UdR：^{125}I 的物理半衰期为 59.7 天。

胰蛋白酶：用无 Ca^{2+}、Mg^{2+}的 Hank's 液配制成 3mg/ml，小量分装，–20℃冻存。

DNA：用 Hank's 液配制成 50μg/ml，小量分装，–20℃冻存。

5-氟脱氧尿嘧啶核苷（5-FudR）：用生理盐水配制成 1×10^{-3}mol/L，4℃冰箱保存。

靶细胞：检测人的 NK 细胞活性常用的靶细胞为体外传代细胞株 K_{562}。检测小鼠 NK 细胞活性常用的靶细胞为 YAC-1 细胞株。实验时一般采用 24～48 小时培养的靶细胞。

效应细胞：从人外周血（肝素抗凝）分离的单核细胞或小鼠脾细胞。

含 15%NCS 的 RPMI1640 营养液，0.5%台盼蓝以及淋巴细胞分层液等。

3. 操作步骤

靶细胞的制备：取培养 24～48 小时的靶细胞 1ml（5×10^5/ml），分别加入 5-FudR 4～6μl 和 ^{125}I-UdR6μCi，混匀，置 37℃培养 2 小时，取出后用含 5%NCS 的 RPMI1640 营养液洗涤 3 次，每次 1500 转/分离心 2 分钟，最后用完全 RPMI1640 培养液悬浮，计数活细胞。

效应细胞的制备：用常规方法分离人 PBMC 或小鼠脾细胞，最后用完全 RPMI1640 培养液悬浮并计数。

效-靶细胞的作用：调整效应细胞和标记的靶细胞浓度，分别加入塑料试管中，效/靶细胞比例为 100∶1。同时设只加标记靶细胞的自然释放对照管，每份标本和对照管均设 3 个复管，每管均用完全 RPMI1640 培养液补足体积至 1ml，混匀，1500 转/分离心 2 分钟，以促进效-靶细胞的作用，置 37℃，5%CO_2 温箱中培养 18 小时。

酶处理：取出效-靶细胞培养物，1500 转/分离心 2 分钟，弃上清液，于每管中加入胰蛋白酶和 DNA 酶各 0.1ml，混匀后置 37℃水浴 30 分钟，促使已受损伤的靶细胞释放 ^{125}I-UdR，然后于各管中加入 0.8ml 冷 Hank's 液，以终止酶反应。1500 转/分离心 2 分钟，分别吸出各管上清液 0.5ml 置于另一塑料试管中。

放射性测量和结果计算：用 γ 计数仪分别测量每管上清液部分的放射性计数值，并按下式计算 ^{125}I-UdR 释放率和 NK 细胞活性，取 3 管均值作为 NK 细胞活性。

$$^{125}\text{I-UdR 释放率（\%）} = \frac{\text{5ml 上清液放射性计数值}}{\text{5ml 上清液放射性计数值+0.5ml 细胞悬液放射性计数值}} \times 100\%$$

NK 细胞活性（%）=试验管 ^{125}I-UdR 释放率–对照管 ^{125}I-UdR 自然释放率

一般要求 ^{125}I-UdR 自然释放率小于 10%，检测小鼠脾细胞 NK 活性用 YAC-1 细胞作为靶细胞时，检测前可不经过酶处理。

【小组讨论】 放射性核素检测细胞活性与其他生物学方法检测相比，有何优缺点？请举例说明。

（侯桂华）

实验 14　缺口转译法标记 DNA 探针

【目的要求】

1. 掌握缺口转译法标记 DNA 探针的临床意义。

2. 掌握缺口转译法标记 DNA 探针的一般方法。

【实验内容】 欲检测未知 DNA 和已知 DNA 序列的同源性，必须对已知 DNA 进行标记示踪，这种带有示踪标记的 DNA 称为 DNA 探针。为得到理想的 DNA 探针，许多学者曾研究了生物素、酶和发光物质标记的探针。因此，目前仍广泛使用放射性核素标记 DNA 探针。标记 DNA 探针的方法也有多种，如末端标记法、多引物标记法等，但缺口转译法在制备 DNA 探针实验中，标记效率高，探针的比活度理想，是核酸分子杂交中广泛使用的方法。

1. 实验原理 缺口转译（nick translation）法标记 DNA 探针是基于 DNA 聚合酶Ⅰ的 5′-3′外切酶活性和 5′-3′聚合酶活性。其基本原理是：在一定条件下，利用有限量的 DNase Ⅰ在双链 DNA 的一条链上随机地打开缺口，然后在 DNA 聚合酶Ⅰ作用下，从缺口 3′羟基端按 5′-3′方向，以相对应的链为模板，按碱基互补原则，将反应体系中放射性核素标记的脱氧三磷酸核苷（dNTP）掺入到 DNA 新链中，而原有核苷酸序列并未改变。因此，缺口转译实际上是利用放射性核素标记的 dNTP 取代了原链中未标记的同种 dNTP。

2. 仪器及试剂

（1）仪器：液体闪烁计数器、低温真空干燥机、台式高速离心机、低温冰箱、恒温水浴箱。

（2）试剂：DNA 聚合酶Ⅰ，DNase Ⅰ，（α-^{32}P）dATP（1.11×10^{14}Bq/mmol）或（^{3}H）dTTP（1.48×10^{12}Bq/mmol），dCTP，dGTP，dTTP 或 dATP，二硫苏糖醇（DTT），牛血清白蛋白，硫酸镁，乙酸钠，盐酸，Tris，EDTA，无水乙醇，去离子水，待标记 DNA。

3. 方法与步骤

（1）低温干燥标记物质：将 1.85MBq（α-^{32}P）dATP 或 3.7×10^{5}Bq（^{3}H）dTTP 置于 1.5ml 聚丙烯离心管中，管口塞入少量脱脂棉，再用封口膜或玻璃纸封住管口，用针在封口膜上刺 5～6 个孔。将离心管放入低温真空干燥机抽干，以除去标记物中的乙醇。

先向离心管中加入 10μl 去离子水，使管中的标记物充分溶解。然后按顺序加入下列溶液：5μl 10×缺口转译缓冲液（0.5mol/LTris-HCl、0.1mol/L$MgSO_4$、1mmol/L DTT、500μg/ml 牛血清白蛋白），1μl 10mmol/L dCTP、dGTP、dATP（^{3}H 标记时）或 dTTP（^{32}P 标记时），1μl 待标记 DNA，6U DNA 聚合酶Ⅰ，1μl 0.1μg/ml DNase Ⅰ，用去离子水补充体积至 50μl，混匀后于 16℃水浴 1～2 小时。加入 0.5 mol/L EDTA pH 7.5 2μl，以终止反应。

（2）分离标记 DNA：标记反应结束后，整个反应体系中含有标记 DNA 探针，游离放射性核素标记单核苷酸、非标记单核苷酸及酶等物质，为得到纯化的标记的 DNA 探针，必须进行分离和纯化，可以通过过柱法或乙醇沉淀等方法实现。

1）过柱法：先用 5 倍于柱床体积的 TE 缓冲液（10 mmol/L Tris-HCl、1mmol/L EDTA pH8.0）平衡 Sephadex G50 柱。平衡完毕后，将反应混合液小心转移到 Sephadex G50 柱上，同时计数滴数，从第 16 滴开始收集，每管 4 滴，共收集 10～12 管，液体闪烁计数器测定各管样品放射性计数值，收集的第一个峰即为 DNA 探针。

2）乙醇沉淀法：向终止反应的离心管中加入 7.5μL 2.5mol/L NaAc 调节离子强度，以利于乙醇沉淀 DNA，再加入 120μl 无水乙醇，置低温冰箱（–20℃以下）2 小时，取出后于 1500 转/分离心 15 分钟，弃掉上清液，将沉淀溶于 100μl 去离子水中。加入 15μl 2.5mol/L NaAc、250μl 无水乙醇，于低温冰箱（–20℃以下）过夜。取出后离心，15 000 转/分离心 15 分钟，弃去上清液。再向沉淀中加入 100μl 去离子水，15μl 2.5mol/L NaAc、250μl 无水乙醇，置低温冰箱（–20℃以下）2 小时后取出离心，15 000 转/分离心 15 分钟，弃去上清液，空气吹干沉淀，最后将沉淀溶于 TE 缓冲液中，即为标记 DNA 探针，置 4℃冰箱贮存。

（3）检测 DNA 探针的比活度：取一定量（1～2μL）标记 DNA 探针，用液体闪烁计数器测定放射性计数，最后换算为每微克标记 DNA 探针的放射性计数（cpm/μg DNA）即为标记 DNA 探针的比活度。

4. 结果与注意事项 标记 DNA 探针的比活度是影响检出灵敏度的主要因素，利用缺口转译法标记 DNA 探针的比活度与放射性核素标记单核苷酸的比活度成正比关系，即所使用的标记单核苷酸比活度越高，所制备的 DNA 探针的比活度越高。（α-^{32}P）dATP 制备的 DNA 探针比活度应大于 1×10^{8}cpm/μg DNA；（^{3}H）dTTP 标记的 DNA 探针比活度应高于 1×10^{5}cpm/μg DNA。

待标记 DNA 的纯度要高；缺口转译法对较长的 DNA 分子标记效果较好，短分子（＜500bp）不宜用此方法。

标记反应所用的试剂均用去离子水配制，以控制反应体系的离子强度；国产标记单核苷酸一般在乙醇溶液中，因为乙醇影响酶的活性，干扰缺口转译，因此必须除去。

标记反应温度不应超过 20℃，否则 DNA 聚合酶 I 会以新合成的链为模板，产生“回折”状 DNA。

DNase I 按 1mg/ml 溶于 0.15mol/L NaCl 和 50%甘油中，分装成小份，于–20℃贮存，使用时取出一小份，用 1×缺口转译缓冲液稀释为 0.1μg/ml。

【小组讨论】

1. 标记 DNA 探针的方法有哪些?

2. 举例说明 DNA 探针标记在医学研究领域中的应用。

（侯桂华）

实验 15　组织原位杂交

【目的要求】

1. 掌握组织原位杂交的临床应用。

2. 掌握组织原位杂交的一般方法。

【实验内容】

1. 实验原理 组织原位杂交是经适当处理后，使细胞通透性增加，让探针进入细胞内与 DNA 或 RNA 杂交。因此原位杂交可以确定探针的互补序列在胞内的空间位置，此外，原位杂交还是显示细胞亚群分布和动向及病原微生物存在的方式和部位的一种重要技术。用于原位杂交的探针可以是单链或双链 DNA，也可以是 RNA 探针，探针的长度通常以 100～400nt 为宜，过长则杂交效率减低。探针的标记物可以是放射性同位素，也可以是非放射性生物素和半抗原等。放射性同位素中，^{3}H 和 ^{35}S 最为常用。^{3}H 标记的探针半衰期长，成像分辨率高，便于定位，缺点是能量低。^{35}S 标记探针活性较高，影像分辨率也较好。而 ^{32}P 能量过高，致使产生的影像模糊，不利于确定杂交位点。

2. 试剂

2mol/L HCl：HCl 8.2ml，H_2O 定容 0.5L。

0.1mol/L 三乙醇胺（pH8.0）：三乙醇胺 5.33ml，H_2O 定容 0.4L。

5ml/L 乙酸-2.5ml/L 醋酸酐：三乙醇胺 13.2ml，NaCl 5g，浓 HCl 4ml，H_2O 定容 0.98L，醋酸酐（用前加）2.5ml。

20×SSC（pH 7.0）：NaCl 175.3g，枸橼酸钠 88.2g，H_2O 定容 1L。

100×Denhardt's：Ficoll 1g，PVP 1g，BSA 1g H_2O 定容 50ml。

杂交液：Formamide 5ml，20×SSC 2.5ml，Dextran sulfate 1g，100×Denhardt's 0.5mml，10%SDS 0.5ml，10g/L sperm DNA 0.1ml，H_2O 1.4L。

BufferⅠ（pH 7.5）：0.1mol/L Tris·Cl，0.15mol/L NaCl。

BufferⅢ（pH 9.5）：0.1mol/L Tris·Cl，0.1mol/L NaCl，0.05mol/L $MgCl_2$。

BufferⅣ（pH 8.0）：10mmol/L Tris·Cl，1mmol/L EDTA。

3. 操作流程 二甲苯于 37℃脱蜡 2 次，每次 15 分钟；无水乙醇浸泡 2 次，每次 3 分钟；95%乙醇浸泡 2 次，每次 3 分钟；PBS 清洗 3 分钟；2%焦碳酸二乙酯室温下浸泡 10 分钟；PBS 清洗 10 分钟；使用地高辛标记的核酸探针进行石蜡切片的 RNA 原位杂交，加入胃蛋白酶 25μl/ml，37℃孵育 15 分钟；PBS 清洗 2 次，每次 3 分钟；0.2mol/L 的 HCl 孵育 30 分钟；PBS 清洗 2 次，每次 3 分钟；0.25%无水乙酸和 0.1mol/L 三乙醇胺孵育 10 分钟，PBS 清洗 2 次，每次 5 分钟，预杂交缓冲液孵育 30 分钟，准备核酸探针混合物：使用预杂交缓冲液稀释探针，85℃加热 5 分钟，置于冰块中 10 分钟，杂交；将玻片置于 SSC 中 2 次，每次 5 分钟以去除封片；PBS 清洗 3 分钟；RNA 酶 A 溶液中（或 0.1～1ng/ml PBS 中）37℃孵育 30 分钟；PBS 清洗 5 分钟；室温，2×SSC 清洗 10 分钟；37℃，1×SSC 清洗 10 分钟；37℃，0.5×SSC 清洗 10 分钟，缓冲液 A 孵育 10 分钟；缓冲液 A（1%正常绵羊血清和 0.03%三重氢核 X-100）孵育 30 分钟；加入抗地高辛抗体（1/200 的上述缓冲液，来自 Boehringer Mannheim），37℃孵育 3 小时；缓冲液 A 清洗 2 次，每次 10 分钟；缓冲液 B 清洗 2 次，每次 5 分钟；制成 NBT/BCIP 暗处保存 30～60 分钟，显微镜下进行观察，如果背景尚佳，显色时间可延长到 16 个小时；停止缓冲液 B 的反应，用水进行简单的清洗；固红、脱水以及封片进行核的复染。

【小组讨论】

1. 组织原位杂交的方法有哪些？

2. 举例说明组织原位杂交在医学基础研究及临床诊疗领域中的应用。

（侯桂华）

实验 16 反向斑点杂交

【目的要求】

1. 掌握反向斑点杂交的临床应用。

2. 掌握反向斑点杂交的一般方法。

【实验内容】

1. 实验原理 该方法是将被检标本点到膜上烘烤固定。这种方法耗时短，可做半定量分析，一张膜上可同时检测多个样品。反向斑点杂交（RDB）技术是近年来研究应用于单个碱基突变基因诊断的方法，其最大的特点就是简便、快速而分辨能力高，最突出的优点是进行一个标本的基因分型只需 1 次杂交即可完成，配合快速的 DNA 提取方法及电脑分析软件得出，可以在 1 个工作日内完成所需的分型工作。另外，RDB 方法还具有序列特异寡核苷酸探针杂交技术（SSOP 技术）的高分辨率和特异性强的特点，将 RDB 技术应用于基因分型具有广阔的发展前景。

2. 材料与方法

（1）尼龙膜的处理：用激光打印机在尼龙膜上打印好标记格和编号。乙基 232（二甲基氨基丙基）二碳酰[et hyl232（dimethylaminopropyl）carbodiimide，EDC]充分处理 30 分钟，最后用蒸馏水冲洗尼龙膜，然后把尼龙膜摊在滤纸或吸水纸上晾干。尼龙膜干透后，放在干净的滤纸上点膜，晾干后保存于低温冰箱中备用。

（2）PCR 扩增：在 50μl PCR 管中加入 H_2O 27μl，10×PCR buffer 5μl，10×dNTP（1.25 mmol/ L）8μl，Primers 1（5μmol/L）2μl，Primers 2（5μmol/L）2μl，DNA 5μl *Taq* 酶（5U/μl）1μl。PCR 程序：95℃ 5 分钟后加酶，95℃ 1 分钟，60℃ 30 秒，72℃ 30 秒，共 35 个循环。PCR 产物经 1%琼脂糖凝胶电泳检查 PCR 扩增的效果。

（3）杂交和洗膜：用 1 只 15ml 的杂交管，标记好样品的编号，放进尼龙膜，加入 2×SSC 作为杂交液，加入 PCR 产物，放入 48℃杂交箱中杂交 1～2 小时后取出膜条，用 0.5×SSC 洗膜 5 分钟。辣根过氧化物酶-抗地高辛抗体（POD2Anti2D I G2Ab）处理及显色反应，用 2×SSC 配制 1∶4000 的 POD 溶液并处理膜条 15 分钟，弃去 POD 溶液换上新的 2×SSC，0.1% SDS 溶液洗 2 次，每次 5 分钟，把膜条置显色液中显色，5～10 分钟可见显色点出现，直至显色充分，以蒸馏水洗膜条，拍照或复印。

（4）结果分析：将杂交结果输入程序，由电脑完成结果分析，抽取个别结果与格局表对照，进行人工分析以核对电脑分析结果。

【小组讨论】

1. 反向斑点杂交的方法有哪些？

2. 举例说明反向斑点杂交在医学基础研究及临床诊疗领域中的应用。

（侯桂华）

实验 17　放射免疫分析法测定血清激素含量

【目的要求】

1. 加深对放射免疫分析技术（RIA）基本原理的理解。

2. 熟练掌握 RIA 基本技术。

【实验内容】

1. 实验原理　黄体酮主要由卵巢和妊娠时胎盘中产生，它的测定对于确定排卵、孕激素治疗监测早期妊娠状况的评价及判断黄体功能状态方面有特别重要意义，是研究卵巢生理与病理生理不可缺少的手段。

含黄体酮的患者的血清样本及 ^{125}I 标记的黄体酮一起与限量的抗黄体酮抗体形成竞争抑制反应，反应体系平衡后，则反应液中生成抗原抗体复合物和未结合的标记游离抗原。

$$Ag + Ag^* + Ab \rightarrow [Ag^*Ab] + [AgAb] + Ag^*$$

此时加入 PR 分离剂（PEG-Ab_2），使游离部分与结合部分分离，离心后，弃上清液，用γ-计数器测量沉淀部分的放射性活度。

药盒组成：^{125}I 黄体酮标记物，黄体酮抗体，黄体酮标准品，PEG-Ab_2。

2. 方法与步骤

（1）结果计算：计算各标准管及样品管的 B/Bo（%），公式如下。

$$B/Bo(\%) = \frac{B - NSB}{Bo - NSB} \times 100$$

式中，B 为样本管计数，Bo 为零标准计数，NSB 为非特异性结合管计数。

以标准管的 B/Bo（%）为纵轴，标准管浓度（ng/ml）为横轴，在 Logit-Log 坐标纸上绘制标准曲线。从标准曲线上查出各待测标本管的黄体酮浓度。

（2）注意事项

1）弃上清液既要彻底，又不要丢失沉淀物。

2）药盒要在实验前与室温平衡，摇匀后再用。

3）标准和待测样品的操作用具要一致。

加样表如表 3-6。

表 3-6　加样表 1

试管号	标本	标本量	^{125}I-P	抗体		PEG-Ab_2	
1～2	总 T		100		混匀后放 37℃水浴 30 分钟		充分混匀，350 转/分离心 15 分钟，弃上清，测量各沉淀管放射性活度
3～4	NSB	100	100	100（PB）		500	
5～6	Bo	100	100	100		500	
7～18 0.1～100ng/ml	标准	100	100	100		500	
19～20	待测管	100	100	100		500	
21～24	质控	100	100	100		500	

【病例举例】　患者，女性，47 岁。面部浮肿、泡沫样尿 2 个月。平时月经不规律。查体：轻度贫血貌，心、肺及腹部无异常。实验室检查：尿蛋白++，BUN 34mmol/L，Cr 456μmol/L。

【小组讨论】

1. 可否利用放射免疫分析法检测患者自身疾病的异常？为什么？

2. 什么是肾脏动态显像？

（侯桂华）

实验 18 分泌型 IgA（SIgA）免疫放射试剂测定

【目的要求】

1. 掌握免疫放射分析技术的临床应用。

2. 掌握免疫放射分析技术的一般方法。

【实验内容】

1. 实验原理 SIgA（分泌型免疫球蛋白 A）广泛存在于人体血液及各种分泌液，它是分泌液中主要免疫蛋白种类，是机体黏膜特异性的防御因素。本试剂盒采用双抗体夹心法，检测血清及各种分泌液中的 SIgA。采用的双抗体均是针对 SIgA 中分泌成分 SC 的特异抗体，具有特异性极强、灵敏性高、稳定性好的特点。首先包被在聚苯乙烯球上的抗体与样品中的 SIgA 形成免疫复合物“抗体-SIgA”，然后加入标记抗体 ^{125}I-抗体，形成三层夹心免疫复合物“抗体-SIgA-^{125}I-抗体”。测定各小球上的 ^{125}I 放射性计数值与标准曲线或标准值对照计算，就可知样品中的 SIgA 含量。

2. 试剂盒的组成

人 SIgA 标准品 S_0-S_5：0；60；120；360；1300；3000（ng/ml）。

抗人 SIgA 抗体包被聚苯乙烯球：（100/50）粒/瓶。

^{125}I-抗人 SIgA 抗体溶液：（21/11）ml/瓶。

样品稀释液：40ml/瓶。

3. 样品处理 样品可根据不同的含量进行稀释。①血清样品 1∶50 稀释：取 10μl 血清加入 490μl 样品稀释液，混匀备用。②尿液、胃液、脑脊液样品 1∶10 稀释：取 20μl 样品加入 180μl 样品稀释液，混匀即可。③唾液样品 1∶1000 稀释：先取 1ml 生理盐水加入 10μl 唾液混匀（1∶100），然后取 180μl 样品液加入混匀后的样品 20μl 即可。④前列腺液样品 1∶2000 稀释：先 1∶200 稀释，取 2ml 生理盐水加入 10μl 样品，混匀后称为溶液 A；然后将溶液 A 1∶10 稀释，取 180μl 样品稀释液加入 20μl 溶液 A 混匀即可用。

4. 操作步骤

1）加样：S_0～S_5（双管）200μl，样品（已稀释）200μl，包被球 1 粒/管。

2）温育：37℃，2 小时。

3）洗涤：去离子水洗 2～4 次，每次须加满试管。

4）加 ^{125}I-抗人 SIgA 抗体 200μl/管。

5）温育：室温过夜（18～24 小时）。

6）洗涤：同步骤 3。

7）测量：将小球转入测量管，用 γ 计数器测放射性计数（cpm）。

5. 计算结果

各管计数需去除本底（样本管放射性计数 - So 管放射性计数）。

待测标本浓度计算可用以下几种方法：

双对数直角坐标作图（横坐标为浓度，纵坐标为放射性计数值）；

半对数作图（横坐标为浓度，纵坐标为 B_1/B_5）；

使用计算机 IRMA 程序；

使用计算器（CASIOfx-3600P）MODE/2Log-Log 程序。

测定值为处理后的 SIgA 浓度，乘以稀释倍数即为原标本中的浓度。

6. 注意事项

（1）药盒于 2～8℃保存。

（2）样品可稀释后在 4℃保存（密封）2 周，超过 2 周应冷冻保存。

【病例举例】 患者，女性，47 岁。乏力、双下肢水肿半年。查体：贫血貌，心、肺及腹部无异常。心脏超声显示室间隔肥厚，射血分数 40，临床考虑心肌淀粉样变。

【小组讨论】

1. 如何用放射免疫分析法检测患者心脏的病变及原因？

2. 该患者可能出现的结果是什么？

（侯桂华）

实验 19　放射免疫分析数据处理

【目的要求】 通过一个 RIA 实验的全过程掌握 RIA 的基本原理、基本方法步骤及数据处理步骤。

【实验内容】

1. 基本原理 放射免疫分析（radioimmunoassay，RIA）是竞争放射分析（competitive radioassay）的一种。竞争放射分析是一组体外超微量放射分析技术的总称，包括放射免疫分析、竞争性蛋白结合分析（competitive protein binding assay，CPBA）、放射受体分析（radio-receptor assay，RRA）等，它们的共同特点是：反应体系中包含三种物质，一是一定量的特异结合试剂，二是一定量的标记物，三是可变量的被测物或其标准品。其中特异结合试剂的分子数少于标记物的分子数，因此，标记物和待测物（或标准品）要与特异结合试剂发生竞争结合反应。在竞争结合达到平衡时，特异结合试剂绝大部分形成复合物，复合物中标记物的量则取决于所加标记物和待测物（或标准品）的比例，待测物（或标准品）越多，则复合物中的标记物越少，亦即放射性越低，呈一定函数关系。三类分析技术的主要区别在于所用的特异结合试剂不同：RIA 中用的是特异抗体，CPBA 中用的是血浆中的特异结合蛋白（如甲状腺素结合球蛋白，肾上腺皮质激素结合蛋白等），RRA 中用的是不同的受体蛋白。其中特异抗体品种最多，可高倍稀释后应用，亲和力也高，所以 RIA 应用最为普遍。

放射免疫分析（RBA 和 CPBA 也一样）的数据处理现已计算机化。事前将一定的数学模型存在计算机中，实验时将实验所得的标准曲线的实测值代入模型，经用一定方法拟合后，得到标准曲线的各参数，由此得到该次实验的一个有确定参数的公式，待测样品的实测值代入公式，即得该样品的含量。提出过的数学模型很多，目前认为较好的是四参数 Logistic 模型。

数据处理的另一重要内容是质量控制。其中最重要的是：精密度的检验；批内偏差的检验；内漂移的检验。这些检验都需要事前设计好，得到数据后输入计算机，由计算机给出相应的质控信息，借以判断每批实验乃至每个待测样品的可靠性。

本次实验以血浆环磷酸鸟苷（cGMP）的 RIA 测量为实例。cGMP 是小分子半抗原，需先通过琥珀酸酐连至蛋白分子上才能得到满意的抗体。琥珀酸酐连在 cGMP 分子戊糖的第二碳原子上，所以在放射免疫测量时，用醋酐将戊糖第二碳原子上的羟基保护起来可以使亲和力明显提高。另外，标记物是将 ^{125}I 标记在事前已与 cGMP 相连的琥珀酸酪氨酸残基上。这两点是 cGMP、环磷酸腺苷（cAMP）放射免疫特有的现象。至于加样程序、保温、分离、数据处理等，都和其他物质的 RIA 大同小异。

另一类体外放射分析技术称为免疫放射分析（immunoradiometric assay，IRMA），它与竞争放射分析的本质区别是：系统中只有两种主要物质，一是标记抗体，二是非标记抗原。而且标记抗体是过量的，因此分离到的复合物中放射性越高，非标记抗原越多。由于游离的标记抗体是大分子，与复合物的分离较困难，一般需要免疫学的方法才能较好地分开，也就是需要抗原有两个抗原决定簇，制备两个单克隆抗体，一个用以制成标记抗体，另一个用以吸附抗原及复合物，以达到游离抗体（不吸附）的目的。

2. cGMP 放射免疫分析的实验操作 本实验操作包括标准曲线制作及血浆样品测定。复习放射免疫分析法的一般操作步骤，然后按 cGMP 试剂盒操作说明书进行，注意以下事项。

（1）试剂的配制：一般均事前通过实验确定，如系商品试剂盒，一般按说明书进行。注意蒸馏水的质量，尽可能采用去离子水或双蒸水。注意精密度图与试剂浓度有关，如待测样品含量过高或过低，不在试剂盒规定的试剂浓度所能得到的精密度图允许范围内，必要时可改变试剂浓度。

（2）待测样品的处理：不同待测物质样品处理方法相差很大，如欲对生物样品不经处理便直接测定，必须有预实验的依据证明无干扰因素。

（3）加样顺序：尽可能采用平衡法，这种方法一般最后加抗体，保证标记物和待测物与抗体结合的机会均等。乙酰化是 cAMP 和 cGMP 的特殊步骤，这两个化合物乙酰化后与抗体的亲和力明显提高，所以乙酰化能明显提高分析的灵敏度。注意加样全过程要在一定的温度下进行。

（4）温育：必须有一定的温度与时间，以保证反应达到平衡，并保证结果的前后一致性。

（5）分离结合和游离部分：可考虑的方法很多，取决于不同的抗原、不同实验室的传统做法。采用微孔滤膜分离是利用它对抗体或抗原抗体复合物有吸附作用，不是利用它的微孔滤膜作用（所以同样孔径的玻璃纤维滤膜不能代用）。使用对象一般是小分子抗原，并要求滤膜对游离抗原无明显吸附。

（6）放射性测量的误差控制：要求每一样品的相对测量误差小于 5%（数据处理时，非特异结合者除外，同时应注意控制非特异结合的测量误差）。

3. 手工数据处理　用普通坐标纸手工绘制标准曲线：以各标准管的计量为横坐标，相应的结合率（B%，由该管的放射性计数值被每管所加的总放射性计数除算得，取复管均值）为纵坐标，将各剂量的数据点标在坐标纸上，再以目测法将各点连成一条平滑的曲线。将未知样品的放射性计数值从曲线上查出相应的剂量值。

4. 计算机数据处理　复习几种常用数学模型的性质及各自的优缺点。参照 RIA 数据处理软件的使用说明书，调用软件并按说明书的提示进行。根据说明书的提示，选择四参数质量作用模型进行曲线拟和。如果自己的实验数据不理想，可以采用以下数据进行运算，以掌握软件的使用。

每管总放射性计数：9575，9606（cpm）。

剂量单位：pmol

标准管：0 pmol………………………… 3602，3644（cpm）

0.05 pmol……………………………2454，2744（cpm）

0.10 pmol……………………………2249，2036（cpm）

0.20 pmol……………………………1767，1755（cpm）

0.40 pmol……………………………1437，1308（cpm）

观看软件运行过程及运算结果，打印数据及标准曲线图。按照说明书进行未知样品的运算。

如果自己的数据不理想（例如复管间差异太大），可采用以下数据。

QC1………………………………2455，2502（cpm）

QC2………………………………1707，1698（cpm）

U1 …………………………… 1800，1766（cpm）

U2 …………………………… 2266，2232（cpm）

U3 …………………………… 2652，2534（cpm）

U4 …………………………… 1777，1732（cpm）

U5 …………………………… 1367，1333（cpm）

U6 …………………………… 3699，3677（cpm）

QC17 …………………………2464，2493（cpm）

QC23 …………………………1700，1727（cpm）

5. 质量控制　在数据处理好后，看录像，然后按软件说明书继续以该批数据进行质控运算。

【小组讨论】　请结合数据处理讨论以下问题。

1. 手工绘制标准曲线的主要缺点是什么？

2. 本软件拟和标准曲线采用哪两个数学模型？为什么选这两个模型？

3. 每个样品测定结果的随机误差是根据什么计算出来的？

4. 未知样品中有没有随机误差过大的样品？程序是如何做判断的（以什么作为判断的依据）？

5. 样品测定结果的最后一项中有“Hi”和“Lo”，表示什么？

（侯桂华）

实验 20　受体放射配基结合分析法-I

【目的要求】 掌握受体放射配基结合分析法在临床中的应用及一般方法。

【实验内容】

1. 大鼠肺β肾上腺素受体的单位点竞争结合实验

（1）实验原理：如果在受体和放射配基的反应系统中加入另一种也能与该受体发生特异结合反应的非放射性配基，则非放射性配基将与放射性配基竞争有限的受体，而使复合物的放射性降低。

$$\mathrm{KL}=\frac{R\times L}{\mathrm{RL}}\qquad \mathrm{KI}=\frac{R\times I}{\mathrm{RI}}$$

R、*L*、*I* 分别为游离的受体、放射配基、竞争剂的浓度；KL 是放射配基 *L* 与受体 *R* 结合的平衡解离常数；KI 是竞争剂 *I* 与受体 *R* 结合的平衡解离常数；RL 是放射配基-受体复合物；RI 是竞争剂-受体复合物；LT 是放射配基初始浓度；IC_{50} 是半抑制浓度。两式合并后可导出下式。

$$\mathrm{RL}^2-\mathrm{RL}\times[\mathrm{RT}+\mathrm{LT}+\mathrm{KL}\times(1+I/\mathrm{KI})]+\mathrm{RT}\times\mathrm{LT}=0$$

可以看出，与单位点无竞争剂的基本函数式相比，仅是

$$\mathrm{KL}\text{ 变为 }\mathrm{KL}\times(1+I/\mathrm{KI}),$$

所以单位点竞争主要有两个特点。

第一：如果固定一定量的竞争剂而逐步改变 LT，则得到饱和曲线，只是其平衡解离常数变大，竞争剂用量越多或亲和力越高，平衡解离常数越大。

第二：如果固定 LT 而逐步改变竞争剂用量 IT，则得到竞争抑制曲线，亦即复合物的放射性随竞争剂的增加而变小，当横坐标是 IT 的对数时呈反 S 形曲线。亲和力越高（KI 越小）的竞争剂曲线下降越快，亦即其位置越靠左。常用 IC_{50} 来反映它们的亲和力，IC_{50} 越小，亲和力越高，亦即 KI 越小。IC_{50} 和 KI 的关系可由下式来近似表示。

$$\mathrm{KI}=\frac{\mathrm{IC}_{50}}{1+\mathrm{LT}/\mathrm{KL}}$$

（2）实验方法：一定浓度的受体标本（大鼠肺的β受体）与一定浓度的标记配基（^{125}I-PIN）起结合反应，反应系统中同时加入不同浓度的非标记竞争抑制剂（普萘洛尔，Propranolol），反应平衡后分离复合物测量放射性，由于放射配基及竞争剂对受体各亚型无选择性，故属单位点系统。用数学模型算出竞争剂 KI 和 IC_{50} 的同时也给出 RT，标记配基 LT 及其平衡解离常数 KL 为已知参数。

（3）实验操作

1）主要试剂及材料

淋洗磷酸缓冲液（B_1）：50mmol/L KH_2PO_4-NaOH，10mmol/L $MgCl_2$，pH 7.7。

制备磷酸缓冲液（B_2）：B_1 加 0.25mmol/L 蔗糖，pH 7.7。

反应磷酸缓冲液（B_3）：B_1 加维生素 C，pH 7.7。

2）放射配基（−）^{125}I-PIN，用 B_1 稀释至 20 万～25 万 cpm/100μl。

3）非放射配基（±）普萘洛尔（0.4nmol/L，1.2nmol/L，4nmol/L，12nmol/L，40nmol/L，120nmol/L，400nmol/L，1200nmol/L，4000nmol/L）。

4）冷冻高速离心机专用 10ml 塑料离心管，超速离心机专用 10ml 塑料离心管，玻璃纤维滤膜虹光 69 型。

5）劳里（Lowry）微量法蛋白定量试剂：标准蛋白溶液（牛血清白蛋白，0.3mg/ml），50%三氯乙酸，0.5mol/L NaOH，2%碳酸钠（A 液），0.5%硫酸铜+1%枸橼酸钠（B 液），酚试剂（原液临用前用两倍体积双蒸水稀释）。

6）标本制备：差速离心法（全部操作在 0～4℃进行，注意重复性）

A. 大鼠断头，迅速开胸取肺，投入盛有 10ml B_2 的小烧杯。

B. 鼠肺稍经漂洗后连同缓冲液转入内切式匀浆器，3000～5000 转/分离心 1 分钟制粗匀浆。

C. 将粗匀浆转入有 Teflon 芯的玻璃匀浆器，以一定转速和一定的上下次数（5 次）匀浆。

D. 匀浆转入冷冻高速离心管，5000 转/分离心 10 分钟。

E. 将上清液倒入超速离心管，27 000×g 离心 15 分钟。

F. 倒去上清液，加 B_3 6ml，用小玻璃棒将沉淀物从管壁上刮下，使之悬浮在 B_3 中。

G. 转入匀浆器，用较低速度匀浆，制成微粒悬浮液，即为膜受体标本。

7）结合反应：共用 20 支棕色小玻璃管，按表 3-7 加样，表中体积以 μl 计，全部操作在 0～4℃进行，终体积为 400μl。

表 3-7　加样表 2

管号	放射配基（2×10^5～3×10^5cpm/100μl）	非放射配基（终浓度 nmol/L）	膜碎片标本
1，1	100	0	200
2，2	100	0.4	200
3，3	100	1.2	200
4，4	100	4	200
5，5	100	12	200
6，6	100	40	200
7，7	100	120	200
8，8	100	400	200
9，9	100	1200	200
10，10	100	4000	200

加样完毕后将试管连同试管架放入恒温振摇水浴，37℃振摇孵育 30 分钟。

8）分离结合和游离配基：将三层玻璃纤维滤膜放在多头细胞收集器上，用预冷至 4℃左右的冰冷蒸馏水，将反应液中的膜碎片（包括与配基结合的受体）抽滤到滤膜上并洗去游离配基。主要步骤如下：

先检查器具，主要是内部必须清洁以及合适的负压（维持进水和出水平衡为宜）。向各试管放入约 1ml 冰冷蒸馏水，立即抽至滤膜上。用 2×5ml 冰冷蒸馏水淋洗（边放水边抽滤）。取下滤膜，用打孔器按次序切下各管的标本，注意编号次序。

9）放射性测量：将各标本的滤膜分别放入塑料 γ 计数管，同时设空白滤膜对照，用γ计数器测放射性计数，注意控制各管测量时间，使测量误差全部小于 5%。

10）蛋白定量：膜蛋白标本用微量 Lowry 法测定蛋白含量，步骤如下：

10ml 普通试管若干支，分别加标准蛋白 0～600μl 或膜碎片标本 100～200μl（全部双复管）；全部用双蒸水补足体积至 800μl，再每管加 200μl 50%TCA，混匀后静置 30 分钟；1000*g* 离心 15 分钟，倒去上清液，用皱纹纸擦去管口残留液体，各管加 200μl 0.5mol/L NaOH，37℃保温 2 小时，固体应全部溶解；每管加 1ml A+B 混合液（临用时取 B 液 0.1ml 加 A 液 4.9ml 混匀），放置 10 分钟；每管加酚试剂 100μl，混匀后 37℃保温 30 分钟；1 小时内 600nm 波长测 OD 值，从标准曲线查标本的蛋白量。

（4）数据处理：使用计算机软件操作：启动“RBA”程序，从主菜单上调用“Competitive Binding（Single-site）”进入程序后，按菜单顺序操作。首先输入原始数据，然后进行运算、作图。

2. 大鼠脑 M 胆碱受体的单位点竞争结合试验

（1）实验原理：如果在受体和放射配基的反应系统中加入另一种也能与该受体发生特异结合反应的非放射性配基，则非放射性配基将与放射性配基竞争有限的受体，而使复合物的放射性降低。

（2）实验基本方法：一定浓度的受体标本（大鼠脑的 M 受体）与一定浓度的标记配基（3H-QNB）起结合反应，反应系统中同时加入不同浓度的非标记竞争抑制剂（QNB），反应平衡后分离复合物测量放射性，由于放射配基及竞争剂对 M 受体各亚型无选择性，故属单位点系统。用数学模型算出竞争剂的 KI 和 IC_{50} 的同时也给出 RT，标记配基 LT 及其平衡解离常数 KL 为已知参数。

（3）实验操作

1）主要试剂及材料

淋洗磷酸缓冲液（B_1）：50mmol/L KH_2PO_4-NaOH，10mmol/L $MgCl_2$，pH 7.7。

制备磷酸缓冲液（B_2）：B_1 加 0.25mmol/L 蔗糖，pH 7.7。

2）放射配基：^{3}H-QNB，用 B_1 稀释至 6000～8000cpm/50μl，非放射配基：QNB（0.1nmol/L，1nmol/L，3nmol/L，10nmol/L，30nmol/L，100nmol/L，1000nmol/L，10 000nmol/L，100 000nmol/L）。

3）冷冻高速离心机专用 10ml 塑料离心管，超速离心机专用 10ml 塑料离心管，玻璃纤维滤膜虹光 69 型。

4）Lowry 微量法蛋白定量试剂：标准蛋白溶液（牛血清白蛋白 0.3mg/ml）；50%三氯乙酸；0.5mol/L NaOH；2%碳酸钠（A 液）；0.5%硫酸铜+1%枸橼酸钠（B 液）；酚试剂（原液临用前用两倍体积双蒸水稀释）。

5）标本制备：差速离心法（全部操作在 0～4℃进行，注意重复性）

A. 大鼠断头，迅速开颅取脑，投入盛有 10ml B_2 的小烧杯。

B. 鼠脑稍经漂洗后连同缓冲液转入内切式匀浆器，3000～5000 转/分离心 1 分钟制粗匀浆。

C. 将粗匀浆转入有 Teflon 芯的玻璃匀浆器，以一定转速和一定的上下次数（5 次）匀浆。

D. 匀浆转入冷冻高速离心管，5000 转/分离心 10 分钟。

E. 将上清液倒入超速离心管，27 000×*g* 离心 15 分钟。

F. 倒去上清液，加 B_1 6ml，用小玻璃棒将沉淀物从管壁上刮下，使之悬浮在 B_1 中。

G. 转入匀浆器，用较低速度匀浆，制成微粒悬浮液，即为膜受体标本。

6）结合反应：共用 20 支棕色小玻璃管，按表 3-8 加样，表中体积以 μl 计，全部操作在 0～4℃进行，终体积为 400μl。

表 3-8 加样表 3

管号	放射配基（2×10^5～3×10^5cpm/100μl）	非放射配基（终浓度 nmol/L）	膜碎片标本
1，1	100	0	200
2，2	100	0.1	200
3，3	100	1	200
4，4	100	3	200
5，5	100	10	200
6，6	100	30	200
7，7	100	100	200
8，8	100	1000	200
9，9	100	10000	200
10，10	100	100000	200

加样完毕后将试管连同试管架放入恒温振摇水浴，37℃振摇孵育 30 分钟。

7）分离结合和游离配基：将三层玻璃纤维滤膜放在多头细胞收集器上，用预冷至 4℃左右的冰冷蒸馏水，将反应液中的膜碎片（包括与配基结合的受体）抽滤到滤膜上并洗去游离配基。主要步骤如下。

先检查器具，主要是内部必须清洁以及合适的负压（维持进水和出水平衡为宜）。向各试管放入约 1ml 冰冷蒸馏水，立即抽至滤膜上。用 2×5ml 冰冷蒸馏水淋洗（边放水边抽滤）。取下滤膜，80℃烘干（约 1 小时），用打孔器按次序切下各管的标本，注意编号次序。

8）放射性测量：将各标本的滤膜分别放入 Eppendorf 管，加 1ml 闪烁液，用液体闪烁仪测放射性计数，注意控制各管测量时间，使测量误差全部小于 5%。

9）蛋白定量：膜蛋白标本用微量 Lowry 法测定蛋白，步骤如下：

10ml 普通试管若干支，分别加标准蛋白 0～600μl 或膜碎片标本 100～200μl（全部双复管）；全部用双蒸水补足体积至 800μl，再每管加 200μl 50%TCA，混匀后静置 30 分钟；2000 转/分离心 15 分钟，倒去上清液，用皱纹纸擦去管口残留液体，各管加 200μl 0.5mol/L NaOH，37℃保温 2 小时，固体应全部溶解；每管加 1ml A+B 混合液（临用时取 B 液 0.1ml 加 A 液 4.9ml 混匀），放置 10 分钟；每管加酚试剂 100μl，混匀后 37℃保温 30 分钟；1 小时内 600nm 波长测 OD 值，从标准曲线查标本的蛋白量。

（4）数据处理：使用计算机软件操作：启动“RBA”程序，从主菜单上调用“Competitive Binding（Single-site）”。进入程序后，按菜单顺序操作。首先输入原始数据，然后进行运算、作图。

【小组讨论】

1. 单位点竞争结合分析的曲线形状应该是怎样的?

2. 单位点竞争结合分析有何主要用途?主要给出哪些数据?

（侯桂华）

实验 21　受体放射配基结合分析法-Ⅱ

【目的要求】 掌握受体放射配基结合分析法在临床中的应用及一般方法。

【实验内容】

1. 大鼠肺β肾上腺素受体的双位点竞争结合实验

（1）实验原理：如果在有两种亚型的受体和无选择性放射配基的反应系统中加入另一种非放射性配基，该非放射性配基与两种亚型的亲和力不同，则情况和单位点竞争结合不同，不能用单位点竞争结合的数学模型来拟合，需要另辟蹊径。

对两种亚型中的每一种来说，有以下关系。

$$\mathrm{KL}=\frac{R\times L}{\mathrm{RL}} \qquad \mathrm{KI}=\frac{R\times I}{\mathrm{RI}} \qquad \mathrm{KI}=\frac{\mathrm{IC}_{50}}{1+L/\mathrm{KL}}$$

三式合并，消去 KL、R、L 及 RL，引进 RT，则有下式。

$$(\mathrm{RI}+\mathrm{RI})=\frac{\mathrm{RT}\times I}{I+\mathrm{IC}_{50}}$$

如有两个亚型，则有下式。

$$(\mathrm{RI}_1+\mathrm{RI}_2)=\frac{\mathrm{RT}_1\times I}{I+\mathrm{IC}_{501}}+\frac{\mathrm{RT}_2\times I}{I+\mathrm{IC}_{502}}$$

式中 RI_1 和 RI_2 虽不能分别测量，但两者之和即 RI 却可从放射测量中求得，设未加竞争剂的实验管测得的放射性计数为 cpmA，加某一量的竞争剂后测得的放射性计数为 cpmB，则（cpmA–cpmB）换算成的结合位点等于竞争剂占领的结合位点数 RI。所以上述最后一式中仅有两个变数，即 RI 和 I，I 是游离的竞争剂浓度，一般可用所加竞争剂的总浓度来近似，所以该式可用于拟和双位点竞争曲线，求解 RT_1、RT_2、IC_{501}、IC_{502}，再由 IC_{501} 及 IC_{502} 求出 KI_1 及 KI_2。

（2）实验基本方法：一定浓度的受体标本（大鼠肺的β受体）与一定浓度的标记配基（^{125}I-PIN）起结合反应，反应系统中同时加入不同浓度的非标记竞争抑制剂（普拉洛尔，Atenolol），反应平衡后分离复合物测量放射性。由于普拉洛尔对β_1 亚型的选择性高出对β_2 的数十倍，所以低剂量时主要是β_1 的结合受抑制，高剂量时β_2 的抑制才逐步加大，故属双位点系统。用数学模型算出两种亚型的 KI 和 IC_{50} 的同时也给出 RT_1 和 RT_2，标记配基 LT 及其平衡解离常数 KL 为已知参数。

（3）实验操作

1）主要试剂及材料

淋洗磷酸缓冲液（B_1）：50mmol/L KH_2PO_4-NaOH，10mmol/L $MgCl_2$，pH 7.7。

制备磷酸缓冲液（B_2）：B_1 加 0.25mmol/L 蔗糖，pH 7.7。

反应磷酸缓冲液（B_3）：B_1 加 0.2%维生素 C，pH 7.7。

2）放射配基：^{125}I-PIN，用 B_3 稀释至 20 万～25 万 cpm/100μl。

3）非放射配基：普拉洛尔（30nmol/L，100nmol/L，300nmol/L，1000nmol/L，3000nmol/L，10 000nmol/L，30 000nmol/L，100 000nmol/L，300 000nmol/L）。

4）冷冻高速离心机专用 10ml 塑料离心管，超速离心机专用 10ml 塑料离心管，玻璃纤维滤膜虹光 69 型。

5）Lowry 微量法蛋白定量试剂：标准蛋白溶液（牛血清白蛋白，0.3mg/ml）；50%三氯乙酸；0.5mol/L NaOH；2%碳酸钠（A 液）；0.5%硫酸铜+1%枸橼酸钠（B 液）；酚试剂（原液临用前用两倍体积双蒸水稀释）。

6）标本制备：差速离心法。

7）结合反应：共用 20 支棕色小玻璃管，按表 3-9 加样，表中体积以 μl 计，全部操作在 0～4℃进行，终体积为 400μl。

表 3-9　加样表 4

管号	放射配基(20 万～30 万 cpm/100μl)	非放射配基（终浓度 nmol/L）	膜碎片标本
1，1	100	0	200
2，2	100	30	200
3，3	100	100	200
4，4	100	300	200
5，5	100	1000	200
6，6	100	3000	200
7，7	100	10000	200
8，8	100	30000	200
9，9	100	100000	200
10，10	100	300000	200

加样完毕后将试管连同试管架放入恒温振摇水浴，37℃振摇孵育 30 分钟。

8）分离结合和游离配基：将三层玻璃纤维滤膜放在多头细胞收集器上，用预冷至 4℃左右的冰冷蒸馏水，将反应液中的膜碎片（包括与配基结合的受体）抽滤到滤膜上并洗去游离配基。主要步骤如下：

先检查器具，主要是内部必须清洁以及合适的负压（维持进水和出水平衡为宜）。向各试管放入约 1ml 冰冷蒸馏水，立即抽至滤膜上。用 2×5ml 冰冷蒸馏水淋洗（边放水边抽滤）。取下滤膜，用打孔器按次序切下个管的标本，注意编号次序。

9）放射性测量：将各标本的滤膜分别放入塑料 γ 计数管，同时设空白滤膜对照，用 γ 计数器测放射性计数，注意控制各管的测量时间，使测量误差全部小于 5%。

10）蛋白定量：膜蛋白标本用微量 Lowry 法测定蛋白。

（4）数据处理：使用计算机软件操作：启动“RBA”程序，从主菜单上调用“2-stes Competitive Binding”程序。进入程序后，按菜单顺序操作。首先输入原始数据，然后进行运算、作图。

2. 大鼠脑 M 胆碱受体的双位点竞争结合试验

（1）实验基本方法：一定浓度的受体标本（大鼠脑的 M 受体）与一定浓度的标记配基（^{3}H-QNB）起结合反应，反应系统中同时加入不同浓度的非标记竞争抑制剂（派仑西平，PZ），反应平衡后分离复合物测量放射性。由于 PZ 对 M_1 亚型的选择性高出其他亚型约二十倍，所以低剂量时主要是 M_1 的结合受抑制，高剂量时对其他亚型的抑制才逐步加大，故属双位点系统。用数学模型算出两种亚型的 KI 和 IC_{50} 的同时也给出 RT_1 和 RT_2，标记配基 LT 及其平衡解离常数 KL 为已知参数。

（2）实验操作

1）主要试剂及材料

淋洗磷酸缓冲液（B_1）：50mmol/L KH_2PO_4-NaOH，10mmol/L $MgCl_2$，pH 7.7。

制备磷酸缓冲液（B_2）：B_1 加 0.25mmol/L 蔗糖，pH 7.7。

2）放射配基：^{3}H-QNB，用 B_1 稀释至 1.2 万～1.6 万 cpm/100μl。

3）非放射配基：PZ（100nmol/L，300nmol/L，1000nmol/L，2000nmol/L，5000nmol/L，10 000nmol/L，30 000nmol/L，100 000nmol/L）。

4）冷冻高速离心机专用 10ml 塑料离心管，超速离心机专用 10ml 塑料离心管，玻璃纤维滤膜虹光 69 型。

5）Lowry 微量法蛋白定量试剂：标准蛋白溶液（牛血清白蛋白，0.3mg/ml）；50%三氯乙酸；0.5mol/L NaOH；2%碳酸钠（A 液）；0.5%硫酸铜+1%枸橼酸钠（B 液）；酚试剂（原液临用前用两倍体积双蒸水稀释）。

6）标本制备：差速离心法，同实验 20。

7）结合反应：共用 20 支棕色小玻璃管，按表 3-10 加样，表中体积以 μl 计，全部操作在 0～4℃进行，终体积 400μl。

表 3-10　加样表 5

管号	放射配基（1.2×10^4～1.6×10^4cpm/100μL）	非放射配基（终浓度 nmol/L）	膜碎片标本
1，1	100	0	200
2，2	100	100	200
3，3	100	300	200
4，4	100	1000	200
5，5	100	2000	200
6，6	100	5000	200
7，7	100	10000	200
8，8	100	30000	200
9，9	100	100000	200
10，10	100	QNB	200

加样完毕后将试管连同试管架放入恒温振摇水浴，37℃振摇孵育 30 分钟。

8）分离结合和游离配基：将三层玻璃纤维滤膜放在多头细胞收集器上，用预冷至 4℃左右的冰冷蒸馏水，将反应液中的膜碎片（包括与配基结合的受体）抽滤到滤膜上并洗去游离配基。主要步骤如下：

先检查器具，主要是内部必须清洁以及合适的负压（以维持进水和出水平衡为宜）。向各试管放入约 1ml 冰冷蒸馏水，立即抽至滤膜上。用 2×5ml 冰冷蒸馏水淋洗（边放水边抽滤）。取下滤膜，80℃烘干（约 1 小时），用打孔器按次序切下各管的标本，注意编号次序。

9）放射性测量：将各标本的滤膜分别放入 Eppendorf 管，加 1ml 闪烁液，用液体闪烁仪测放射性计数，注意控制各管的测量时间，使测量误差全部小于 5%。

10）蛋白定量：膜蛋白标本用微量 Lowry 法测定蛋白。

（3）数据处理：使用计算机软件操作：启动“RBA”程序，从主菜单上调用“2-stes Competitive Binding”程序。进入程序后，按菜单顺序操作。首先输入原始数据，然后进行运算、作图。

【小组讨论】

1. 本程序对标记配基及竞争剂在选择性方面的要求有哪些?

2. 本类实验的用途有哪些?

（侯桂华）

实验 22　外周血淋巴细胞糖皮质激素受体的放射配基结合分析

【目的要求】 掌握外周血淋巴细胞糖皮质激素受体的放射配基结合分析法及临床应用。

【实验内容】

1. 材料与试剂

配基：常用的放射配基为 ^{3}H 标记的地塞米松，NEN 产品主要有：

Dexamethasone，[6,7-^{3}H（N）]-，比活度 35～50Ci（1.30～1.85TBq）/mmol。

Dexamethasone mesylate，[6,7-^{3}H（N）]，比活度 35～50Ci（1.30～1.85TBq）/mmol。非标记配基通常采用磷酸地塞米松。PBS 缓冲液：10mmol/L KH_2PO_4，10 mmol/L Na_2HPO_4，0.1 mmol/L EDTA，pH 7.4。

RPMI1640 培养液，淋巴细胞分离液。

2. 实验方法 外周血淋巴细胞悬液的制备：取新鲜外周血 10～15ml，肝素抗凝，以 PBS 缓冲液（1∶1，*V*/*V*）稀释，将血液沿已备有淋巴细胞分离液的离心管壁徐徐加入（淋巴细胞分离液与血液体积比为 1∶1）。以 400*g* 4℃离心 30 分钟，将白色淋巴细胞层小心吸出，加入等体积 PBS 缓冲液，400*g* 在 4℃离心 10 分钟，弃上清液，用 PBS 反复离心洗涤 3 次，沉淀以 RPMI1640 悬浮，即得淋巴细胞悬液。

内源性糖皮质激素的去除：将细胞悬液 35℃温育 15 分钟，400*g* 在 4℃离心 5 分钟，弃上清液，取沉淀再以 RPMI1640 悬浮备用。台盼蓝染色，镜检细胞存活率大于 98%，调整细胞浓度至（2～5）$\times 10^{6}$/ml。

受体结合反应：分别设 TB、NSB 管，样本与不同浓度的标记配基进行饱和结合反应（表 3-11）。

表 3-11　受体结合反应加样表

	样本（ml）	标记配基（nmol/L）	非标记配基
TB	2	5～16	标记配基浓度×2000 倍
NSB	0.2	0.5～16	

饱和结合反应可选择的反应条件，通常采用 22℃、2.5 小时，此条件较易控制，稳定性好，也可采用 37℃、30 分钟。

结合与游离配基的分离：完整细胞受体测定可采用滤膜法、离心洗涤法。其中滤膜法较为常用，方法是：将各反应管终止反应，玻璃纤维滤膜置于多头细胞收集器内，以冷冻缓冲液为洗液，流速为每管 10ml/min，抽滤 20～30 秒，滤膜取出后置于 80℃红外线烤箱烘干，冷却后放入闪烁杯中，作固相测量。

3. 数据处理 按一般多点饱和法和实验的方法处理。

【小组讨论】

1. 淋巴细胞表面糖皮质激素受体信号的调节通路如何？有何意义？

2. 何种情况下可应用图像融合技术？

（侯桂华）

实验 23　整体放射自显影术

【目的要求】

1. 掌握整体放射自显影术的制作技术和实验方法的操作步骤。

2. 掌握整体放射自显影术的操作过程，并从实验结果观察放射性核素在整体水平的转运和定位规律。

【实验内容】

1. 实验原理　带标记原子的放射性物质具有不稳定的原子核，可以随时发射出带电粒子。所以只要选择使电离辐射第三的乳胶片与被研究的整体切片紧密接触，则其释放出来的带电粒子就会作用于感光胶片的溴化银晶体而产生潜影，再经过显影，就可以显示出整体放射自显影像，这个过程要经过下列步骤。将第三乳胶片与被研究的含有放射性物质的组织紧密接触，于是乳胶片就会受到由放射源部位产生的辐射作用，使带负电的卤素离子中发射出一个电子：

$$AgBr+\beta \rightarrow Ag^{+}+Br+e^{-}$$

该电子然后被带正电的银离子所俘获：

$$e^{-}+Ag^{+} \rightarrow Ag$$

俘获电子的过程，是一个还原反应，很多带正电的银离子被还原，形成潜影。

$$Ag\cdots\cdots Ag \rightarrow nAg$$

该潜影经显影处理后，显示出银粒的黑化，这就是我们需要获得的放射性自显影像。而其在不同组织部位放射自显影像形成的程度，与该组织部位定位放射性核素的活度多少成正比关系。

追踪探查在整体水平的转运与转化过程中的放射性核素，或者呈现出对某组织部位的选择性蓄积，或者显示出均匀弥散的过程，或者呈现不同程度的转化。于是在其相应的组织部位所产生的电离辐射程度也就不同，从而显示出在不同部位银盐被还原的程度也就不同，这样就可以通过对放射自显影术的定量，来反映出放射性核素在整体水平的定位概貌。

2. 仪器及试剂

动物：小白鼠，BALB/C 品系，体重（20±2）g；大白鼠，Wistar 品系，体重（120±5）g。

器材：冰冻整体切片机，低温冰箱，真空干燥器，机械真空泵，塑料黏合胶带，氚片，X 线片，玻片，塑料袋，黑纸，测微光度计。

试剂：丙酮，干冰，己烷，羧甲基纤维素钠，X 片显影液，酸性坚膜定影液，硅胶，二乙基对苯二胺彩色显影剂，^{14}C-UR，^{3}H-TdR。

3. 方法与步骤　整体放射自显影术的操作要求，是将摄入放射性核素的动物制成整体切片，即包括各种脏器及软硬组织在内的整体组织切片，再按接触法贴上一张感光胶片压紧，来进行放射瞬息万变的显影制备，从而可以在一张放射自显影像上同时观察、对比各脏器、组织中放射性核素的分布定位，即可得到与该实验动物切片内放射性核素的分布定位完全相应的整体水平放射自显影像。这样，整体放射自显影不但可以在一张放射自显影像上同时对比观察各组织器官中放射性核素的定量分布，而且消除了将各脏器组织在分别制备放射自显影时因切片厚度、显影条件等所引起的误差。

整体放射自显影术的操作制备，可分：①冰冻整体切片放射自显影术，由于在冰冻整体切片过程中，组织未经任何溶液或溶剂处理，因而不会发生摄入体内放射性核素的扩散或易位。②石蜡包埋整体切片放射自显影术，由于组织需经固定、脱水和石蜡包埋处理，因而只能留下与组织呈牢固结合态的放射性核素，而呈游离态的放射性核素可被洗脱。③双标记整体切片放射自显影术，是针对机体同时摄入两种放射性核素时的情况所使用的。

（1）冰冻整体切片放射自显影术：取实验中已摄入放射性核素的小动物，直接推入预先准备好的丙酮-干冰饱和液中，在−78℃的超低温条件下使整体动物在刹那间快速冰冻。随后可按研究观察的需要，用 8%的羧甲基纤维素钠与水调成的糊剂，将动物做背位、腹位或侧位固定于切片台上，喷洒 CO_2 进行冰冻。用大型冰冻式切片机，在−15℃的冰室中切片，待先粗切出一完整平面时，即可在此平面上粘贴与切片标本大小相当的塑料黏合胶带。这样可以防止大面积切片的破损，以保持切片的完整，整体切片的厚度以 30μm 为宜。将切片标本做冷冻真空脱水干燥处理。取已干燥的整体切片标本，剪去标本周围的黏合胶带，在其剖切的表面敷以 2μm 厚的火棉胶薄保护膜层，以防止标本中的某些化学物质造成非放射性的化学感光而形成的假象。在暗室中随即将含有放射性的切片标本的表面与氚片或幻灯正片或核乳胶干板密切接触贴合后，外用两块玻片紧压在一起，并用橡皮圈加以固定，外包黑纸，放置到 0℃的干燥器中进行曝光处理。曝光完毕后，在暗室中将玻片拆下，使感光胶片或核乳胶干板与标本分开。然后取已曝光的感光片进行显影、停显、定影和水洗，再常温干燥标本。

（2）石蜡包埋整体切片放射自显影术：先将整体小动物浸于用磷酸缓冲液配制的 10%的中性甲醛液中初步固定后，随后由侧方将胸骨切开，再继续固定。在中线处用刀片将动物分切为两半，如发现深部组织，可再继续固定。然后用流水充分冲洗，以便洗脱残留的甲醛固定液。再经系列乙醇脱水后，即可转入二甲苯中做透明处理。制备厚度为 10～20μm 的切片标本。所得切片标本浸渍火棉胶薄保护层，然后与感光片接触压紧，放置到低温、干燥环境中做曝光处理后，再进行显影、停显、定影、水洗和常温干燥后即成。

（3）双标记整体切片放射自显影术：双标记整体切片放射自显影术的形成原理，是用具有内、外两层的彩色核乳胶干板，并在内外两层间，还夹有不感光的薄中间层，彩色核乳胶干板和普通核乳胶一样，也是由溴化银构成，但其在核乳胶干板的内、外两层溴化银颗粒上却偶联有蓝、红不同的成色剂。当乳胶干板的内、外两层分别感光后，经过显影和定影，在内层和外层上便呈现出各层特有的颜色。实验中选用的彩色显影剂为二乙基对苯二胺，这种显影剂不但能将感光后的溴化银还原为银盐，而且被氧化后的二乙基对苯二胺还能与不同的成色剂作用，生成蓝、红不同的颜色，且颜色的生成量与感光银粒数目成正比，此时外层乳胶感光后呈现蓝色，内层乳胶感光后则呈现红色。因而可以借两层乳胶颜色的不同，分别得出两种能量不同的放射性核素各自在切片标本组织中的定位和沉积量。

实验中需要同时取用 ^{3}H 和 ^{14}C 两种放射性核素标记作双示踪研究的机体标本，方法同冰冻整体切片放射自显影术操作制备冰冻切片标本。切片标本经冷冻真空脱水干燥后，加敷火棉胶薄保护层。移入暗室中，将该制备切片标本表面与彩色核乳胶干板密切接触紧压在一起，用夹子紧夹，外包黑纸，放置到低温干燥器中进行曝光处理，由于 ^{3}H 的能量很低，其释放出的 β 粒子只能射入与切片标本接触的外层乳胶；而 ^{14}C 释放的 β 粒子能量高，可穿透过外层乳胶和中间层而主要作用于内层乳胶。待曝光完毕后，将彩色核乳胶干板与切片标本分开，取出已曝光的彩色核乳胶干板进行彩显处理，其操作过程如下：①彩显 12 分钟；②定影 12 分钟；③蒸馏水洗 10 分钟；④漂白 12 分钟；⑤再蒸馏水洗 15 分钟。取出常温干燥后，即可分析观察。

彩色显影液（CD-2）的配制：取蒸馏水 900ml，依次加入下列试剂搅拌使溶解：EDTA 2g；亚硫酸钠 4g；CD-2 3g；碳酸钠 17g；溴化钾 1g。最后加蒸馏水至 1000ml。

彩色定影液（E_3-定）的配制：取蒸馏水 800ml，依次加入下列试剂搅拌使溶解：硫代硫酸钠 160g；焦亚硫酸钾 20g；最后加蒸馏水至 1000ml。

彩色漂白液（E_3-漂）的配制：取蒸馏水 800ml，依次加入下列试剂搅拌使溶解：赤血盐 112g；溴化钾 24g；磷酸氢二钠 45.6g；磷酸二氢钠 14.4g；硫氰酸钠 10g。最后加蒸馏水至 1000ml。

制备双标记石蜡切片整体放射自显影术的标本，方法同石蜡切片整体放射自显影术的操作。随后的各项步骤同上述冰冻切片整体放射自显影术中的叙述。

4. 结果分析 实验所得各种整体切片的放射自显影像，可通过肉眼观察，做初步的定性分析。进而可运用测微光度计对整体切片放射自显影像进行单位面积光透孔连续扫描来做定量观察。这样，可以记录在不同组织脏器部位放射自显影像的光密度对比测量值，从而达到定量区分出在机体各部位的放射性核素的沉积量。

值得指出的是，由于用接触法制备的整体放射自显影像是与标本分离的，可能在某些部位难以区分曝光时的几何位置，所以在确定放射性核素的定位时，必须将放射自显影像与标本重叠起来进行对比定位，经过核实，然后下结论。在整体放射自显影像的标本分析中，可以切取一定面积的处于各不同脏器部位的小片组织，进行液体闪烁测量做精确定量分析。在制备整体切片放射自显影标本时，如果存在挥发性或脂溶性的放射性物质时，则对整体标本的冻结须更加迅速，应该使用液氮与异戊烷做致冷剂，使超低温迅速达到−150℃左右，随即制取标本，敷上薄保护层后，并保持在−80℃的环境中干燥，这样，就可以防止样本中的挥发性或脂溶性放射性物质的扩散或逸出，从而获得满意的结果。

【病例举例】 患者，男性，64 岁。腹胀伴腰背部疼痛 1 个月。患慢性乙型肝炎、肝硬化 20 余年，未进行治疗。查体：消瘦，皮肤黏膜黄染，右上腹部可触及一 4cm×3cm 大小包块，质硬，边缘不整，活动度差。

【小组讨论】

1. 如何应用放射性核素技术辅助诊断患者的疾病？

2. 在以放射性核素技术为基础的检测条件下，患者的腹腔包块可与何种疾病相鉴别？为什么？

3. 何谓 PET-CT，在临床疾病的诊断和治疗过程中如何应用？

（侯桂华）

实验 24 光学显微镜放射自显影术

【目的要求】

1. 掌握光学显微镜放射自显影术的基本原理和操作步骤。

2. 掌握光学显微镜放射自显影术的操作技术，观察放射性核素在细胞水平上的转运和定位规律。

【实验内容】

1. 实验原理 光学显微镜放射自显影术的基本原理是：由于摄入到体内细胞水平的放射性核素具有不稳定的原子核，因而必然按其自身衰变规律在细胞水平上发射出 α、β 带电粒子或 γ 射线，产生直接或间接的电离效应，从而使高敏感的核乳胶产生还原银盐的径迹颗粒的放射自显影像，可用光学显微镜进行观察做定量分析。微观放射自显影术可根据观察组织的不同而区分为血液涂片放射自显影术、骨髓涂片放射自显影术和各种组织切片放射自显影术。在研究中，应该根据放射性核素在体内的存在形式而选择不同的固定操作法：石蜡组织切片的放射自显影操作，可充分洗脱游离态的放射性核素，而只保留与蛋白质等大分子呈牢固结合的放射性核素。冰冻组织切片放射自显影则可完全防止放射性核素在组织中的扩散或易位，因而可以保留在机体生存状态时组织中全部呈游离态和结合态放射性核素的确切位置和强度关系。如果在研究中，涉及机体同时摄入两种不同放射性核素的情况，而且需要在细胞水平上比较两种不同放射性核素掺入细胞的情况时，可进行双标记放射自显影的操作。在涉及机体只摄入微量的放射性核素时，就需要有较长的曝光时间，而且要持续地控制在低温、干燥和无氧条件下，才能获得较满意的累积放射自显影像。为此，我们探讨了用荧光增敏法来提高微观放射自显影的灵敏度和缩短曝光时间，而且有必要进行不同途径的荧光增敏放射自显影研究。

2. 仪器及试剂

器材：组织切片机，半导体冰冻切片机，载玻片，盖玻片，注射器，剪刀，解剖刀，显微镜，电冰箱，恒温水浴箱，真空干燥器，暗室，恒温恒湿乳胶涂布箱，安全红灯，暗盒，黑纸，低温干燥装置。

试剂：核 4 型液体乳胶，6-硝基苯并咪唑，放化纯和化学纯的标记化合物，无水乙醇，无水甲醇，二甲苯，切片石蜡，戊二醛，苏木紫，伊红，D-19^b 显影液，酸性坚膜定影液，羧甲基纤维素，火棉胶。

动物：小白鼠，BALB/C 品系，体重（20±2）g；大白鼠，Wistar 品系，体重（120±5）g。

3. 方法与步骤

（1）血液涂片放射自显影术：从已摄入放射性核素的机体中，取一滴直径不超过 2mm 的血液滴于载玻片一侧边缘上，随即用磨边盖玻片触及血滴滴面向前推进，使血滴呈一均匀的薄层覆盖在载玻片上。血液涂片制备后，在常温中干燥，并把玻片放入无水甲醇蒸气的密闭容器中 10 分钟，使血膜固定。将已固定的血膜片，浸入盛有 5%的火棉胶液中，立即迅速取出，插入立式载玻片架中使之干燥后，即可得到 2μm 的火棉胶薄保护层。然后将敷有保护层的血膜片转入暗室中，放在 40℃的电热恒温水平台上，与液体乳胶的温度一致，这样可以预防液体乳胶发生皱缩，并可使液体乳胶层能均匀铺覆在血膜片上面。取出在冰箱中保存的液体核乳胶，在暗室条件下，先将其放置于 40℃的电热恒温水浴装置容器上熔化后，随即加入占 10%液体核乳胶量的稳定剂 6-硝基苯并咪唑液后，再用双蒸水稀释，轻轻搅匀备用。涂敷液体乳胶时，先用定量滴管抽取 15μl 已稀释的液体核乳胶，置于各标本片的一端，随即用玻璃棒均匀滑动涂匀，在 25℃恒温下阴干后，收片装入曝光盒中，在–4℃干燥条件下进行曝光处理。待曝光结束后，取出标本片做显影、停显、定影、水洗和甘油保护液浸泡处理。染色后，即可镜检分析放射自显影像。

（2）骨髓涂片放射自显影术：取一定量的预先已摄入放射性核素的机体骨髓，用生理盐水做 10 倍稀释后，制备骨髓涂片标本。之后的各项操作程序，均同血液涂片放射自显影操作步骤。

（3）离体培养细胞放射自显影术：在制作离体培养细胞涂片标本时，应注意将培养液中的放射性示踪剂的游离部分，做反复的离心换液来清洗掉，以免影响掺入放射性示踪剂的定量和使放射自显影的本底升高。离体培养的细胞，如能在培养瓶中放入盖玻片，使细胞在盖玻片上成单层细胞者，在制备放射自显影标本时，将此用悬浮细胞制成涂片，具有更好的细胞形态和放射自显影的效果。之后的各项操作程序，均同血液涂片放射自显影操作步骤。

（4）冰冻组织切片放射自显影术：取经过脱脂和清洗处理后擦净的载玻片，浸入放置在恒温水浴装置上 37℃的底层液中，随即迅速取出，插入立式载玻片架中使之干燥备用。底层液的配制：白明胶 0.38g，3%铬矾液 2.5ml，95%乙醇 10ml；搅拌溶解后，加蒸馏水至 100ml 备用。然后取实验中已摄入放射性核素的动物，由颈动脉放血处死后，随即迅速解剖，并剥离需要观察的器官组织块，立即放置到配有低温冷室的半导体冰冻切片机上，组织块周围用少量羧甲基纤维素钠与水调成的糊剂固定。待冰冻至–20℃时，即可制备 6μm 的组织冰冻切片，为了防止切片不能展开，在切片刀上还应装上防卷板，使获得的展开切片粘贴在已敷过底胶层的载玻片上。随即将冰冻切片标本放置到真空干燥器内脱水干燥。取出后，将标本片转入调节到 37℃的无水乙醇蒸气的密闭容器中，固定冰冻切片的组织细胞。曝光处理、显影、停显、定影、甘油保护液浸泡和染色镜检等步骤，都同血液涂片放射自显影像中所叙述的操作。

（5）石蜡组织切片放射自显影术：取实验中已摄入放射性核素的动物，由颈动脉放血处死后，随即迅速解剖，取出所要观察的组织块。先用 4%戊二醛磷酸缓冲液固定 32 小时。4%戊二醛磷酸缓冲液（pH 7.3）的配制：取 25%戊二醛 16ml，1/15 KH_2PO_4 溶液 16.8ml，1/15 $Na_2HPO_4 \cdot 12H_2O$ 67.2ml，按上述比例混合成 100ml 混合液。然后流水冲洗 16 小时，充分洗去戊二醛磷酸固定液。将冲洗后的组织块依次放置在浓度逐级增高的乙醇（50%、70%、80%、90%、95%和无水乙醇）中脱水。将脱水后的组织块再浸泡于无水乙醇与二甲苯（1∶1）的混合液中，最后用二甲苯做透明处理。然后通过二甲苯∶石蜡（1∶1）处理后，用石蜡包埋，制成 5～6μm 的组织切片标本。将石蜡组织切片浸入二甲苯中进行脱蜡。后面所进行的浸渍火棉胶薄保护层、涂敷液体乳胶层、曝光、显影、定影和染色等步骤，都同血液涂片放射自显影中的叙述。

（6）荧光增敏放射自显影术：从摄入微量放射性核素的机体中取所需观察的组织块，再制作冰冻组织切片或石蜡组织切片标本，直至浸渍火棉胶薄保护层等步骤，都同上述相应的冰冻组织切片放射自显影术和石蜡组织切片放射自显影术中的叙述。在涂敷液体核乳胶时，设计用两个途径探讨了放射自显影的荧光增敏过程：①在涂敷液体核乳胶中加入适量的亲水闪烁液。先将核乳胶在暗室中 40℃熔化后，随即加入 10%容量的 6-硝基苯并咪唑液，再掺入占总容量 10%的 0.5% PPO 和 0.05% POPOP 的二氧六环闪烁液，轻轻搅匀备用；②取已经涂敷过一般液体乳胶层的切片标本，在 25℃阴干后，随即浸入含有 0.5%PPO 和 0.05%POPOP 的二氧六环闪烁液中 5 分钟，取出后再阴干，后面的曝光、显影、停显、定影、甘油浸泡以及染色等处理步骤，都同冰冻组织切片放射自显影术中的叙述。

4. 结果分析 石蜡组织切片放射自显影操作，由于在制备组织切片过程中要经过固定、脱水、封蜡和脱蜡等过程，这些处理液可使组织中游离的易扩散的放射性核素易位或流失，因而这种放射自显影操作只适用于研究在组织中呈牢固结合态的放射性物质。如标记氨基酸的掺入蛋白质，^{3}H-TdR 掺入 DNA，^{3}H-UR 掺入 RNA 以及放射性碘掺入甲状腺素等，可将标本制成石蜡切片后，观察其在组织和细胞中的分布定位。

冰冻组织切片放射自显影术主要适用于易扩散放射性核素的追踪观察，因为制备冰冻组织切片是使用超低温而使组织迅速冷冻的固定方法，未经任何水溶液和有机溶剂处理，所得的冰冻切片随后在真空中脱水，标本也不会中途融化，放射性物质不会发生扩散或流失。超低温迅速冷冻法的优点是组织块冷冻迅速，不会在组织中形成冰结晶，可以保持组织细胞在生活状态时的体积，因而也保留了在机体生存状态时的组织中放射性核素的位置和强度关系。

在分析光镜放射自显影的结果时，应首先观察有无不正常的本底和假象，同时更要注意的是如出现张力显影，可能是在制备放射自显影过程中的温度控制不当。如发现放射自显影像的分布不呈规律性，可能是放射示踪剂发生扩散的结果。如果发现在放射自显影像中的本底普遍升高，则应考虑是否显影温度和时间控制不当，或者乳胶超过了使用期限。在用油镜观察放射自显影的结果时，可见到放射自显影像与标本不完全在同一焦点平面上，此时应调节显微镜的微调装置来达到辨认的目的。在定量计数放射自显影银粒时，应注意银粒与组织结构的关系。并可在目镜中加一光栏，放置显微镜测微尺来测量并计算出在第 10μm 覆盖面积中的还原银粒数目。

【小组讨论】 请分小组利用光镜下放射自显影技术设计一项研究课题，并在教师指导下讨论。

（侯桂华）

实验 25 透射电子显微镜放射自显影术

【目的要求】 掌握透射电子显微镜放射自显影术的基本原理和操作步骤，观察放射性核素在形态和功能水平上的转运和定位规律。

【实验内容】

1. 实验原理 透射电子显微镜放射自显影技术是在常规超薄切片技术的基础上发展

起来的，其原理是某些放射性核素或其标记物能选择地转换体内的核酸、蛋白质和糖类等分子中的原子或功能基团，形成被标记物。当把含有被标记物的组织和细胞制成超薄切片，并在上面涂敷一层核乳胶后，由于被标记物中的放射性核素经衰变放射出射线，就使核乳胶中的溴化银晶体感光和显影后产生黑色的银颗粒，并在电镜观察下呈丝团状颗粒特征，即电子显微镜放射自显影术。它能从亚细胞水平对细胞内的各种细胞器、核、质膜，以及从生物大分子水平进行放射性核素示踪研究。根据切片上有黑色银粒的区域，即显示出生物合成的部位，从而可进一步了解其代谢途径。

2. 仪器及试剂

器材：超薄切片机，载网，载玻片，水浴箱，切片盒，暗盒，乳胶涂布箱，干燥器，抽气机，暗室及暗室设备等。

试剂：切片所用试剂，放射性核素标记化合物，HW-4 型核乳胶，Ilford L-4 型乳胶，火棉胶溶液，聚乙烯醇缩甲醛（Formvar）溶液，D-19 显影液，酸性坚膜定影液等。

（1）浸膜法：放射性核素标记化合物引入活体或培养体系。活体时，用量一般为 18.5～37 kBq/g；离体细胞时一般为 37～150 kBq/ml 培养液。

标本制作：取干净载玻片（25mm×75mm）用浸膜法制备火棉胶膜，将 100nm 厚的超薄切片粘贴在火棉胶膜载玻片的偏一端 1/3 处。此时可用乙酸铀和枸橼酸铅常规染色法洗染及喷碳膜（5nm）。

单层乳胶膜制作：在暗室内安全红灯下，取 L-4 核乳胶 1 份，在 43℃水浴中熔化后，加蒸馏水 4 份稀释，再经试涂空白片检验乳胶膜的厚度，必要时再加水调制到乳胶稀释适度后，将带标本的载玻片浸入稀释好的乳胶中，缓慢而均匀地提出，垂直放置晾干。

曝光：待乳胶膜晾干后，将载玻片收装在暗盒或切片盒内后外包两层黑纸，再放在装有干燥剂的黑塑料袋或干燥器内并置 4℃条件下曝光。最适宜的曝光时间通常用实验曝光法来确定。当曝光时间长于 3 个月时，应在干燥器或塑料袋内充干燥的二氧化碳、氮气或其他惰性气体。

显影和定影：曝光完毕后，将载玻片放在新鲜配制的 D-19 显影液中显影 2 分钟，温度为 20℃。为获得细而致密的显影颗粒，可采用物理显影液显影，物理显影液可按 Agfa-Gevaet 配方新鲜配制（米吐尔 7.5g，无水亚硫酸钠 5.0g，硫氰酸钾 2.0g，加蒸馏水至 1000ml）。显影方法是先将自显影片放在蒸馏水中 1 分钟，随后放在硫氰酸钾溶液（1∶10 稀释贮存液）中 1 分钟，最后放在物理显影液中显影 7 分钟，全部溶液均为 20℃。显影后用蒸馏水冲洗，在 3%乙酸中停影 15 秒，再用蒸馏水洗净，用 24%硫代硫酸钠定影液定影 2 分钟，最后放在蒸馏水中换液清洗 5 次，每次 1 分钟，全部溶液的温度为 20℃。

自显影膜向电镜载网上的转移：将照相加工处理后的载玻片从蒸馏水中取出，立即用刀片沿玻片边缘将膜划开，然后缓慢地将载玻片的近标本一端伸入蒸馏水中，载玻片插入时约与水平面呈 30°，使火棉胶膜逐渐与玻片分开而漂浮于水面。如此法不能将膜揭离，可用刀沿标本周围将膜做矩形划破，然后在标本一侧的胶膜切口线上放一小滴稀释的氢氟酸，如此经氢氟酸的蚀刻作用可将膜分离。当自显影膜漂浮于水面后，将载网和膜一起吸取上来，从抽滤板上揭下滤纸，平放晾干，剪去载网边缘多余的膜后，可进行染色或可直接电镜观察。

有些实验室在使用国产 HW-4 型核乳胶制备电镜自显影工作中，对本法作了某些变更。将超薄切片捞放在备有 Formvar 膜的载网上，染色，再用一层极薄的 Formvar 膜将带切片的载网贴附在载玻片上，晾干，随后按浸膜法涂敷核乳胶制备自显影乳胶膜，最后用镊子将载网连同自显影乳胶膜一起从载玻片上取下，电镜观察。

（2）环套法：该法是先在载网上覆加一层 Formvar 膜或火棉胶膜，将超薄切片放在此膜上，再将载网放在有机玻璃或玻璃柱上，使标本面朝上。在暗室内安全红灯下，将用铜、银、白金丝或用不锈钢丝制成的直径 10～30mm 的带柄金属环浸入熔化的乳胶内，再慢慢向上提出，在金属环上便形成一层乳胶膜，当把此环放垂直位使乳胶膜凝固时，则在环的上部形成的乳胶膜最薄，应将此处的乳胶膜以环套法敷加在置于柱上的载网标本上，然后用镊子将载网轻轻夹起，以边对边粘固在贴于载玻片上的双面黏胶带的边缘上，再将载玻片放在暗盒内，合盖并用黑胶布将暗盒接缝处密封，或将载玻片收放在切片盒内并外包两层黑纸后放在干燥器和装有干燥剂的黑色塑料袋内，置 4℃条件下曝光。曝光完毕后即可进行显影、定影和染色。

（3）电镜放射自显影像分析：由于电子显微镜的放大倍数大、分辨力高，因此在电镜自显影的观察和分析中，可能会发现有银粒遮蔽其下面细胞结构的情形，但这可通过选用更细溴化银晶体的乳胶、制备单层乳胶膜和使用物理显影剂产生的小而致密的银粒（非丝团状）予以部分避免。而在分析电镜自显影像时更值得重视的另一问题是，任一特定银粒的放射源不可能都直接就在那个银粒的下面，而可能是在远离该银粒一定距离的地方。因此除对重标记结构明显的自显影像，单凭观察多张照片有同样的银粒分布规律就可做出结论外，通常在电镜自显影分析中，需要考虑银粒位置与产生该银粒放射源之间的关系，应用一些特殊方法进行结果分析。

（4）注意事项：电镜自显影比较常用的放射性核素是能够放射低能 β 粒子的 ^{3}H、^{14}C、^{125}I 等。由于电镜自显影要求的分辨力极高，所以在放射自显影片制备中，应选用溴化银晶体较细的专用电镜核乳胶，并制成单层晶体乳胶膜。电镜自显影专用核乳胶的溴化银晶体直径一般要求应在 160nm 以下，目前常用的国产 HW-4 型和英国生产的 Ilford L-4 型电镜专用核乳胶的溴化银晶体直径是 140nm。

在电镜自显影技术中，关键的一步是涂敷乳胶膜。要求制备的乳胶膜要薄到只有一层溴化银晶体的厚度，即所谓单层乳胶。因为只有使用这样的乳胶层，才能使超微结构上的放射性核素发射出的射线只射到直接覆盖在其上的单个溴化银晶体上使其感光，以减少影像的重叠和交叉，提高分辨力。

【小组讨论】 请分小组利用电镜下放射自显影技术设计一项研究课题，并在教师指导下讨论。

（侯桂华）

附：山东大学放射工作管理办法（暂行）

第一章　总　　则

第一条：为加强放射性同位素与射线装置的防护和管理，防止环境污染，保障从事放射工作人员的健康与安全，确保教学、科研等工作的顺利开展，根据国务院颁布的《放射性同位素与射线装置防护条例》以及山东省政府发布的《山东省辐射环境管理办法》，结合我校实际情况，制定本管理办法。

第二章　放射防护监督管理

第二条：学校成立放射防护监督管理领导小组，分管实验室的副校长任组长，成员由人事处、实验室与设备管理处、医院与卫生管理处、公安处等相关单位负责人组成。领导小组依照国家的法令法规，对全校有放射性同位素与射线装置的单位进行全面的监督和管理，每年定期组织检查和验收。日常管理工作由实验室与设备管理处负责协调。

第三条：学校对放射性同位素与射线装置和人员防护实行分级管理。

学校主要负责放射性同位素与射线装置的购置、报废等环节的审批工作；对从事放射工作的人员进行健康查体和培训，并定期组织安全检查。凡涉及放射性工作的学院（所）、实验室等相关单位，均应依据学校的管理办法，对本单位的放射性同位素与射线装置及使用、操作人员进行严格的安全管理。

第四条：任何单位和部门新建、扩建和改建放射工作场所以及防护设施，都必须经过学校放射防护监督管理领导小组批准，并报省、市有关监督、管理部门同意，方可进行施工。

第五条：学校教学、科研、技术开发等拟从事放射工作的单位，必须向放射防护监督管理领导小组提出申报，经领导小组批准，由实验室与设备管理处按照国家有关规定，到省、市管理部门统一办理《放射性同位素与射线装置使用许可证》。

第六条：凡需要购买放射性同位素的单位，必须事先提出书面申请，经本单位主管领导同意，报送实验室与设备管理处审批。

第七条：放射性同位素到货后，订购单位的人员必须到现场进行认真仔细的检查，如发现包装破损、液体泄漏等情况，应及时报告实验室与设备管理处，并向供货单位提出退还或采取其他相应的处理措施。订购单位人员确认所到放射性同位素安全无误，应立即放入专用的保险柜或库房内，逐个建立技术档案，指派专人负责档案的管理。

第八条：实验室与设备管理处建立全校放射性同位素与射线装置账簿，由专人负责管理。各有关单位应按照实验室与设备管理处制定的账册统一建账，学校与学院（所）、实验室、校医院每年核对一次，做到账物相符。

第九条：学校内部各单位互相借用放射性同位素时，必须经过本单位主管领导同意，办理相关借用手续，做好详细记录后存档保管。因其他原因向校外调拨放射性同位素时，必须经过放射防护管理领导小组批准，报省、市有关部门同意后，方可办理相关手续进行调拨。

第十条：凡从事放射性工作的人员，必须经过专业技术培训，同时还要参加相关法律法规教育。在取得有关部门颁发的放射人员上岗证后，方可从事放射性工作。

第十一条：从事放射性工作的学院（所）、校医院及实验室要依据本办法制定相应的规章制度和操作规程，工作人员必须严格按照工作程序进行操作，避免造成人身伤害和放射性同位素与射线装置失窃等事故的发生。

第十二条：加强安全防范意识。放射性同位素不得与易燃、易爆、易腐蚀等物品一起存放，必须指定专人负责保管，要有专用的放射源保险柜和库房，实行双人双锁制度。任何人未经允许不得擅自动用。必须建立使用登记制度，存放和使用场所要加装防盗门窗。放射性同位素不得在实验室存放，用毕要及时送回存放地点。

第十三条：放射性同位素与射线装置使用场所，必须设有防护设施，入口处应设置明显的标志，室内安装事故报警装置。

第十四条：学生在做射线装置实验时，必须有指导老师在场或经过指导老师批准方可操作。

第十五条：有关单位要妥善保管好放射性废物（源），任何人无权随意处置。放射性废物（源）的处置，均应由实验室与设备管理处统一集中送往山东省环境辐射站废物库贮存，所需费用由各使用单位承担。

第三章　从事放射性工作人员的健康管理

第十六条：各相关单位应按照卫生部颁发的《放射工作卫生防护管理办法》和《放射人员健康管理规定》，加强对从事放射性工作人员的健康管理。

第十七条：要建立放射性工作人员身体健康档案。有关人员从事放射性工作前，必须到省、市指定的医疗机构进行身体检查，检查合格、经过技术培训才能从事该项工作。

第十八条：建立放射工作人员个人剂量档案。所有从事放射性工作的人员必须接受常规的个人剂量检测，凡进入放射场所的工作人员必须按规定佩戴剂量计，没有个人剂量档案的人员不能进行放射工作职业病诊断。个人剂量检测费由本人所在单位承担。

第十九条：哺乳期、妊娠期妇女应避免参与放射性工作。

第二十条：按照国家有关规定和我校实际情况，从事放射性工作的人员应享受保健津贴。

凡经省级放射疾病诊断机构确诊患有放射职业病者，可享受国家规定的有关待遇。

第四章　放射性工作事故处理

第二十一条：发生放射性事故的部门，应立即采取防护措施，控制事故蔓延与扩大，保护好现场，做好事故处理情况记录，立即向学校有关部门报告。学校向省、市有关监督、管理部门报告。事后，事故发生单位要写出详细的书面材料。

第二十二条：对事故的直接责任人，视情节轻重给予相应的纪律处分。造成人员伤害和公共财产严重损失的，移交司法机关依法追究当事人的刑事责任。

（侯桂华）

第二篇　融合实验和创新实验

第四章　融合实验

实验1　神经系统疾病与腰椎穿刺术

【目的要求】

1. 掌握腰椎穿刺术的临床意义及临床应用。

2. 掌握腰椎穿刺术的适应证和禁忌证。

3. 掌握腰椎穿刺术的操作方法和操作步骤。

4. 掌握神经系统疾病检查方法，结合分析脑脊液的结果，训练诊断思维。

【实验内容】

1. 腰椎穿刺适应证

（1）了解有无颅内出血。

（2）检查脑脊液性质，测定颅内压力以诊断颅内疾病。

（3）放脑脊液减压，或鞘内注射药物进行治疗。

2. 腰椎穿刺禁忌证

（1）有明显视盘水肿或有脑疝先兆者。

（2）休克、衰竭或濒危状态的患者。

（3）穿刺部位或附近有感染者。

3. 操作方法　术前检查患者的生命体征，告知操作的必要性与风险，签署知情同意书。

（1）体位：患者侧卧于硬板床上，背部与床面垂直，头向前胸屈曲，两手抱膝紧贴腹部，使躯干尽可能弯曲呈弓形；或由助手在术者对面一手挽住患者头部，另一只手挽双下肢腘窝处并用力抱紧，使脊柱尽量后凸以增宽椎间隙，便于进针。

（2）选择穿刺点：髂后上棘连线与后正中线的交点相当于第4腰椎棘突，可选在上一腰椎间隙（腰3～4椎间隙）或下一腰椎间隙（腰4～5椎间隙）进行。

4. 操作步骤

（1）常规消毒皮肤，戴无菌手套、铺洞巾，用2%利多卡因自皮肤到椎间韧带作局部麻醉。

（2）术者用左手固定穿刺点皮肤，右手持穿刺针以垂直背部的方向缓慢刺入，针尖稍斜向头部，成人进针深度为4～6cm，儿童为2～4cm。当针头穿过韧带与硬脑膜时，有阻力突然消失的落空感。此时可将针芯慢慢抽出，即可见脑脊液流出。

（3）脑脊液测压与抽放液：放液前先接上测压管测量压力。正常侧卧位脑脊液压力为70～180mmHg或40～50滴/分。撤去测压管，收集脑脊液2～5ml送检。

（4）术后将针芯插入后一起拔出穿刺针，覆盖消毒纱布，用胶布固定。嘱患者去枕平仰卧或俯卧 4～6 小时。测血压并观察病情有无变化。根据临床需要填写检验单，分送标本，清洁器械及操作场所，做好穿刺记录。

（5）鞘内注药时，应先放出一定量脑脊液，然后再注入同等量的药物，为避免局部刺激，应行抽吸与推注交替的"按摩式"方法以注入药物。

5. 注意事项

（1）术中应随时询问患者有无头晕等症状，并密切观察患者呼吸、脉搏等，若有异常应停止操作，并做适当处理。

（2）对怀疑有颅内压升高的患者应严格评估适应证，并在操作中避免颅内压急剧下降造成脑疝。

【病例举例】 患者，男性，34 岁。发热、剧烈头痛、喷射性呕吐 2 天。查体：T 38℃，急性病容，烦躁，颈部抵抗感，心、肺未见异常，肝脾肋下未触及，四肢肌张力略高，双侧巴宾斯基征(+)。血常规示：WBC 15×10^9/L，N 0.63，L 0.3，RBC 4.2×10^{12}/L，Hb 116g/L；PLT 283×10^9/L。颅脑 CT：未见占位性病变。

【小组讨论】

1. 为患者进行神经系统查体时，可能出现的阳性和阴性体征有哪些？

2. 脑脊液检查可帮助诊断哪些疾病？为明确诊断该患者还需接受哪些检查？

3. 鞘内注射常用于什么情况？

（林晓英）

实验 2 腹腔穿刺术

【目的要求】

1. 掌握腹腔穿刺术的临床意义及临床应用。

2. 掌握腹腔穿刺术的适应证和禁忌证。

3. 掌握腹腔穿刺术的操作方法和操作步骤。

4. 进一步掌握浆膜腔积液检查对疾病诊断的意义。

5. 掌握腹腔积液情况下的腹部体格检查方法，结合分析浆膜腔积液的结果，训练诊断思维。

【实验内容】

1. 腹腔穿刺的适应证

（1）腹水原因不明，或疑有内出血者。

（2）大量腹水引起难以忍受的呼吸困难及腹胀者。

（3）需腹腔内注药或腹水浓缩再输入者。

2. 腹腔穿刺的禁忌证

（1）有肝昏迷前驱期症状者。

（2）疑有粘连性腹膜炎、结核性腹膜炎、卵巢肿瘤、包虫病等。

3. 操作方法 术前检查患者的生命体征，告知操作的必要性与风险，签署知情同意书。进行简单腹部查体，再次确认操作的适应证。

（1）体位：术前须排尿以防穿刺损伤膀胱；患者仰卧，或取其他适当体位（如半卧位或稍左侧卧位)，尽量使患者舒适，以便能耐受较长手术时间。

(2) 选择穿刺点：一般常选左下腹部脐与髂前上棘连线中外 1/3 交点，也可选脐与耻骨联合连线中点上方 1cm、偏左或偏右 1.5cm 处，或侧卧位，在脐水平线与腋前线或腋中线之延长线相交处。少量积液或有包裹性腹水时，须在 B 超引导下定位穿刺。

4. 操作步骤

(1) 常规消毒、戴无菌手套，铺消毒洞巾，自皮肤至腹膜壁层以 2%利多卡因做局部浸润麻醉。

(2) 术者左手固定穿刺部位皮肤，右手持针经麻醉处刺入皮肤后，以 45°斜刺入腹肌，再垂直刺入腹腔。当针峰抵抗感突然消失时，表示针头已穿过腹膜壁层即可抽取腹水，并将抽出液放入试管中送检。也可直接用 20ml 或 50ml 注射器及适当针头进行诊断性穿刺。大量放液时，可选用 8 号或 9 号针头，并于针座接一橡皮管，助手用消毒血管钳固定针头，并夹持胶管，以输液夹子调整速度，将腹水引入容器中计量并送检。肝硬化腹水患者一次放液不超过 3000ml。

(3) 术后嘱患者平卧休息 1～2 小时，避免朝穿刺侧卧位。测血压并观察病情有无变化。根据临床需要填写检验单，分送标本，清洁器械及操作场所，做好穿刺记录。

5. 注意事项

(1) 术中应随时询问患者有无头晕、恶心、心悸等症状，并密切观察患者呼吸、脉搏及面色等，若有异常应停止操作，并做适当处理。

(2) 放液后应拔出穿刺针，覆盖消毒纱布，再用胶布固定。大量放液后应束以多头腹带，以防腹压骤降，内脏血管扩张引起休克。

(3) 对大量腹水患者，为防止漏出，可斜行进针。术后嘱患者平卧，并使穿刺孔位于上方以免腹水漏出。若有漏出，可用蝶形胶布或火棉胶粘贴。

【病例举例】 患者，女性，25 岁。腹痛、发热 2 周。腹痛为持续性隐痛，位于脐周、下腹，伴低热、盗汗，大便次数增多。查体：T 37.9℃，心肺未见异常，腹隆，触诊有柔韧感，肝脾触诊不满意，叩诊移动性浊音阳性。血常规示：WBC 12×10^9/L，RBC 3.75×10^{12}/L，Hb 109g/L；PLT 283×10^9/L。血沉 110mm/h。

【小组讨论】

1. 患者的腹部体征说明什么问题？可能的诊断是什么？
2. 该患者首次放腹水应注意哪些问题？若需要放腹水减轻症状还需要注意什么？
3. 腹腔积液检查可帮助诊断哪些疾病？为明确诊断该患者还需接受哪些检查？

(李芳邻)

实验 3 骨髓穿刺术

【目的要求】

1. 掌握骨髓穿刺术的临床意义及临床应用。
2. 掌握骨髓穿刺术的适应证和禁忌证。
3. 掌握骨髓穿刺术的操作方法和操作步骤。
4. 掌握骨髓细胞学检查的诊断意义。

5. 掌握血液系统疾病的常见临床表现和诊断思维。

【实验内容】

1. 骨髓穿刺的适应证

（1）各类血液病及疑有骨髓转移性肿瘤，有助于诊断。

（2）某些传染病或寄生虫病，有助于确定病原体。

（3）败血症可进行骨髓培养了解病原菌。

2. 骨髓穿刺的禁忌证 血友病及弥散性血管内凝血，如无特殊需要，勿作骨髓穿刺检查。

3. 操作方法 术前检查患者的生命体征，告知操作的必要性与风险，签署知情同意书。

（1）选择穿刺部位

1）髂前上棘穿刺点，位于髂前上棘后1～2cm，该部骨面较平，易于固定，操作方便。

2）髂后上棘穿刺点，位于骶椎两侧，臀部上方突出的部位。

3）胸骨穿刺点，胸骨柄或胸骨体相当于第1、2肋间隙的位置，胸骨较薄（1.0cm左右），其后方为心房和大血管，应严防穿通胸骨而发生意外；但由于胸骨骨髓液含量丰富，当其他部位穿刺失败时，仍需做胸骨穿刺。

（2）体位：胸骨或髂前上棘穿刺时，患者取仰卧位。髂后上棘穿刺时应取侧卧位。

4. 操作步骤

（1）常规消毒局部皮肤，术者戴无菌手套，铺无菌洞巾，用2%利多卡因做局部皮肤、皮下及骨膜麻醉。

（2）将骨髓穿刺针固定器固定在适当的长度上（胸骨穿刺约1.0cm、髂骨穿刺约1.5cm），用左手的拇指和示指固定穿刺部位，以右手持针向骨面垂直刺入（若为胸骨穿刺，则应保持针体与骨面呈30°～40°），当针尖接触骨质后则将穿刺针左右旋转，缓缓钻刺骨质，当感到阻力消失，且穿刺针已固定在骨内时，表示已进入骨髓腔。若穿刺针未固定，则应再更换方向钻入。

（3）拔出针芯，接上干燥的10ml或20ml注射器，用适当力量抽吸，若针头确在骨髓腔内，抽吸时患者感到一种轻微锐痛，随即有少量红色骨髓液进入注射器中。骨髓吸取量以0.1～0.2ml为宜。

取的骨髓液滴于载玻片上，快速做有核细胞计数及涂片数张，备做形态学及细胞化学染色检查。

同时采集手指末端血，涂片送检。

拔出穿刺针，局部按压止血，局部纱布胶布包扎固定。

（4）术后嘱患者卧床休息，观察病情有无变化。根据临床需要填写检验单，清洁器械及操作场所，做好穿刺记录。

5. 注意事项

（1）术后穿刺局部若出血较多，应增加按压止血时间。

（2）骨髓涂片要迅速，以防凝固过快而影响涂片质量。

（3）若穿刺显示骨髓“干抽”或骨髓有核细胞少，则应行骨髓活检，进一步明确诊断。

【病例举例】 患者，女性，20岁。发热、乏力、鼻出血3天。查体：重度贫血貌，全身皮肤散在多处出血点及瘀斑，胸骨下段压痛，心、肺未见异常，肝脾肋下未触及。血常规示：WBC 24×10^9/L，RBC 1.2×10^{12}/L，Hb 47g/L，PLT 10×10^9/L。

【小组讨论】

1. 患者皮肤黏膜出血的发生机制可能有哪些？为何发生贫血？

2. 患者可能出现的骨髓细胞学检查特点有哪些？骨髓细胞化学染色是否可以协助诊断？为什么？

3. 有哪些非血液系统疾病需要骨髓穿刺术协助诊断？

（李芳邻）

实验4　胸腔穿刺术

【目的要求】

1. 掌握胸腔穿刺术的临床意义及临床应用。

2. 掌握胸腔穿刺术的适应证和禁忌证。

3. 掌握胸腔穿刺术的操作方法和操作步骤。

【实验内容】

1. 胸腔穿刺的适应证

（1）胸腔积液性质不明者，作诊断性穿刺。

（2）大量胸液压迫，导致呼吸循环障碍者。

（3）结核性胸膜炎化学疗法后中毒症状减轻仍有较多积液者。

（4）脓胸、脓气胸患者。

（5）肺炎并发胸膜炎胸腔积液较多者。

（6）外伤性血气胸。

（7）脓胸或恶性胸液需胸腔内注入药物者。

2. 胸腔穿刺的禁忌证

（1）病情危重，有严重出血倾向，大咯血。

（2）穿刺部位有炎症病灶。

（3）对麻醉药过敏。

术前检查患者的生命体征，告知操作的必要性与风险，签署知情同意书。操作前进行胸部查体，以及进行影像学资料的再次确认，明确操作的适应证。

3. 操作方法

（1）体位：患者取坐位，面向椅背，两前臂置于椅背上，前额伏于前臂上。病重不能起床者可取半坐卧位，患者前臂上举双手抱于枕部。

（2）选择穿刺点：选在胸部叩诊实音最明显部位，一般常取肩胛线或腋后线第 7～8 肋间；有时也选腋中线第 6～7 肋间或由超声波定位确定。

4. 操作步骤

（1）常规消毒皮肤，戴无菌手套，覆盖消毒洞巾。用 2%利多卡因在下一肋骨上缘的穿刺点自皮肤至胸膜壁层进行局部浸润麻醉。

（2）术者以左手示指与中指固定穿刺部位的皮肤，右手将穿刺针后的胶皮管用血管钳夹住，持穿刺针沿肋骨上缘缓慢刺入至阻力突然消失，将注射器接上，松开血管钳，抽吸胸腔积液，助手协助用血管钳固定穿刺针，并配合松开或夹紧乳胶管。也可用带三通活栓的穿刺针进行胸膜腔穿刺。术者右手将穿刺针的三通活栓转到与胸腔关闭处，再将穿刺针在麻醉处缓缓刺入，当针锋抵抗感突然消失时，转动三通活栓使其与胸腔相通，进行抽液，标本分送检验。首次抽液不超过 600ml，以后每次不超过 1000ml。

（3）抽液结束拔出穿刺针，局部用消毒纱布覆盖、固定。

（4）术后嘱患者卧床休息。观察有无咳嗽、气促、面色苍白、血压下降等病情变化。根据临床需要填写检验单，清洁器械及操作场所，做好穿刺记录。

5. 注意事项

（1）术中应随时询问患者有无头晕、恶心、心悸等症状，并密切观察患者呼吸、脉搏及面色等，若有异常应停止操作，并作适当处理。

（2）操作可能出现的并发症：胸膜反应、气胸、复张性肺气肿、血胸等。

（3）操作过程中患者如咳嗽，应停止进针，待患者平静呼吸后再行进针。

（4）抽液过程不应过快，患者若出现胸膜反应，应立即停止操作，嘱患者平卧，皮下注射 0.1%肾上腺素 0.3～0.5ml。

（5）术后再次进行胸部影像学检查，有利于进一步协助诊断、评估积液剩余量。

【病例举例】 患者，男性，20 岁。发热、咳嗽 2 周，伴胸痛 2 天。咳嗽或右侧卧位时可诱发胸痛。既往健康。查体：T 38.4℃。右下肺叩诊浊音，右下肺呼吸音降低。心率 82 次/分，心律齐，心音有力。辅助检查：CRP 90mg/L；血沉 54mm/h；血常规示：WBC 6.74×10^9/L，N 0.769，L 0.136；胸片见图 4-1。

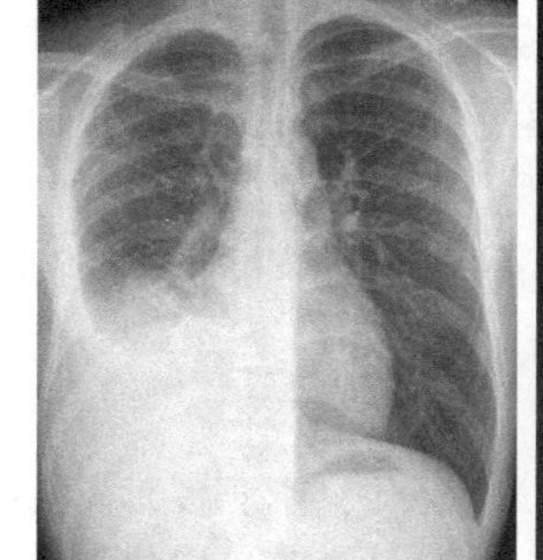

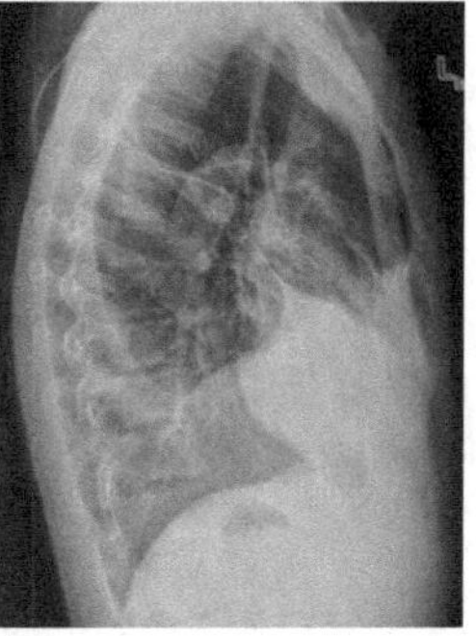

图 4-1　患者胸片

【小组讨论】

1. 患者的体格检查可能发现哪些异常体征？根据病情，该患者主要应采取何种诊治手段？

2. 胸腔穿刺术的适应证有哪些？其风险在于什么情况？

3. 气胸患者的症状与体征与胸腔积液患者有何不同？

4. 气胸患者胸腔穿刺时应注意什么？

5. 血气胸时的治疗措施如何选择？

（杨艳平）

实验 5　急性阑尾炎的诊断与外科治疗

急性阑尾炎是外科常见病，居各种急腹症的首位。一个世纪以来，由于外科技术、麻醉、辅助治疗等的改进，绝大多数患者能够治愈。急性阑尾炎主要表现为腹部疼痛，胃肠道反应和全身反应，70%～80%的患者具有典型的转移性右下腹痛的症状。但因仍有部分患者的症状变化多端，诊断并不简单，所以需对每一具体病例认真对待，争取准确诊断，早期手术，防止并发症的发生，提高治愈率。

【目的要求】

1. 掌握腹部查体、无菌术及荷包缝合的技术。

2. 掌握腹痛的症状学分析及诊断思路。

【实验内容】

观看多媒体课件：急性阑尾炎的病史、症状、体征及实验室检查。

观看多媒体课件：急性阑尾炎的诊断及鉴别诊断。

观看多媒体课件：急性阑尾炎的外科治疗原则、阑尾切除术及其并发症的预防录像演示。

分组练习：腹部查体、无菌术及荷包缝合。

1. 病因 ①阑尾管腔阻塞：淋巴滤泡明显有增生、粪石、异物、肿瘤等。②细菌入侵：临床病理分型有急性单纯性阑尾炎、急性化脓性阑尾炎、坏疽性及穿孔性阑尾炎、阑尾周围脓肿等。发病前可有劳急奔走，尤其是饱餐后的剧烈活动。临床症状包括：转移性右下腹痛，典型的腹痛起始于上腹部，数小时后疼痛转移并局限于右下腹。早期可有厌食、恶心、呕吐，也可能发生腹泻。盆腔位阑尾炎，可有排便、里急后重等症状。弥漫性腹膜炎可有腹胀、排气排便减少。炎症重时出现中毒症状、心率快、发热等。

体征可出现右下腹压痛、腹膜刺激征、右下腹包块，其他体征如结肠充气试验、腰大肌试验、闭孔内肌试验异常，经肛门直肠指检等也可发现异常。

实验室检查的表现有白细胞总数和中性粒细胞数可轻度或中度增加，可发生核左移。

影像学检查中腹部平片可见盲肠扩张与液平，偶见钙化粪石和异物影。B 超检查见肿大阑尾或脓肿。

2. 鉴别诊断

（1）胃十二指肠溃疡穿孔：本病多有慢性溃疡病史，发病前多有暴饮暴食的诱因，发病突然且腹痛剧烈。查体时见腹壁呈板状强直，腹膜刺激征以剑突下最明显。腹部透视膈下可见游离气体，诊断性腹腔穿刺可抽出上消化道液体。

（2）妇科疾病：右侧输卵管妊娠，卵巢囊肿扭转，卵巢滤泡破裂，急性盆腔炎等。妇科检查、腹部超声等有助于鉴别诊断。

3. 手术选择 急性单纯性阑尾炎宜采用麦氏切口，急性化脓性或坏疽性阑尾炎宜采用麦氏切口或经腹直肌切口，穿孔性阑尾炎宜采用右下腹经腹直肌切口。

4. 术后并发症防治 预防出血；术中加强切口保护，预防切口感染；若感染应穿刺排脓，定期换药；早期手术，术后左侧卧位，早期离床活动预防粘连性肠梗阻；再次手术切除过长的残端。

【病例举例】 患者，女性，18 岁。剧烈运动后腹痛 3 小时。查体：T 37.9℃，心、肺未见异常，右下腹压痛，无反跳痛，未触及包块。肝脾肋下未触及。

【小组讨论】

1. 该患者可能出现的病变部位有哪些？

2. 患者需要做的辅助检查有哪些？可能是什么结果？

3. 患者的治疗措施如何选择？

（邵 军）

实验 6　乳腺癌的诊断、核医学检查与外科治疗

女性乳房是两个半球形的性征器官，位于前胸第 2 或第 3～6 肋骨水平的浅间隙之间。女性乳房肿瘤的发病率甚高，约占全部乳房疾病的 50%左右，而恶性肿瘤的绝大多数（98%）是乳腺癌，在我国占全身各种恶性肿瘤的 5%～10%，在妇女中仅次于子宫颈癌，据国内统计，发病率为 23/10 万。

乳腺癌最多见于乳房的外上象限（45%～50%），其次是乳头、乳晕（15%～20%）和内上象限（12%～15%）。最早的临床表现是出现无痛、单发的小肿块。随着肿块的增长，可出现肿块表面皮肤凹陷、“橘皮样”改变等表现，通过查体、影像学检查及活组织检查等手段可以确诊。根据乳癌的临床分期，可选择以手术为主，包括放疗、化疗、内分泌治疗等在内的综合治疗方案。

核医学检查在乳腺癌的诊疗中起到重要作用，如用于乳腺癌诊断的乳腺闪烁显像、放射性核素对前哨淋巴结的检出、检查骨转移的骨闪烁显像及 PET 在乳腺癌原发灶诊断中的应用、放射免疫分析检测肿瘤标志物 CA153、乳腺癌组织雌激素受体的放射受体分析等。

【目的要求】

1. 掌握女性乳腺检查的内容及手法。

2. 掌握乳腺癌的外科治疗原则、无菌术。

3. 掌握乳腺核医学检查在临床诊断中的意义。

【实验内容】

观看多媒体课件：乳腺癌的症状、体征及影像学检查。

观看多媒体课件：乳腺癌的诊断及鉴别诊断。

观看多媒体课件：乳腺癌核医学影像。

观看多媒体课件：检测乳腺癌组织的雌激素受体的放射受体分析；乳腺癌肿瘤标志物放射免疫分析。

观看多媒体课件：乳腺癌的外科治疗原则及乳腺癌（改良）根治术手术录像演示。

分组练习：利用乳房查体模型进行乳房检查。

1. 乳腺癌临床表现　早期多表现为无痛单发小肿块；进展期乳房变小、变硬，乳头内陷或抬高，腋窝淋巴结肿大；晚期橘皮样改变，肿块固定，淋巴结固定，出现压迫症状；后期可有腹水、恶病质等。

分期诊断：多采用国际抗癌协会建议的 T（原发癌瘤）N（区域淋巴结）M（远处转移）。

2. 乳腺癌综合治疗原则　手术治疗是主要治疗方法之一，还有辅助化学药物、内分泌、放射、免疫治疗，以及晚期的生物治疗。

3. 乳房的检查方法　患者端坐，两臂自然下垂，乳房肥大下垂明显者，可取平卧位，肩下垫小枕，使胸部隆起。检查者用手指掌面扪诊，不要用手指捏乳房组织。应循顺序对乳房外上（包括腋尾部）、外下、内下、内上各象限及中央区做全面检查。先检查健侧，后检查患侧。

4. 乳房肿块的鉴别诊断要点

（1）注意肿块大小、硬度、表面是否光滑、边界是否清楚以及活动度。

（2）轻轻捏起肿块表面皮肤，明确肿块是否与皮肤粘连。

（3）检查肿块与深部组织的关系。

（4）轻挤乳头，看是否有溢液。

（5）并非来自乳房的肿块，如肋软骨炎肿块，推动乳房时肿块不会移动位置。

（6）依次检查腋窝淋巴结。

【病例举例】 患者，女性，45 岁。右乳头溢液 1 个月。患者右乳房无疼痛，有时分泌血性液体。查体：右乳中部触及一 3cm×3cm 大小包块，质硬，无触痛，按压乳头有血性液体渗出。

【小组讨论】

1. 为该患者进行体格检查时，还需要重点注意的体征是什么？为什么？

2. 该患者的乳房包块应主要与哪些疾病相鉴别？临床特点分别是什么？

3. 患者需要做的辅助检查有哪些？可能是什么结果？

4. 患者的治疗措施如何选择？

（张　凯）

实验 7　前列腺增生症的诊断与外科治疗

前列腺增生症也称前列腺良性肥大，是老年男性的常见病。随着生活水平及卫生条件的不断提高，我国人民的平均寿命已达 70 岁，前列腺增生的发病率也有逐年增高的趋势。前列腺由包绕尿道的尿道周围腺体和在其外层的前列腺腺体组成，发生增生的部分主要是围绕尿道的尿道周围腺体。前列腺增生所致的病理生理变化主要是膀胱出口梗阻、膀胱功能的异常、双侧上尿路扩张积水和对肾功能的影响。

前列腺增生症的临床表现主要为膀胱过度活动和梗阻症状等。膀胱过度活动为尿频、尿急、夜尿增多及急迫性尿失禁的一组症候群。梗阻症状主要表现为排尿踌躇无力、排尿时间延长、尿线细、间断性排尿、排尿滴沥不尽、尿潴留、充盈性尿失禁等。前列腺增生症的诊断主要是根据病史、临床症状、直肠指检、超声波检查、尿流动力学检查等手段进行。其治疗主要包括病因性的药物治疗及手术治疗等。

【目的要求】

1. 掌握直肠指诊的方法和检查内容。

2. 掌握前列腺肥大的分度。

3. 掌握前列腺切除手术的适应证。

4. 掌握并进一步练习无菌导尿术。

【实验内容】

利用直肠检查模型进行直肠、前列腺的检查练习。

观看多媒体课件：前列腺增生症的症状、体征及辅助检查。

观看多媒体课件：前列腺增生症的诊断及鉴别诊断。

观看多媒体课件：前列腺增生症的内、外科治疗原则及前列腺切除术手术录像演示。

分组练习：泌尿系统的查体方法、无菌导尿术等。

前列腺增生症好发于 50 岁以上男性。临床表现以尿频、进行性排尿困难（最主要的症状）、尿潴留、尿失禁为主，合并感染时可有膀胱刺激征。

1. 诊断方法　可行排尿后直肠指诊，经直肠超声检查更为精确。另外尿流率检查有助于诊断。治疗以药物治疗为主，如 α 受体阻滞剂、激素、降胆固醇药物等。

2. 手术治疗指征　膀胱残余尿量＞50ml，最大尿流率＜10ml/s，有急性尿潴留史，反复出现尿路感染，肉眼血尿。症状严重影响生活，已引起上尿路积水和肾功能损害。

【病例举例】　患者，男性，65 岁。进行性排尿困难 2 个月。尿频，无尿急、尿痛。

【小组讨论】

1. 为该患者行体格检查时需要重点注意的体征是什么？如何行直肠指诊？
2. 患者需要做的辅助检查有哪些？可能是什么结果？
3. 患者的治疗措施如何选择？

（郭　虎）

实验 8　消化性溃疡的诊断与外科治疗

消化性溃疡又称胃、十二指肠溃疡，是胃溃疡与十二指肠溃疡的总称，两者可以同时发病，也可以单独发病，发生在胃的叫胃溃疡，发生在十二指肠的叫十二指肠溃疡。胃溃疡和十二指肠溃疡在发病机制、临床表现和治疗等方面存在若干不同点。

多数消化性溃疡患者具有典型的临床表现。症状主要特点是：慢性、周期性、节律性上腹痛，体征不明显。部分患者（10%～15%）平时缺乏典型临床表现，而以大出血、急性穿孔为其首发症状。少数特殊类型溃疡的临床表现又各有特点。X 线钡剂透视、胃镜检查及胃液分析等可为消化性溃疡的诊断提供相应的依据。目前，绝大多数的消化性溃疡属于内科治疗范围，但经过严格内科治疗不愈的顽固性溃疡、胃溃疡疑似恶变者或有严重并发症而内科治疗不能奏效者可以考虑手术治疗。

【目的要求】

1. 掌握消化性溃疡的症状、体征特点。
2. 掌握消化性溃疡的辅助检查项目筛选。
3. 掌握消化性溃疡的内、外科治疗原则。

【实验内容】

利用标准化病人进行病史问诊。

观看多媒体课件：消化性溃疡的症状、体征及辅助检查。

观看多媒体课件：消化性溃疡的诊断及鉴别诊断。

观看多媒体课件：消化性溃疡的内、外科治疗原则及胃大部切除术的录像演示。

分组练习：在同学或标准化病人身上进一步练习腹部查体技巧，进行胃肠道吻合练习。

1. 胃溃疡发病以中青年居多，表现为上腹隐痛，伴胀满、反酸、嗳气者多见，餐后 0.5～1 小时痛→1～2 小时逐渐缓解→下次进餐后再痛，夜间痛少见，胃酸正常或偏低，无真性缺酸现象，溃疡直径多＜2.5cm，X 线钡剂透视龛影壁光滑、位于胃腔轮廓之外，周围胃壁柔软，可呈星状集合征。内镜检查为首选，表现为圆形或椭圆形、底平滑、溃疡周围黏膜柔软，皱襞向溃疡集中。内镜活检可确诊。幽门螺杆菌的检测多为阳性。

2. 十二指肠溃疡发病以中年以上居多，腹痛规律性强，早餐后 1～3 小时或餐前痛→

进食缓解→餐后 2～4 小时再痛→进食缓解，半数有夜间痛，为真性胃酸缺乏，巨大溃疡直径＞2.0cm，X 线钡剂透视龛影边缘不整、位于胃腔轮廓之内，龛影周围胃壁僵硬、呈结节状，向溃疡集聚的皱襞有融合中断现象。内镜检查为首选，表现为形状不规则，底凹凸不平，边缘结节隆起，污秽苔，溃疡周围因癌性浸润而增厚，可有糜烂出血。内镜活检可确诊。

3. 胃、十二指肠溃疡出现并发症的临床表现 骤发性剧烈腹痛，如刀割样，常伴恶心、呕吐，可出现全身感染中毒症状；可有呕血，黑便；查体：腹肌紧张，全腹有压痛、反跳痛，肠鸣音减弱或消失，移动性浊音阳性。短时间内出血量 400ml 以上可出现循环代偿表现，800ml 以上可出现明显休克表现；大量呕吐，多为隔夜食物，不含胆汁但有酸臭味，振水音阳性。结合临床表现，病史、体格检查、化验检查、胃十二指肠纤维内镜、X 线钡剂透视，动脉造影可协助诊断。

4. 胃十二指肠溃疡的手术指征 大量出血，内科处理无效，急性穿孔、瘢痕性幽门梗阻、癌变，顽固性溃疡经内科治疗无效。

【病例举例】 患者，男性，48 岁。面色苍白、腹痛 1 小时。3 小时前与友人饮酒，曾呕吐咖啡色样物。既往有消化道溃疡病史 3 年，不规律治疗。查体：BP 80/50mmHg，心率快，腹部柔韧，上腹部压痛，无反跳痛。移动性浊音阳性。X 线检查可见膈下游离气体。

【小组讨论】

1. 该患者可能出现的消化道病变是什么？有何临床特点？

2. 该患者的血常规检查可能出现什么结果？

3. 该患者的表现是否为手术治疗适应证？为什么？

（邵　军）

实验 9　腰椎间盘突出症的诊断与治疗

腰椎间盘突出症主要指腰椎间盘的纤维环破裂和髓核组织的突出，压迫和刺激脊神经根而致腰腿痛的一种常见病。常见于 35～55 岁的男性，60%的患者有腰扭伤史，多数患者既往有腰痛史，与患者职业和工作体位有一定的关系。

腰椎间盘突出症的临床表现：腰痛、坐骨神经痛、腰椎姿势异常、肢体麻木及感觉异常等。查体可有典型的体征，包括突出间隙的棘上韧带有压痛、直腿抬高试验和加强试验阳性、相应区域的感觉异常和腱反射异常等。而通过 X 线及 CT/MRI 等影像学检查可进一步明确诊断及判断病变的程度。根据病变部位、病变程度、病程等不同可以选择非手术治疗或手术治疗。

【目的要求】

1. 掌握腰椎间盘突出症的症状、体征。

2. 掌握脊柱、四肢查体的方法。

3. 掌握腰椎间盘突出症的外科治疗原则。

【实验内容】

利用标准化病人进行病史问诊。

观看多媒体课件：腰椎间盘突出症的症状、体征及辅助检查。

观看多媒体课件：腰椎间盘突出症的诊断及鉴别诊断。

观看多媒体课件：腰椎间盘突出症的外科治疗原则及腰椎间盘突出症手术录像演示。

分组练习：脊柱、四肢及神经系统查体、无菌术练习。

【病例举例】　患者，男性，68 岁。腰痛伴进行性下肢无力半年。查体：腰椎 2～3 局部压痛、直腿抬高试验阳性。

【小组讨论】

1. 以腰痛为主要表现的疾病还有哪些？如何判断患者病变的性质？

2. 以坐骨神经痛为主要表现的疾病有哪些？如何与腰椎间盘突出症鉴别？

（祁　磊）

实验 10　支气管扩张症的诊断与治疗

支气管扩张症是常见的慢性支气管化脓性疾病，大多数继发于呼吸道感染和支气管阻塞，尤其是儿童和青年时期麻疹、百日咳后的支气管肺炎，由于破坏支气管管壁，而形成管腔扩张和变形。临床表现为慢性咳嗽伴大量脓痰和反复咯血。

【目的要求】

1. 掌握咳嗽、咳痰的症状鉴别。

2. 掌握痰液的检查内容。

3. 掌握肺部体格检查的方法和异常体征。

4. 掌握肺部影像学检查的特点。

【实验内容】

利用标准化病人进行病史问诊。

利用心肺听诊模型或临床病例进行肺部体格检查。

观看多媒体课件：支气管扩张症的典型症状、体征及 X 线、CT 表现。

观看多媒体课件：支气管扩张症的诊断及鉴别诊断。

观看多媒体课件：支气管扩张症的典型病例讨论。

分组练习：肺部体格检查的方法，痰液检查标本的留取方法。

支气管扩张症的发病机制是支气管及其周围组织慢性炎症及支气管阻塞，引起支气管组织结构较严重的病理性破坏，支气管管腔扩张和变形。本病好发于左下叶、左舌叶支气管，其症状表现为反复咳脓痰（静置后分层）、咯血，严重者出现肺源性心脏病（简称肺心病）的表现。

根据反复咳脓痰、咯血的病史和体征，结合童年诱发支气管扩张的呼吸道感染病史，可做出初步诊断。进一步应做 X 线检查，早期显示一侧或双侧下肺纹理局部增多及增粗现象；典型的 X 线表现为粗乱肺纹理中有多个不规则的蜂窝状透亮阴影或沿支气管的卷发状阴影，感染时阴影内出现液平。支气管造影有确诊及明确手术范围的意义，高分辨 CT 有同样作用。治疗原则是保持呼吸道引流通畅、控制感染、手术、及时处理咯血等。

【病例举例】　患者，男性，44 岁。咳嗽、咳痰 1 周，咯血 3 小时。患者既往有慢性咳嗽、痰中带血病史。3 小时前突然咯鲜血，量达 300ml，无胸痛。查体：T 37.3℃，BP 114/89mmHg，双肺叩清，右下肺可闻及中小水泡音，心尖部可闻及Ⅲ级收缩期吹风样杂音。腹软，肝脾肋下未触及。

【小组讨论】

1. 咯血患者的常见临床疾病有哪些？为明确诊断，如何选择进一步的检查？

2. 如何将咯血与呕血相鉴别？

3. 该患者目前的处理措施是什么？

（马德东）

实验 11　自身免疫性溶血性贫血的诊断与治疗

自身免疫性溶血性贫血是临床上比较常见的一种疾病，它是由于患者免疫功能调节紊乱，产生自身抗体和（或）补体吸附于红细胞表面，导致红细胞破坏增速而引起的溶血性贫血。该病临床表现多样，轻重不一，一般起病缓慢，常表现为乏力、头晕，皮肤黏膜黄染。急性型起病急骤，可有寒战、高热、腰痛、呕吐、腹泻，严重者可出现休克。临床多见慢性型，表现为贫血、黄疸、脾大等。患者对糖皮质激素敏感，复发难治性患者可以给予免疫抑制剂治疗或脾切除。

【目的要求】

1. 掌握自身免疫性贫血的症状、实验室检查和诊断。

2. 掌握自身免疫性贫血相关的体格检查内容和方法。

3. 掌握自身免疫性溶血性贫血的诊断和鉴别诊断。

4. 掌握自身免疫性溶血性贫血的实验室检查特点。

5. 掌握自身免疫性溶血性贫血的治疗原则。

【实验内容】

观看多媒体课件：自身免疫性溶血性贫血的典型症状、体征及实验室检查。

观看多媒体课件：自身免疫性溶血性贫血的诊断、鉴别诊断及外科治疗。

观看多媒体课件：自身免疫性溶血性贫血的典型病例讨论。

分组练习：利用标准化病人进行病史问诊。利用临床病例进行一般状况的体格检查。练习骨髓穿刺的技术。利用病例进行临床思维训练。

自身免疫性溶血性贫血发生机制如下。RBC 自身异常：①RBC 膜异常，如遗传性球形细胞增多症、遗传性椭圆形细胞增多症、遗传性口形细胞增多症等；②获得性红细胞膜锚连膜蛋白异常，如阵发性睡眠性血红蛋白尿症等；③遗传性 RBC 酶缺乏，如 G6PD 缺乏症、丙酮酸激酶缺乏症等；④珠蛋白和血红素异常，如遗传性血红蛋白病（地中海贫血）等。RBC 周围环境异常：同种免疫性溶血性贫血，如新生儿免疫性溶血、血型不合输血等。

急性溶血的临床表现为突发高热、寒战、头痛、皮肤黏膜苍白、多汗，心率加快，血压降低、腰痛，此后出现黄疸、酱油色尿，并可导致少尿、无尿，出现典型的急性肾衰竭。慢性溶血的临床表现多发病隐袭、缓慢，以慢性贫血为主要表现，可见轻重不等的黄疸。治疗措施包括病因治疗、糖皮质激素和免疫抑制剂治疗、输血、脾切除术等。

【病例举例】　患者，女性，41 岁。乏力、面色苍白 1 个月。查体：贫血貌，皮肤、巩膜轻度黄染，心、肺无异常，肝肋下未触及，脾肋下 2cm，质软，无触痛。血常规示：Hb 69g/L，WBC 3.2×10^9/L，PLT 50×10^9/L，网织红细胞 0.14。

【小组讨论】

1. 应如何为该患者开具实验室检查项目？可能出现哪些实验室检查结果？

2. 该患者脾大还应与哪些疾病相鉴别？

3. 如何判断患者黄疸属于溶血性或肝细胞性？

4. 适合进行切脾治疗的疾病有哪些？

（李芳邻）

实验 12　急性胰腺炎的诊断与外科治疗

急性胰腺炎是指胰酶在胰腺内激活后引起胰腺组织自身消化的急性化学性炎症。症状主要特点是急性上腹痛、恶心、呕吐、发热。本病主要表现为上腹压痛。病变轻重不等，轻者以胰腺水肿为主，预后良好，重者发生胰腺出血坏死，易继发感染、休克和腹膜炎等，病死率高。血清胰酶的测定为急性胰腺炎的诊断依据。目前，绝大多数的急性胰腺炎属于内科治疗范畴，但感染性胰腺坏死、胰腺脓肿、胰腺假性囊肿以及诊断未明确，疑有腹腔脏器穿孔或肠坏死者应考虑手术治疗。

【目的要求】

1. 掌握急性腹痛的症状、问诊。

2. 掌握腹部体格检查的方法。

3. 掌握急性胰腺炎的诊断、鉴别诊断与治疗原则。

【实验内容】

利用标准化病人进行病史问诊。

利用腹部体检模型练习腹部查体。

观看多媒体课件：急性胰腺炎的症状、体征及辅助检查。

观看多媒体课件：急性胰腺炎的诊断及鉴别诊断。

观看多媒体课件：结合急性胰腺炎的典型病例进行讨论。

分组讨论：急性胰腺炎手术治疗与非手术治疗的适应证和禁忌证。

急性胰腺炎的病因多见于胆道疾病、结石、感染、寄生虫感染等。临床表现以腹痛为主，为中上腹持续性疼痛，向腰背部放射，进食加剧，伴恶心、呕吐，可有水、电解质和酸碱失衡，查体可见上腹压痛，重者有急性腹膜炎体征（出血坏死型）和格雷 · 特纳（Grey Turner）征（胁腹部皮肤暗灰蓝色）、卡伦征（脐周青紫）。诊断参考血尿淀粉酶、血常规变化，治疗以解痉止痛、禁食、胃肠减压、抑制胃酸分泌、抑制胰酶分泌、抗生素等治疗。

外科手术的适应证包括协助明确诊断、出血坏死性胰腺炎内科治疗无效、并发胰腺周围脓肿和胰腺假性囊肿、腹膜炎、需外科解除胆道梗阻等。

【病例举例】　患者，男性，56 岁。发热、腹痛 1 天。1 天前不洁饮食后恶心，呕吐胃内容物。既往患胆结石 5 年。查体：T 38℃，腹软，中腹部触痛，无反跳痛，胆囊区叩痛，肝脾肋下未触及。

【小组讨论】

1. 有哪些方法有助于判断该患者的胰腺病变？

2. 如何判断患者病情的轻重？

3. 如何判断患者是否需要手术治疗？

（邵　军）

实验 13　急性心肌梗死的诊断与外科治疗

急性心肌梗死是在冠状动脉病变的基础上，发生冠状动脉血供急剧减少或中断，相应的心肌严重而持久地缺血所致。典型的临床表现：发作性胸痛，患者常烦躁不安、出汗、恐惧或有濒死感，伴有发热、心律失常、低血压和休克，以及心力衰竭。心电图、超声心动图及血清心肌酶、血和尿肌红蛋白检查等可作为诊断依据。除一般对症支持治疗外，经皮腔内冠状动脉成形术（PTCA）及支架术是目前急性心肌梗死的首选治疗，部分患者可选择冠状动脉旁路移植手术。

【目的要求】

1. 掌握急性胸痛的问诊。

2. 掌握心脏查体的方法。

3. 掌握急性心肌梗死的症状、体征及辅助检查。

4. 掌握急性心肌梗死的治疗原则。

【实验内容】

利用标准化病人进行病史问诊。

利用心脏听诊模型和临床真实病例练习心脏查体。

观看多媒体课件：急性心肌梗死的症状、体征及辅助检查。

观看多媒体课件：急性心肌梗死的诊断及鉴别诊断。

观看多媒体课件：急性心肌梗死的内、外科治疗原则和适应证及 PTCA、心脏搭桥手术录像演示。

分组练习：利用模型进行心脏听诊练习。利用病例进行临床思维训练。

急性心肌梗死的临床表现以初发型和恶化型最为常见，伴乏力、胸部不适、烦躁等，其特点为心绞痛发作频繁、程度加重、时限延长，硝酸甘油效果差，诱因不明显，还可有发热、恶心、呕吐、胃肠道症状等。体征包括心率增快、心律失常（室性多见，如室性期前收缩、心室颤动）、低血压休克、心力衰竭、第一心音减弱、第四或第三心音奔马律。

1. 心肌梗死的心电图特征性改变

（1）宽而深的 Q 波（病理性 Q 波），在面向透壁心肌坏死区的导联上出现。

（2）ST 段抬高，呈弓背向上型，在面向坏死区周围心肌损伤区的导联上出现。

（3）T 波倒置，在面向损伤区周围心肌缺血区的导联上出现。

（4）背向心肌梗死区的导联出现相反的改变，即 R 波增高、ST 段压低和 T 波直立并增高。

2. 心内膜下心梗的心电图表现　无病理性 Q 波，有普遍 ST 段压低≥0.1mV，aVR 导联 ST 段抬高或对称性 T 波倒置。

3. 心梗心电图的动态性改变　起病数小时内无异常或出现异常高大两支不对称的 T 波，数小时后 ST 段明显抬高，弓背向上，与直立的 T 波连接，形成单相曲线。数小时至 2 天内出现病理性 Q 波，同时 R 波减低（急性期改变），在 3～4 天内稳定不变，数日至两周，ST 段回归基线，T 波平坦或倒置（亚急性期改变），数周至数月，T 波倒置呈两支对称（慢性期改变）。

4. 实验室检查 多有白细胞升高（起病 24～48 小时），血沉增快（持续 1～3 周），心肌酶异常。①肌红蛋白：起病 2 小时内升高、12 小时达高峰，24～48 小时恢复正常。②肌钙蛋白 I 或 T（cTnI/T）：起病 3～4 小时后升高、肌钙蛋白 I 于 11～24 小时达高峰，7～10 日恢复正常；肌钙蛋白 T 于起病 24～48 小时达高峰，10～14 日恢复正常。③肌酸激酶同工酶（CK-MB）：起病后 4 小时升高，16～24 小时达高峰，3～4 天恢复正常，其诊断特异性最高，增高的程度能较准确地反映梗死的范围，高峰出现时间是否提前有助于判断溶栓治疗是否成功。

5. 心梗的并发症

（1）乳头肌功能失调或断裂：发生率 50%。二尖瓣乳头肌缺血坏死，导致脱垂和关闭不全，心尖部收缩中晚期杂音，S1 可不减弱，致心力衰竭，见于下壁心肌梗死。

（2）心脏破裂：少见。常于起病后 1 周内出现，多为心室游离壁破裂，造成猝死，偶为室间隔破裂，胸骨左缘 3～4 肋间出现响亮收缩期杂音，伴震颤。可急性死亡，也可为亚急性，而存活数月。

（3）栓塞：发生率为 1%～6%。起病后 1～2 周出现，如为左心室附壁血栓脱落则栓塞脑、肾、脾等动脉。

（4）室壁瘤：发生率为 5%～20%，多见于左心室。可见左心界扩大，收缩期杂音，心音减弱。ECG 示 ST 段抬高。

（5）心肌梗死后综合征：发生率为 10%。心肌梗死后数周至数月出现，表现为心包炎、胸膜炎、肺炎、发热、胸痛，可能是机体坏死物质的过敏反应。

6. 急性心肌梗死的心电图定位 心肌梗死部位与定位导联如下。前间壁-V1、V2、V3；前壁-V3、V4、V5；前侧壁-V5、V6、V7、aVL；高侧壁-Ⅰ、aVL；广泛前壁-V1～V5；下壁-Ⅱ、Ⅲ、aVF；后壁-V7、V8、V9。

此外，放射性核素及超声心动图也可协助诊断。

7. 心梗的治疗 监护、一般治疗、止痛、抗血小板治疗、抗凝治疗、再灌注心肌、经皮冠状动脉介入、紧急冠状动脉旁路移植术、其他治疗。

【病例举例】 患者，男性，65 岁，持续性胸痛 4 小时，伴出汗较多，自服速效救心丸未见缓解。既往有冠心病、高血压病史 10 年，糖尿病病史 2 年，口服药物控制尚可。查体：BP 130/85mmHg，双肺未查及异常，心率 60 次/分，心律齐，第一心音低钝，腹部未查及异常。ECG 示 I、aVL、V4～6 导联，ST 段下移＞0.1mV。

【小组讨论】

1. 经检查患者的心电图Ⅱ、Ⅲ、aVF、V1、V6 导联出现 ST 段水平下降，最可能涉及的冠状动脉是哪支？

2. 患者的实验室检查应注意哪些指标？可能出现哪些结果？

3. 患者 2 小时后突然昏迷，此时的体格检查应特别注意哪些体征？可能有哪些表现？

4. 患者的紧急处理可考虑采取哪些措施？

（李芳邻）

实验 14　甲状腺疾病的核医学诊断和治疗

甲状腺是人体内分泌系统的重要器官之一，位于颈前正中气管软骨的前方。生理作用是通过合成和释放甲状腺激素来促进人体的生长发育、维持新陈代谢。甲状腺激素具有复杂的生理作用。在成人期维持新陈代谢，在婴幼儿期促进智力发展和体格生长发育。若婴幼儿期甲状腺合成激素不足，可造成永久性智力水平低下和体格发育迟缓，形成克汀病或呆小病；到成人期甲状腺功能的增强或减弱分别形成甲状腺能亢进症（简称甲亢）或甲状腺功能减少症（简称甲减症）。甲状腺的核医学检查涉及多个方面，从甲状腺吸收碘、合成与释放激素到反馈调节机制以及甲状腺免疫功能状态等，十分复杂。核医学在甲状腺疾病的检查中发挥着独一无二、不可替代的巨大作用。核医学方法可对甲状腺形态与功能进行全方位的检测，是临床医生诊断甲状腺疾病、指导用药、观察疗效、判断预后不可缺少的手段。

【目的要求】

1. 掌握甲状腺显像的机制，掌握图像分析方法。

2. 掌握甲状腺同位素显像与甲状腺功能检测结合分析问题的能力。

【实验内容】

观看多媒体课件：甲状腺功能的体内实验——甲状腺摄碘试验。

观看多媒体课件：甲状腺功能的体外实验——血清甲状腺激素水平的测定。

观看多媒体课件：甲状腺显像。

观看多媒体课件：^{131}I 治疗甲状腺疾病。

分组练习：利用标准化病人进行病史问诊。利用临床病例进行临床思维训练。

格雷夫斯病是甲亢的最常见病因，临床主要表现为甲状腺毒症、弥漫性甲状腺肿、眼征等。实验室检查表现为游离甲状腺素（FT4）、游离三碘甲状腺原氨酸（FT3）升高、促甲状腺素（TSH）降低。^{131}I 摄取率可用于病因的鉴别。治疗包括药物治疗、放射碘治疗、手术等。

【病例举例】　患者，女性，35 岁，心悸、乏力 2 周。查体：T 37.5℃，甲状腺 II 度大，双肺未查及异常，心率 110 次/分，心律齐，各瓣膜区未闻及病理性杂音，腹部未查及异常。

【小组讨论】

1. 患者问诊时还需要特别注意哪些病史？

2. 为明确诊断，需要为患者进行哪些检查？

（张　超）

实验 15　肝血管瘤的核医学诊断及鉴别诊断

肝血管瘤是一种常见的肝脏良性肿瘤，在整个肝脏肿瘤中占第二位，仅次于肝癌。本病可发生于任何年龄，但常在成人出现症状，女性为多，是肝内最常见的良性肿瘤。肿瘤见于肝脏任何部位，常位于包膜下，多为单发（约 10%为多发）。病理改变使血管内壁不同程度的扩张，并以纤维间隔，肝血池显像可见病灶区的过度填充。静脉注射 ^{99m}Tc-RBC 时，具有缓慢灌注的特征。肝血池显像对肝血管瘤的阳性预测值很高，近 100%。可以与肝癌、肝囊肿相鉴别。

【目的要求】 掌握肝脏占位性病变的核医学诊断方法。

【实验内容】

观看多媒体课件：肝血管瘤的肝血池断层显像。

讨论：肝血管瘤的肝血池断层显像的临床应用和临床价值。

分组练习：讨论肝占位性病变的鉴别诊断方法。

【病例举例】 患者，男性，56 岁。右上腹胀痛 2 周。伴食欲不振，恶心，无呕吐。查体：腹软，肝肋下 1cm，质韧，轻触痛。脾肋下未触及。

【小组讨论】

1. 患者肝脏可能出现的病变有哪些?

2. 可选择哪些手段进行检查确诊?

（宋　静）

实验 16　肾功能的核医学诊断

肾脏是排泄水分，代谢产物、毒物和药物，保留人体所需物质，以维持体内水、电解质酸碱平衡的重要器官。此外，肾脏还有内分泌功能，如合成、分泌肾素和促红细胞生成素等。由于肾脏有多方面的功能，又有很强的贮备能力，即使最敏感的检查方法也很难检查出早期和轻微的肾实质损害。肾功能检查可受心脏病、贫血、前列腺肥大等肾外疾病因素的干扰。因此，不能仅依据某一项试验结果即做出肾功能的判断，需要结合其他临床表现全面综合分析，方能得出确切可靠的结论。

核素肾动态显像能定量测出两肾的多种有关功能及分肾功能，测出对示踪剂摄取的高峰值（KP）、肾小球滤过率（GFR）和有效肾血浆流量（ERPF）等功能参数。核素肾动态显像能从肾脏的大小、形态、功能、血流灌注等多方面观察急、慢性肾衰竭的肾脏变化，可以对急、慢性肾衰竭做出有意义的鉴别，并可以准确地评价肾脏的功能。

【目的要求】

1. 掌握核素肾动态显像的机制及肾功能的评估方法。

2. 掌握放射免疫分析检测血、尿 β_2 微球蛋白的检测方法及临床意义。

【实验内容】

观看多媒体课件：核素肾动态显像 、肾动态显像检测总肾、分肾的功能。

分组练习：讨论肾功能不全的病因及诊断方法。

【病例举例】 患者，男性，26 岁。面部浮肿、少尿 3 天。患者 1 周前曾因诊断为急性淋巴细胞白血病进行化疗。查体：眼睑水肿，睑裂变小，心、肺及腹部未查及异常。双下肢轻度凹陷性水肿。

【小组讨论】

1. 患者水肿的原因主要有哪些?

2. 患者肾功能的评估有哪些方法?

（梁　婷）

第五章 创 新 实 验

实验 1 医患沟通与医学伦理

随着我国国民素质和患者维权意识的提高，对医嘱盲目服从的患者已不多见，主动参与到自己疾病诊疗决策中的患者越来越多。如何积极影响患者，提高患者的依从率，使其积极配合，从而达到治疗有效率的提高，这已是当前我国医生面临的一个普遍问题。

医学伦理学既是一门有关职业道德的理论课程，又是一门密切联系临床医学且实践性很强的学科。本实验通过典型案例分析与讨论，进一步加强医学生医患沟通的能力，提高其在医疗实践中应用医学伦理学和人文医学的知识进行医学决策的能力。

【目的要求】

1. 掌握医患沟通的技巧。

2. 掌握症状学相关的诊断思维方法。

3. 掌握不同症状问诊的内容与问诊方法。

【实验内容】

（一）病史问诊

1. 以发热为起病症状的医患沟通训练。

2. 以水肿为起病症状的医患沟通训练。

3. 以呼吸困难为起病症状的医患沟通训练。

4. 以意识障碍为起病症状的医患沟通训练。

5. 以尿频为起病症状的医患沟通训练。

6. 以心悸为起病症状的医患沟通训练。

（二）操作前沟通

1. 胸腔穿刺前的医患沟通训练。

2. 儿科插胃管前的医患沟通训练。

3. 妇产科后穹窿穿刺前的医患沟通训练。

4. 针对心源性猝死患者家属的医患沟通训练。

5. 针对肝癌晚期患者及其家属的医患沟通训练。

由标准化病人扮演患者或家属，分别按照设定的临床情景模拟训练。

以急性胸痛患者为例。

李某，男性，50 岁，公务员。因“持续性胸痛 2 小时余”急诊就诊。

就诊状态：右手捂左胸，稍显焦虑及疲惫。

我 2 小时前在办公室正忙着工作，突然觉得胸痛，主要在左侧位置痛，后背也痛，脖子这里不太舒服，出大汗，都把贴身穿的衣服湿透了，还感觉有点呼吸困难，喘不上气，休息了一会，喝了半杯水，胸痛还是没有好转，有点恶心、想吐，没吐出来。同事老刘给了我几粒速效救心丸吃上了，感觉稍微有好转。但还是痛，现在觉得实在不能坚持，同事打了 120 才来看病。我最近食欲、精神及睡眠较差，体重无明显变化，大小便正常。

既往体健，无高血压、糖尿病等，无传染病接触史，无药物过敏史。吸烟 30 余年，每天平均 20 支，饮酒不多。无疫区居住史。已婚 20 多年，育有 1 子，爱人和孩子身体健康。家族中无特殊遗传病史记载。

【小组讨论】

1. 与患者沟通时应采取什么姿态?

2. 患者的紧迫要求是什么?

3. 参照实验内容中的问题，自行体验设定临床情景，练习沟通技巧。

（王立杰）

实验 2　以病例为基础的临床思维训练

传统的医学教学模式是按照学科从基础到临床，从病因到症状、体征的顺序进行的，所以医学生头脑中对疾病的认识是从原因到结果，即正向的；而临床医生接受患者是从症状、体征再到疾病，知识是非条理的、综合的，认识和思维方向是从结果到原因，即反向的。临床思维是医生以逻辑思维为基础，运用已有的医学理论和实践经验对疾病现象进行调查、分析、判断、推理等一系列认识的过程。正确的临床思维是临床医生诊断、治疗疾病的关键，临床思维是临床医生的基本功，也是医学生必须具备的基本素质。

诊断的过程就是临床医生通过推理、比较、判断等纵向和横向交错进行的思维将疾病的一般规律应用到判定个体所患疾病的过程。在实验中，我们通过标准化病人，训练医学生如何正确地采集病史、进行体格检查，并能结合实验室和辅助检查结果来进行综合分析和判断。培养医学生认识疾病的“共性”与“个性”、整体与局部的关系，了解不同的疾病各自的特点，而同一种疾病在不同患者身上也有不完全相同的表现。

做出了诊断，只是完成了临床思维的第一个步骤。治疗患者是临床思维的深入阶段，也是临床实践的根本目的。在实验中，我们通过人机教育、考试训练等方式培养学生的全局观，全面地分析病情，在制定治疗计划时不仅仅要有主要诊断，也要有次要诊断，同时注重不同专科之间的衔接和综合，将分散在不同专科的治疗常规整合在一起，在发展学生单科纵向思维能力的同时，发展学生各专科间横向思维能力。

在实验中，注重引导学生全面、系统和准确地记存患者的临床资料，并做好相应的随访工作，善于总结经验和教训。“学会思考，善于思考”，形成科学而缜密的思维方式才是成为优秀医生的根本。

【目的要求】

1. 通过临床真实病例的分析，掌握内、外、妇、儿等科室的诊断思维过程，临床辅助手段的选择方法，治疗原则的理解方式。

2. 进一步掌握疾病的相关基础理论知识。

【实验内容】

1. 大量胸腔积液患者的诊断程序。

2. 急性腹痛（急性阑尾炎）患者的诊断程序。

3. 单胎妊娠的体格检查、分娩机制及产程处理。

4. 新生儿黄疸的诊断程序与相关治疗。

通过人机对话、标准化病人，训练病史采集、体格检查、实验室和辅助检查结果判断分析的能力。

教师需根据练习、讨论情况，对学生在临床思维训练中出现的问题进行点评和纠正。

以儿科脑炎患者为例，分组练习。

1. 基本情况 李某，男性，3 岁。因“发热、呕吐 2 天”门诊就诊。就诊状态：孩子父亲陪伴，患儿精神差、反应迟钝。

2. 现病史 我是李某的爸爸，孩子上幼儿园小班，2 天前孩子开始出现发热，体温 38.5～39℃，是突然发病，没有受凉，也没有吃什么不合适的东西。没有怕冷，身上也没有起过红疹。给他吃了对乙酰氨基酚 1ml，一天 3 次，出汗后体温能退下去，但很快又高起来。孩子这两天还经常呕吐，喷出的东西都是以前吃的。没有腹痛、腹泻。他老说头不舒服，用手拍头，没有抽搐，没有咽痛、咳嗽、流涕，没有眼睛痛、耳朵痛，没有关节痛。孩子一直犯困，没有精神，也不吃饭，小便偏少，感觉病得比较重，所以来门诊检查一下。自发病以来，体重无变化。

3. 相关病史

既往史：既往体健。无传染病密切接触史。无药物及食物过敏史。无外伤及手术史，无输血史，按计划预防接种。

个人史：第一胎，足月顺产，出生体重 3.7kg，无缺氧窒息，母乳和奶粉混合喂养。4 个月添加辅食，身高、发育、智力正常。

家族史：父母非近亲结婚，家族中无特殊遗传病史。

	医生	患者
1. 问候及患者信息确认	您好！我是实习医生某某某，您是李某的爸爸吗？	是的。
2. 现病史	您孩子哪儿不舒服？	发热、呕吐。
	具体多长时间了？	2 天了。
	您觉得孩子这次生病有什么诱因吗？比如受凉了？吃不合适的东西了？	没有，都和平时一样。
	体温多少度？	38.5～39℃，最高到 40℃。
	体温是逐渐升高的还是突然升高的？有恢复到正常体温的时候吗？	突然升高的，一直发热，吃了退烧药可以降到正常，但很快又高上去了。
	吃的什么退烧药？剂量是多少？	对乙酰氨基酚，每次 1ml，一天 3 次。
	孩子发热的时候有发抖或怕冷吗？	没有。
	发热的时候身上有过红疹子吗？	没有。
	呕吐多长时间了？	也是 2 天了。

续表

	医生	患者
2. 现病史	吐的时候是一口喷出来还是慢慢吐出来的？次数多吗？	一口喷出来的。吐了好几次。
	吐出的是什么东西？	都是吃的东西。
	他肚子痛吗？大便稀吗？	他没说痛，大便正常。
	孩子头痛吗？	他说头不舒服。
	（人文关怀评分点，表达同情和安慰，给予建议）您先别着急，我再问问其他情况。一会儿可能还需要做些检查，再仔细评估一下病情。	大夫，我孩子要不要紧，到底是什么毛病？
	孩子有抽搐吗？（咽痛、咳嗽、流涕、流泪、眼痛、耳朵痛、关节痛，逐项询问）	都没有。
	精神状态怎么样？	精神不太好，一直犯困。
	吃饭怎么样？	不好。
	大、小便怎么样？	大便正常，小便有点少。
	体重有变化吗？	没注意。
3. 相关病史	以前身体状况怎么样？	挺好，没得过什么病。
	接触过乙肝、结核这样的传染病吗？	没有。
	对什么药物或其他东西过敏吗？	没有。
	有过手术或外伤吗？	没有。
	输过血吗？	没有。
	预防针按时打了吗？	按时打了。
	他是家里第几个孩子啊？	第一个。
	第一胎吗？	是。
	出生时足月还是早产？	足月。
	顺产还是剖宫产？	顺产。
	出生时体重多少？	3.7kg
	出生时有缺氧窒息吗？	没有。
	生后吃奶粉还是母乳？	混着喂的。
	几个月加的辅食？	4 个多月吧。
	孩子身高、体重发育怎么样？	跟其他孩子差不多。
	智力发育怎么样？	挺好的。
	去过不干净的地方，如农贸市场，接触过动物什么的吗？	孩子刚上幼儿园，没有接触过这些东西。
	家族有得传染性疾病或遗传病的吗?您和他妈妈身体怎么样？不是近亲结婚吧？	没有。我们身体很好，不是近亲结婚。
	好的，我大概回顾一下：孩子 2 天前开始出现发热，体温 38.5～39℃，是突然发病，给他吃了对乙酰氨基酚 1ml，一天 3 次，出汗后体温能退下去，但很快又高起来。孩子这两天还经常呕吐，喷出的东西都是以前吃的。头不舒服，一直犯困，没有精神，小便偏少。是这样吧？	是的。
	好的，下面我先给孩子检查一下。	好。

问诊内容与问诊技巧的评估标准参考标准如下。

基本情况：李某，男，3 岁。因“发热、呕吐 2 天”门诊就诊。				
要求：请您围绕以上基本情况，询问患者现病史及重要的相关内容。				
时间：10 分钟。				
问诊内容评分标准				分值
问诊内容	一、现病史	（一）发病情况	1. 主要症状（发热、呕吐）	3
			2. 主要症状出现的时间（2 天）	3
			3. 发病诱因（无）	3
		（二）主要症状特点及其发展变化情况	1. 发热程度（严重）	3
			2. 发热特点（持续性、体温突然升高）	3
			3. 呕吐特点（喷射性）	3
			4. 呕吐物性质（胃内容物）	3
			5. 加重或缓解因素（无）	3
			6. 发热、呕吐的演变情况（无缓解）	3
		（三）伴随症状	1. 有无畏寒、大汗（无）	3
			2. 有无腹痛、腹泻（无）	3
			3. 有无咽痛、咳嗽、流涕（无）	3
			4. 有无头痛、关节痛（无）	2
		（四）诊治经过及结果	1. 就诊情况（未就医）	3
			2. 用药情况（自服退热药）	3
			3. 疗效情况（未见好转）	2
		（五）一般情况	1. 精神状况（差）	2
			2. 饮食情况（差）	2
			3. 大小便情况（小便少）	1
			4. 睡眠情况（差）	1
	二、既往史	（一）疾病史（既往体健）		1
		（二）药物过敏史（无）		1
		（三）预防接种史（按计划）		1
	三、个人史	足月顺产、身高、发育、智力（良好）		3
		无疫区接触史		2
	四、家族史	（无特殊）		1

综合表现分级评分标准							
			5 分标准	4 分	3 分标准	2 分	1 分标准
综合表现	五、病史采集	1. 收集过程（5 分）	（1）框架完整 （2）顺序清晰合理	介于两者之间	（1）框架基本完整 （2）顺序基本合理	介于两者之间	（1）框架缺失严重 （2）顺序颠倒无序
		2. 问诊技巧（5 分）	（1）合理应用开放/封闭性问题 （2）合理应用澄清技巧（确认和小结）		（1）有开放性问题 （2）简单应用澄清技巧		（1）无开放性问题或诱导性问题 （2）未应用澄清技巧
	六、交流能力	1. 提问表达（5 分）	（1）表述清晰易懂，不使用复杂难懂的医学术语 （2）无连续提问		（1）表述可以理解，较少用复杂难懂的医学术语 （2）偶有连续提问		（1）表述难以理解或多次使用复杂难懂的医学术语 （2）多次连续提问

续表

<table>
<tr><td rowspan="3">综合表现</td><td></td><td>2. 沟通技巧（5分）</td><td>（1）倾听患者表述，不打断患者
（2）适当停顿，给患者思考和提问的机会</td><td></td><td>（1）倾听患者表述，偶尔打断患者
（2）有停顿，患者有提问机会</td><td></td><td>（1）频繁打断患者
（2）不给提问的机会</td></tr>
<tr><td rowspan="2">七、人文素质</td><td>1. 文明礼仪（5分）</td><td>（1）仪表、举止得体
（2）语速语调合适</td><td></td><td>（1）着装整洁
（2）语速语调让人轻度不适</td><td></td><td>（1）着装脏乱
（2）语速语调让人明显不适</td></tr>
<tr><td>2. 人文关怀（5分）</td><td>（1）恰当回应和安慰
（2）恰当应用非语言技巧（目光交流、肢体语言）</td><td></td><td>（1）有回应和安慰
（2）有非语言技巧</td><td></td><td>（1）无回应和安慰或伤害性回应
（2）非语言技巧应用不当</td></tr>
</table>

（张晶卉　李芳邻）

实验3　病历文书书写技巧训练

病历文书记录的是医务工作者对某一患者的完整诊疗过程，也是进行临床综合研究、管理和临床培训的重要依据和资料。病历书写训练历来是毕业前和毕业后医学生培养的必要内容。在繁忙的工作中，初学者首先要学习如何与患者进行交流、如何进行体格检查、如何应用临床思维去了解和确定患者的病情变化并给予初步治疗，这些平时临床工作中的资料和过程都应准确地在书写的病历里面体现。病历文书的记录内容要求准确、完整和及时。

书写病历文书的首要前提是病史、体格检查、实验室检查、影像学检查等资料的收集和整理，其中主要体现的是医疗过程中对患者病情的描述、观察与分析，进而采取的诊治措施和充分的医患沟通资料。在书写这些临床病历中能充分体现医生的临床思维水平和临床处理问题的能力。初学者（或住院医师）的训练应从包含详尽的系统回顾的住院病历（亦称入院记录或入院病历）开始。

病历书写应当使用蓝黑墨水、碳素墨水，计算机打印的病历应当符合病历保存的要求。规范使用中文医学术语，通用的外文缩写和无正式中文译名的症状、体征、疾病名称等可以使用外文。字迹工整、清晰，表述准确，语句通顺，标点正确。病历书写过程中出现错字时，应当用双线划在错字上，保留原记录清楚、可辨，并注明修改时间，修改人签名。不得采用刮、粘、涂等方法掩盖或去除原来的字迹。经上级医务人员审核的病历也须有相应签名。

【目的要求】

1. 通过临床真实病例的问诊及资料搜集，掌握内、外、妇、儿等科室的诊断和治疗过程。

2. 进一步掌握疾病的相关基础理论知识。

3. 掌握病历书写技能。

【实验内容】

1. 大量胸腔积液患者的诊断程序。

2. 急性腹痛（急性阑尾炎）患者的诊断程序。

3. 单胎妊娠的体格检查、分娩机制及产程处理。

4. 新生儿黄疸的诊断程序与相关治疗。

5. 利用临床实际病例及标准化病人的问诊，训练病史采集、体格检查、实验室和辅助检查结果判断分析的能力。根据上述病例的检查，书写入院病历（住院病历），进一步熟悉病历书写的格式和要求。

6. 分组讨论首次病程记录、出院病历的特点及临床作用。

入院病历（或住院病历）举例

入院病历（住院病历）

姓名：王×	出生地：××省××市
性别：女	职业：农民
年龄：45 岁	入院日期：2018 年 8 月 5 日
婚姻：已婚	记录日期：2018 年 8 月 5 日
民族：汉族	病史陈述者：患者本人

主诉：发热、咳嗽、咳脓痰 1 个月。

现病史：患者 1 个月前无明显诱因开始出现发热、乏力，体温 38℃以上，发热为持续性，伴有咳嗽，逐渐咳黄色浓痰。轻微活动后体力下降，伴出汗较多。患者无胸痛，无寒战及关节肌肉酸痛。2 天前感呼吸困难，痰中带少量血丝。自服对乙酰氨基酚及螺旋霉素药物治疗，病情未见好转。患者自发病以来，饮食减退，睡眠质量差，大小便正常，体重无明显增减。

既往史：否认肝炎、结核等急慢性传染病病史，无药物和食物过敏史，无输血史，无外伤及手术史。预防接种史不详。

系统回顾：

头部及其器官：无视力障碍、耳聋、耳鸣、眩晕、鼻出血、牙痛、牙龈出血及声音嘶哑史。

呼吸系统：除上述咳嗽、咳痰、痰中带血丝、呼吸困难、发热、盗汗病史外，无胸痛史。

循环系统：无心悸、浮肿、血压增高、晕厥史。

消化系统：无嗳气、反酸、吞咽困难、腹胀、腹痛、腹泻、呕吐、黄疸、呕吐和黑便史。

泌尿生殖系统；无尿频、尿急、尿痛、腰痛、血尿、排尿困难、尿常规异常、颜面水肿、外生殖器溃疡史。

内分泌系统与代谢：无畏寒、怕热、多汗、乏力、头痛、心悸、食欲异常、烦渴、多尿、水肿、肥胖史。

造血系统：无皮肤苍白、头晕、眼花、皮肤有瘀点瘀斑、淋巴结肿大、肝脾大、骨骼痛病史。

神经系统：无头痛、晕厥、记忆力减退、皮肤感觉异常感或抽搐、语言障碍、意识障碍病史。

肌肉与骨关节系统：无关节疼痛及活动障碍史，无肌肉萎缩、肢体麻木史。

个人史：出生于××省××市，无结核病患者密切接触史。无疫区接触史及外地久居史。初中文化程度，婚后未工作。无烟酒等不良嗜好，无不洁性交史。

月经史：15岁，（4～5）天/（28～30）天，末次月经（LMP）2018年7月26日，月经规律，无血块及痛经史，白带量不多，无异味。孕2产2，自然分娩，无自然或人工流产史。

婚姻史：21岁结婚，育1子1女，配偶及孩子体健，夫妻关系和睦，否认爱人有性病史。

家族史：父母均健在，有2姐及2弟，除大姐患有膝关节痛外余均体健。否认家族中有类似病例及其他家族遗传疾病史。

体格检查：T 38℃，P 70次/分，R 30次 / 分，BP 100/70mmHg。

一般状况：发育正常，营养良好，神志清楚，精神萎靡，自主体位，查体合作。

皮肤、黏膜：温度较高，无黄染及脱屑，无皮疹及出血点，无肝掌及蜘蛛痣。

淋巴结：双侧颈部各可触及一1.5cm×1.5cm大小的淋巴结，质软、活动良好，无压痛，其他部位浅表淋巴结无肿大。

头部：头形如常，头发色黑，有光泽，分布均匀，头部无瘢痕，双颊潮红。

眼：眼睑无水肿，睑结膜无充血及出血点，巩膜无黄染，角膜透明，瞳孔等大等圆，对光反射存在，集合反射存在。

耳：耳郭无异常，听力佳，耳道无流脓，乳突无压痛。

鼻：外形正常，鼻腔通畅，无流涕，鼻旁窦无压痛。

口腔：唇色略发绀，牙齿排列整齐，无龋齿，牙龈无红肿溢脓。咽部充血，双侧扁桃体Ⅱ度肿大，右侧可见一直径5mm大小的白色渗出物，声音无嘶哑。

颈部：两侧对称，无颈项强直，未见颈静脉怒张，气管居中，甲状腺无肿大。

胸部：胸廓对称，胸式呼吸为主，呼吸较浅促，节律规整，乳房形态正常、无硬结。

肺脏表现如下：

视：呼吸运动两侧相等。

触：两侧呼吸动度均等，语音震颤无增强，无胸膜摩擦感。

叩：呈清音，肺下缘位于右侧锁骨中线上第5肋间，肩胛线第9肋间，左侧肩胛线第10肋间，移动度约为4cm。

听：双肺散在干啰音，双下肺可闻及湿啰音，以右侧为主。

心脏表现如下：

视：心尖前区无隆起，心尖冲动位于左侧第5肋间锁骨中线内0.5cm，搏动范围直径为1.5cm。

触：心尖冲动位置同上，心尖区无震颤及抬举样搏动，无心包摩擦感。

叩：心界不大，心脏相对浊音界如表5-1。

表5-1　心脏相对浊音界

右侧（cm）	肋间	左侧（cm）
2.5	Ⅱ	3
2.5	Ⅲ	4
3	Ⅳ	7
	Ⅴ	8.5

注：左锁骨中线距前正中线9cm。

听：心率 70 次/分，心律齐，S1 无增强，各瓣膜区未闻及病理性杂音和心包摩擦音。

周围血管征：无毛细血管搏动、枪击音、水冲脉及动脉异常搏动。

腹部表现如下：

视：腹部无膨隆，未见腹壁静脉曲张，未见肠型及蠕动波。

触：腹软，无压痛，未触及包块，肝脾肋下未触及。

叩：呈鼓音，移动性浊音阴性，双肾区无叩击痛。

听：可闻及肠鸣音，2 次/分，无血管杂音。

外生殖器及肛门：阴毛分布正常，外阴发育正常，无瘢痕及溃疡，无脱肛及痔核。

四肢及脊柱：无畸形，关节无红肿，活动自如，脊柱无压痛或叩痛，双下肢无水肿。

神经系统：腹壁反射、二头肌、膝腱及跟腱反射正常。霍夫曼征、巴宾斯基征阴性，奥本海姆征阴性，克尼格（Kernig）征阴性，布鲁津斯基征阴性。

辅助检查：

血常规：RBC 3.9×10^{12}/L，Hb 110g/L，WBC 14.0×10^{9}/L，N 0.82，L 0.16，M 0.02，血沉 49mm/h（2018 年 8 月 4 日，本院门诊）。

胸部 X 线：双肺纹理增多，右肺见团片状阴影，并见一圆形透亮区（2018 年 8 月 4 日，本院门诊）。

摘　要

患者，王某，女，45 岁，农民。因“发热、咳嗽、咳脓痰 1 个月”入院。1 个月前无明显诱因发热，体温 38℃以上，发热为持续性，伴有咳嗽，逐渐咳黄色浓痰，伴出汗较多。2 天前感呼吸困难及痰中带少量血丝。自服对乙酰氨基酚及螺旋霉素治疗，病情未见好转。查体：T 38℃，P 70 次/分，R 30 次/分，BP 100/70mmHg。一般状况可，双侧颈部各可触及一 1.5cm×1.5cm 大小的淋巴结，质软、活动良好，无压痛，其他部位浅表淋巴结无肿大。口唇略发绀，头颈部无异常，双肺散在干啰音，双下肺可闻及湿啰音，以右肺为主。心界无扩大，心率 70 次/分，心律齐，S1 无增强，各瓣膜区未闻及病理性杂音和心包摩擦音。腹软，无压痛，未触及包块，肝脾肋下未触及，移动性浊音阴性，双下肢无水肿。

血常规：RBC 3.9×10^{12}/L，Hb 110g/L，WBC 14.0×10^{9}/L，N 0.82，L 0.16，M 0.02，血沉 49mm/h。

胸部 X 线：双肺纹理增多，右肺见团片状阴影，并见一圆形透亮区。

初步诊断：发热原因待查；
肺脓肿；
肺结核待排。

医师签名：×××

（李芳邻）

实验 4　急性脑出血的诊断与治疗

脑出血是指脑实质内非外伤性出血，常见于 50～70 岁的高血压患者，在活动中、情绪激动或饮酒后突然发病。症状在数分钟或数小时内达高峰。常见症状、体征包括血压升高、头痛、呕吐、意识障碍、大小便失禁、偏瘫、失语、偏身感觉障碍、颈项强直、瞳孔改变等，严重者于24～48小时死亡。

【目的要求】

1. 掌握急性脑出血的诊断程序。

2. 掌握急性脑出血的处理原则。

【实验内容】

观看多媒体课件：急性脑出血的典型症状、体征及X线表现。

观看多媒体课件：急性脑出血的诊断及鉴别诊断。

观看多媒体课件：急性脑出血的典型病例讨论。

分组讨论：急性脑出血的处理原则和适应证。

应用标准化病人或临床实际病例进行训练。

诱发脑出血的原因主要包括高血压、酗酒、情绪激动、腹压增高、洗热水澡、吸烟等。

不同部位脑出血具有不同的临床表现。①壳核（内囊）出血：最常见，其特征为出现“三偏综合征”，即偏瘫（中枢性面瘫、舌瘫与中枢性偏瘫），偏身感觉障碍和偏盲。偏瘫多见，偏身感觉障碍次之；半数左右患者双眼球向出血侧凝视，优势半球出血可出现运动性失语或感觉性失语，辅侧半球血肿可出现偏瘫失认（否认肢体瘫痪）。②丘脑出血：常出现意识障碍、眼球垂直注视障碍，双眼常呈下视位（又称落日征），瞳孔缩小，对光反射迟钝或消失；深感觉障碍比浅感觉障碍明显；丘脑性失语，如语言迟滞、错语、重复言语多等。③脑叶出血（又称皮下出血）、头痛、呕吐、脑膜刺激征多见，而意识障碍、偏瘫及眼球同向凝视程度轻，上、下瘫痪程度不一；部分可出现癫痫样发作，可有一过性黑矇与皮质盲；顶、颞叶出血可有同向偏盲及轻偏瘫，优势半球可有失语；额叶出血可有智力障碍，尿失禁，以单肢瘫为主，预后较好。④小脑出血：轻型多无意识障碍，表现突出的是剧烈的头晕、枕项部疼痛，频繁呕吐，行走不稳，常有眼球震颤，病侧肢体肌张力降低及共济失调，无偏瘫及病理征；重型发病比一般脑出血更急，昏迷更深，可有脑强直发作，常于数小时内死于枕骨大孔疝引起的呼吸麻痹，常查不出定位体征。⑤脑桥出血：表现为突然头痛、头晕、呕吐。一侧出血可表现为眼球向血肿对侧凝视，血肿同侧外展神经麻痹，周围性面瘫，对侧肢体中枢性瘫痪（交叉性瘫痪）及共济失调，出血量大或双侧出血，常迅速昏迷，出现眼位异常（眼球固定或浮动，双侧瞳孔针尖样缩小），偏瘫或四肢瘫，中枢性高热，去脑强直，呼吸异常，呼吸频率及失调性不规则呼吸等。⑥脑室出血：临床表现轻重不一，原发性轻者仅有头痛、恶心、呕吐、颈项强直、脑膜刺激征阳性而缺乏神经系统局灶定位体征。严重的脑室出血表现为昏迷、四肢瘫痪。肌张力增高、双侧病理征阳性，双瞳孔缩小，可见阵发性强直性痉挛或去大脑强直状态，中枢性高热，易形成脑病而死亡。

【病例举例】 患者，男性，52岁。突发剧烈头痛后意识丧失，体格检查示颈部抵抗，克尼格征（简称克氏征）阳性，CT见多数脑池内高密度征象。经明确诊断，给予相应治疗后，患者病情稳定。近1周，患者又突发剧烈头痛，呕吐，痫性发作，查体示颈项强直，克氏征加重。

【小组讨论】

1. 患者的首要诊断是什么？选择何种检查有助于明确诊断？

2. 何种原因导致患者病情加重?

3. 选择外科手术介入的指征有哪些?

（边　圆　林晓英）

实验 5　心包积液的临床诊断与操作

【目的要求】　掌握心包穿刺术的适应证、禁忌证、操作方法。

【实验内容】　利用标准化病人进行病史问诊。

利用心脏听诊模型和临床真实病例练习心脏查体。

观看多媒体课件：急性心肌梗死的症状、体征及辅助检查。

观看多媒体课件：急性心肌梗死的诊断及鉴别诊断。

观看多媒体课件：急性心肌梗死的内、外科治疗原则和适应证及 PTCA、心脏搭桥手术录像演示。

1. 适应证

（1）大量心包积液出现心脏压塞症状者，穿刺抽液以解除压迫症状。

（2）抽取心包积液协助诊断，确定病因。

（3）心包腔内给药治疗。

2. 禁忌证

（1）出血性疾病、严重血小板减少症及正在接受抗凝治疗者。

（2）拟穿刺部位有感染者或合并菌血症或败血症者。

（3）不能很好配合手术操作的患者。

3. 操作方法　术前检查患者的生命体征，告知操作的必要性与风险，签署知情同意书。患者取坐位或半卧位，接心电监护，向患者再次说明穿刺目的，消除其紧张情绪。嘱其在穿刺过程中切勿咳嗽或深呼吸。准备物品、抢救药品、心脏除颤器和人工呼吸器。检查血压和心率，并做记录。

选择剑突下与左肋缘相交的夹角处或胸骨左侧第 5 肋间，心浊音界内侧 1～2cm 处为穿刺点，常规皮肤消毒，戴无菌手套，铺无菌洞巾，2%利多卡因麻醉皮下及深层组织，回抽有液体出现。持穿刺针并用血管钳夹紧胶管按选定部位自下而上向脊柱方向缓慢刺入。剑突下进针时，针体应与腹壁呈 30°～40°，向上、后、偏左刺入，当进入心包腔时，感到阻力突然消失，若有心脏搏动感，应退针少许，固定针头，松开血管钳，助手协助抽液，抽液完毕，拔出穿刺针，局部盖以纱布，用胶布固定。再次测量血压，穿刺过程注意生命体征。

4. 注意事项

（1）应严格掌握适应证。因此术有一定危险性，应由有经验的医生操作或指导，并应在心电监护下进行穿刺，较为安全。

（2）术前须进行心脏超声检查，确定液平段大小与穿刺部位，选液平段最大、距体表最近点作为穿刺部位，或在超声显像指导下进行穿刺抽液更为准确、安全。

（3）术前应向患者做好解释，消除顾虑，并嘱其在穿刺过程中切勿咳嗽或深呼吸。术前半小时可服安定 10mg 与可待因 0.03g。

（4）麻醉要完善，以免因疼痛引起神经源性休克。

（5）抽液量第一次不宜超过 100～200ml，以后再抽液渐增到 300～500ml。抽液速度要慢，过快、过多会使大量血回心可导致肺水肿。

（6）如抽出鲜血，立即停止抽吸，并严密观察有无心脏压塞出现。

（7）取下空针前夹闭橡皮管，以防空气进入。

（8）术中、术后均需密切观察呼吸、血压、脉搏等的变化。

【病例举例】　患者，女性，43 岁。突发心前区疼痛 2 小时，120 急送至医院。既往高血压病史 10 年，服药控制良好。查体：BP 110/70mmHg，呼吸急促，神志清楚，颈静脉怒张，气管居中。肺部查体未见异常。心率 125 次/分，心律齐，心音遥远，各瓣膜听诊区未闻及病理性杂音。腹部未查及异常。紧急行胸部 CT 检查见大量心包积液。为患者行紧急处理，应进行心包穿刺放液，解除心脏压塞。

【小组讨论】

1. 心包积液的原因包括哪些？用何种方法确定？

2. 患者心包穿刺中需要注意的事项有哪些？

实验 6　吸氧、吸痰术操作

【目的要求】

1. 掌握吸氧、吸痰的临床适应证及操作要领。

2. 掌握操作中的注意事项。

【实验内容】

（一）吸氧术

给患者吸氧的目的在于纠正各种原因造成的缺氧状态，提高动脉血氧分压和动脉血氧饱和度，增加动脉血氧含量，促进组织的新陈代谢，维持机体的生命活动。

1. 氧疗的适应证

（1）呼吸系统：肺源性心脏病、哮喘、重症肺炎、肺水肿、气胸等。

（2）心血管系统：心源性休克、心力衰竭、心肌梗死、严重心律失常等。

（3）中枢神经系统：颅脑外伤、各种原因引起的昏迷等。

（4）其他：严重的贫血、出血性休克、一氧化碳中毒、麻醉药物及氰化物中毒、大手术后、产程过长等。

2. 操作方法　操作者洗手，将所用物品携至床旁，向患者解释操作目的，取得患者同意，戴口罩，协助患者取舒适卧位。用手电筒检查患者鼻腔，用湿棉签清洁两侧鼻孔，安装氧气表并检查是否漏气，连接吸氧管，调节氧流量，润滑吸氧管并检查是否通畅，将吸氧管轻轻插入两侧鼻孔内并妥善固定。记录给氧时间、氧流量，并向患者及其家属交代注意事项。清洁患者面部及整理床位。

3. 吸氧方法

（1）单侧鼻导管法：连接鼻导管于玻璃接头上，打开流量表开关，调节氧气流量；将鼻导管插入药杯中，试验导管是否通畅，并润滑鼻导管；断开鼻导管与玻璃接头，测量导管插入长度（约为鼻尖到外耳道口长度的 2/3），将鼻导管轻轻插入；用胶布将鼻导管固定于鼻梁和面颊部，连接鼻导管与玻璃接头，观察吸氧情况。

（2）双侧鼻导管法：是指用特制双侧鼻导管插入双鼻孔内吸氧的方法。使用时将双侧鼻导管连接橡胶管，调节好氧流量，擦净鼻腔，将导管插入双鼻孔内深约 1cm，用松紧带固定。

（3）鼻塞法：将鼻塞连接橡胶管，调节氧流量，擦净鼻腔，将鼻塞塞于 1 只鼻孔内，鼻塞大小以恰能塞住鼻孔为宜，勿深入鼻腔。

（4）漏斗法：将漏斗与橡胶管连接，调节氧流量，置漏斗于患者口鼻上方 1～3cm 处，固定。

（5）面鼻法：置氧气面罩于患者口鼻部，松紧带固定，再将氧气接管连接于面罩的氧气进孔上，调节氧流量至 6～8L/min。

（6）氧气帐法：用特制的氧气帐或透明塑料薄膜制成帐篷，其大小为病床的一半，下面塞于床褥下，将帐幕封严。使用时患者头胸部在帐内，氧气经过湿化瓶由橡胶导管流入帐内，氧气流量为 10～20L/min，帐内浓度可达 60%～70%，每次打开帐幕后，应将氧流速加大至 12～14L/min，持续 3 分钟，以恢复帐内原来浓度。

（7）氧气枕法：氧气枕为一长方形橡胶枕，枕的一角有橡胶管，上有调节夹以调节流量，使用时将枕内灌满氧气，橡胶管接上湿化瓶导管，调节氧流量。

4. 注意事项

（1）严格遵守操作规程，注意用氧安全，切实做好“四防”，即防火、防震、防油、防热。

（2）患者吸氧过程中，需要调节氧流量时，应当先将患者鼻导管取下，调节好氧流量后，再与患者连接。停止吸氧时，先取下鼻导管，再关流量表。

（3）吸氧时，注意观察患者脉搏、血压、精神状态等情况有无改善，及时调整用氧浓度。

（4）湿化瓶每次用后均须清洗、消毒。

（5）氧气筒内氧气不可用尽，压力表上指针降至 5kg/cm^2 时，即不可再用。

（6）对未用或已用空的氧气筒应分别放置并挂“满”或“空”的标记，以免急用时搬错而影响抢救工作。

（二）吸痰术

1. 吸痰的适应证

（1）危重、老年、昏迷及麻醉后患者因咳嗽无力、咳嗽反射迟钝或会厌功能不全，不能自行清除呼吸道分泌物或误吸呕吐物。

（2）患者窒息的紧急情况下，如溺水、吸入羊水等。

2. 操作方法

（1）操作者洗手，将应用物品携至床旁，向患者解释操作目的，戴口罩，戴手套。

（2）协助患者取舒适卧位。检查患者口鼻腔，如有活动性义齿应取下。将患者头偏向一侧，铺治疗巾。

（3）接通电源，检查吸引器性能，调节负压（一般成人为40.0～53.3kPa，儿童＜40.0kPa）。连接吸痰管，试吸少量生理盐水检查是否通畅并湿润导管。一手反折吸痰管末端，另一手持吸痰管前端，插入患者口咽部，然后放松导管末端，吸净口腔及咽喉部分泌物。

（4）再换管，在患者吸气时插入气管深部，左右旋转，向上提拉，吸尽气管内痰液。每次抽吸时间＜15秒，一次未吸尽，隔3～5分钟再吸。

（5）在吸痰过程中，要随时观察患者生命体征的改变，注意吸出物的性状、量、颜色等，吸痰完毕，抽吸生理盐水冲洗管道，关吸引器开关。摘手套。拭净患者面部分泌物，取下治疗巾，协助患者取舒适卧位，询问患者感受。

3. 注意事项

（1）严格执行无菌操作。

（2）吸痰动作要轻柔，以防止损伤黏膜。

（3）痰液黏稠时，可配合叩背、蒸汽吸入、雾化吸入等方法使痰液稀释；吸痰中患者如发生发绀、心率下降等缺氧症状时，应当立即停止吸痰，待症状缓解后再吸。

（4）小儿吸痰时，吸痰管应细些，吸力要小些。

（5）贮液瓶内液体不得超过2/3满度，以防损坏机器。

【病例举例】 患者，女性，76岁，慢性咳嗽、喘憋40年，加重伴发热1周入院。患者1小时前出现烦躁不安。查体：老年女性，躁动不安，神志清，呼吸浅快，口唇、甲床发绀，双肺呼吸音粗，可闻及干湿啰音。心率105次/分，心律齐，各瓣膜区未闻及病理性杂音。腹软，无压痛，肝脾肋下未触及。生理反射存在，病理反射未引出。

【小组讨论】

1. 患者目前应采取的诊断措施有哪些？

2. 给予患者氧疗和吸痰时应注意什么？治疗有效的表现是什么？

（刘春兰）

实验7 胃管置入术及三腔二囊管止血法

胃管置入术多用于需要胃肠内营养、胃肠减压引流出胃内容物的患者，如腹部手术术前准备。对不能经口进食的患者，则需要从胃管注入流质食物，保证病人摄入足够的营养、水分和药物，以利于早日康复。而三腔二囊管止血法作为急救措施，则多用于食管、胃底静脉曲张破裂大出血患者的局部压迫止血。

【目的要求】

1. 掌握插胃管及三腔二囊管止血法的适应证、禁忌证。

2. 掌握插胃管及三腔二囊管止血法的操作方法。

【实验内容】

1. 胃管置入术

（1）插胃管的适应证

1）急性胃扩张。

2）上消化道穿孔或胃肠道梗阻。

3）急腹症有明显胀气者或在较大的腹部手术前。

4）昏迷患者或不能经口进食者，如口腔疾病、口腔和咽喉手术后的患者。

5）不能张口的患者，如破伤风患者。

6）早产儿和病情危重的患者以及拒绝进食的患者。

（2）插胃管禁忌证

1）鼻咽部有癌肿或急性炎症的患者。

2）食管静脉曲张、上消化道出血、心力衰竭和重度高血压患者。

3）吞食腐蚀性药物的患者。

（3）操作方法

1）操作者洗手，备齐物品，携至患者床旁，向患者及其家属解释操作目的及配合方法，戴口罩，戴手套。

2）协助患者取半坐卧位，铺治疗巾，置弯盘于口角，检查患者鼻腔，清洁鼻孔。取出胃管，测量胃管插入长度，成人插入长度为45～55cm，测量方法有以下两种：一是从前额发际至胸骨剑突的距离；二是由鼻尖至耳垂再到胸骨剑突的距离。

3）用石蜡油棉球滑润胃管前端。沿选定的鼻孔插入胃管，先稍向上而后平行再向后下缓慢轻轻地插入，插入14～16cm（咽喉部）时，嘱患者做吞咽动作，当患者吞咽时顺势将胃管向前推进，直至预定长度。初步固定胃管，检查胃管是否盘曲在口中。

4）确定胃管位置，通常有三种方法：一是抽取胃液法，这是确定胃管是否在胃内最可靠的方法；二是听气过水声法，即将听诊器置患者胃区，快速经胃管向胃内注入10ml的空气，听到气过水声；三是将胃管末端置于盛水的治疗碗内，无气泡逸出。确认胃管在胃内后，用纱布拭去口角分泌物，撤弯盘，摘手套，用胶布将胃管固定于面颊部。将胃管末端反折，用纱布包好，撤治疗巾，用别针固定于枕旁或患者衣领处。

5）协助患者取舒适卧位，询问患者感受。整理用物。

（4）注意事项

1）插管动作要轻稳，特别是在通过咽喉食管的三个狭窄处时，以避免损伤食管黏膜。操作时强调是“咽”而不是“插”。

2）在插管过程中患者出现恶心时应暂停片刻，嘱患者做深呼吸，以分散患者的注意力，缓解紧张，减轻胃肌收缩；如出现呛咳、呼吸困难，提示导管误入喉内，应立即拔管重插；如果插入不畅时，切忌硬性插入，应检查胃管是否盘在口咽部，可将胃管拔出少许后再插入。

3）昏迷患者插管时，应将患者头向后仰，当胃管插入会厌部时约15cm，左手托起头部，使下颌靠近胸骨柄，加大咽部通道的弧度，使管端沿后壁滑行，插至所需长度。

2. 三腔二囊管止血法

（1）适应证：食管、胃底静脉曲张破裂大出血患者局部压迫止血。

（2）禁忌证：严重冠心病、高血压、心脏功能不全者慎用。

（3）操作方法

1）与患者及其家属沟通，取得同意与配合。

2）检查有无鼻息肉、鼻甲肥厚和鼻中隔弯曲，选择鼻腔较大侧插管，清除鼻腔内的结痂及分泌物。

3）操作者戴帽子、口罩，戴手套，认真检查双气囊有无漏气和充气后有无偏移，通向双气囊和胃腔的管道是否通畅。远端 45cm、60cm、65cm 处管外有记号，表明管外端至贲门、胃、幽门的距离，以判断气囊所在位置。检查合格后抽尽双囊内气体，将三腔管之先端及气囊表面涂以液体石蜡，从患者鼻腔插入，到达咽部时嘱患者吞咽配合，使三腔管顺利进入 65cm 标记处。

4）用注射器先注入胃气囊空气 250～300ml，使胃气囊充气，立即用止血钳将此管腔钳住。然后将三腔管向外牵引，感觉有中等弹性阻力时，表示胃气囊已压于胃底部，适度拉紧三腔管，系上牵引绳，再以 0.5kg 重沙袋（或盐水瓶）通过滑车固定于床头架上牵引，以达到充分压迫的目的。

5）经观察仍未能压迫止血者，再向食管囊内注入空气 100～200ml，然后钳住此管腔，以直接压迫食管下段的扩张静脉。

6）首次胃囊充气压迫可持续 24 小时，24 小时后必须减压 15～30 分钟。减压前先服石蜡油 20ml，10 分钟后，将管向内略送入，使气囊与胃底黏膜分离，然后，去除止血钳，让气囊逐渐缓慢自行放气，抽吸胃管观察是否有活动出血，一旦发现活动出血，立即再行充气压迫。如无活动出血，30 分钟后仍需再度充气压迫 12 小时，再喝石蜡油、放气减压，留管观察 24 小时，如无出血，即可拔管。拔管前必须先喝石蜡油 20ml，以防胃黏膜与气囊粘连，并将气囊内气体抽净，然后才能缓缓拔出。

7）食管气囊压迫持续时间以 8～12 小时为宜，放气 15～30 分钟。

8）压迫止血后，应利用胃管抽吸胃内血液，观察有无活动出血，并用冰盐水洗胃，以减少氨的吸收和使血管收缩减少出血。通过胃管可注入止血药、制酸药等，一般不主张注入药物。

（4）注意事项

1）操作最好在呕血的间歇进行，向清醒患者说明操作目的，取得患者配合，以免引起胃液反流进入气管引起窒息。

2）压迫 24 小时后宜放气减压，以防气囊压迫过久可能引起黏膜糜烂。

3）牵引沙袋不宜过重，以防压迫太重，引起黏膜糜烂。

4）注意检查气囊是否漏气，以免达不到压迫止血目的。

5）加强护理，防止窒息的发生，如充气后患者出现呼吸困难，必须及时放气。防止鼻翼压迫性坏死，最好用牵引装置，鼻孔用棉花等柔软东西垫上，以免压迫摩擦。

【病例举例】　患者，男性，40 岁。呕血 1 小时。患者 1 小时前大量饮酒，呕出红色血性液体 200ml。既往有慢性乙肝、肝硬化病史 5 年。

【小组讨论】

1. 患者查体应特别注意哪些体征？

2. 作为紧急止血处理，应采取哪些措施？

3. 为患者输血的指征是什么？

（遇　晓）

实验 8　伤口包扎及骨折固定

【目的要求】

1. 掌握不同伤口的包扎方法。

2. 掌握骨折固定的方法。

【实验内容】

1. 包扎

（1）绷带包扎法：主要用于四肢及手、足部伤口的包扎及敷料、夹板的固定等。

1）环形包扎法：主要用于腕部和颈部。

2）8 字形包扎法：用于关节附近的包扎。

3）螺旋形包扎法：主要用于上肢和大腿。

4）人字形包扎法：多用于前臂和小腿等。

（2）三角巾包扎法：依据伤口不同部位，采用不同的三角巾包扎方法。

1）头顶部伤口：采用帽式包扎法，将三角巾底边折叠约 3cm 宽，底边正中放在眉间上部，顶尖拉向枕部，底边经耳上向后在枕部交叉并压住顶角，再经耳上绕到额部拉紧打结，顶角向上反折至底边内或用别针固定。

2）头顶、面部或枕部伤口：采用风帽式包扎法，将三角巾顶角打结放在额前，底边中点打结放在枕部，底边两角拉紧包住下颌，再绕至枕骨结节下方打结。

3）颜面部较大范围的伤口：采用面具式包扎法，将三角巾顶角打结，放在下颌处，上提底边罩住头面，拉紧两底角至后枕部交叉，再绕至前额部打结，包扎好后根据伤情在眼、鼻、口处剪洞。

4）头、眼、耳处外伤：采用头眼包扎法，将三角巾底边打结放在鼻梁上，两底角拉向耳后下，枕后交叉后绕至前额打结，反折顶角向上固定。

5）一侧眼球受伤：采用单眼包扎法，将三角巾折叠成 4 指宽的带形，将带子的上 1/3 盖住伤眼，下 2/3 从耳下至枕部，再经健侧耳上至前额，压住另一端，最后绕经伤侧耳上、枕部至健侧耳上打结。

6）双眼损伤：采用双眼包扎法，先将带子中部压住一眼，下端从耳后到枕部，经对侧耳上至前额，压住上端，反折上端斜向下压住另一眼，再绕至耳后、枕部，至对侧耳上打结。

7）下颌、耳部、前额或颞部伤口：采用下颌带式包扎法，将带巾经双耳或颞部向上，长端绕顶后在颞部与短端交叉，将两端环绕头部，在对侧颞部打结。

8）肩部伤口：可用肩部三角巾包扎法、燕尾式包扎法或衣袖肩部包扎法，燕尾式包扎法是将三角巾折成燕尾式放在伤侧，向后的角稍大于向前的角，两底角在伤侧腋下打结，两燕尾角于颈部交叉，至健侧腋下打结。

9）前臂悬吊带：前臂大悬吊带适用于前臂外伤或骨折。方法：将三角巾平展于胸前，顶角与伤肢肘关节平行，屈曲伤肢，提起三角巾下端，两端在颈后打结，顶尖向胸前外折，用别针固定。前臂小悬吊带适用于锁骨、肱骨骨折、肩关节损伤和上臂伤。方法：将三角巾叠成带状，中央放在伤侧前臂的下 1/3，两端在颈后打结，将前臂悬吊于胸前。

10）胸背部伤口：包括单胸包扎法、胸背部燕尾式包扎法、胸背部双燕尾式包扎法。

11）腹部伤口：包括腹部兜式包扎法、腹部燕尾式包扎法。

12）臀部伤口：采用单臀包扎法，需两条三角巾，将一条三角巾盖住伤臀，顶角朝上，底边折成两指宽在大腿根部绕一周做结；将另一三角巾折成带状压住三角巾顶角，围绕腰部一周做结，最后将三角巾顶角折回，用别针固定。

13）四肢肢体包扎法：将三角巾折叠成适当宽度的带状，在伤口部环绕肢体包扎。

14）手（足）部三角巾包扎法：将手或足放在三角巾上，与底边垂直，反折三角巾顶角至手或足背，底边缠绕打结。

（3）四头带包扎法：主要用于鼻部、下颌、前额及后头部的创伤。

（4）毛巾、被单、衣服包扎：可参照绷带和三角巾包扎法简单包扎。

（5）特殊损伤的包扎

1）开放性颅脑损伤：用干净的碗扣在伤口上，或者用敷料或其他的干净布类做成大于伤口的圆环，放在伤口周围，然后包扎，以免包扎时骨折片陷入颅内，同时保护膨出的脑组织。

2）开放性气胸：如胸部外伤伴有气胸，对较小的伤口采用紧密包扎，阻断气体从伤口进出。可先用厚敷料或塑料布覆盖，再用纱布垫或毛巾垫加压包扎。若伤口较大或胸壁缺损较多，可用葫芦形纱布填塞压迫。先用一块双侧凡士林纱布经伤口填塞于胸腔内，再在其中心部位填塞干纱布，外加敷料，用胶布粘贴加压固定。

3）肋骨骨折：胸部外伤伴有多发肋骨骨折，可用衣物、枕头等加压包扎伤侧，以遏制胸壁浮动，必要时可将伤员侧卧在伤侧。单根肋骨骨折可用宽胶布固定：用胶布 3～4 条，每条宽 7～8cm，长度为胸廓周径的 2/3，在患者最大呼气末时固定，从健侧肩胛下向前至健侧锁骨中线，上下胶布重叠 2～3cm。

4）开放性骨折且骨端外露：包扎时外露的骨折端不要还纳，如自行还纳还需特别注明。

5）腹部外伤且内脏脱出：脱出的内脏不能还纳，包扎时屈曲双腿，放松腹肌，将脱出的内脏用大块无菌纱布盖好，再用干净饭碗、木勺等凹形物扣上，或用纱布、布卷、毛巾等做成圆圈状，以保护内脏，再包扎固定。

（6）注意事项

1）迅速暴露伤口并检查，采取急救措施。

2）有条件者应对伤口妥善处理，如清除伤口周围油污、局部消毒等。

3）包扎材料尤其是直接覆盖伤口的纱布应严格无菌，没有无菌敷料则尽量应用相对清洁的材料，如干净的毛巾、布类等。

4）包扎不能过紧或过松，打结或固定的部位应在肢体的外侧面或前面。

2. 骨折现场急救外固定技术 急救时的固定主要是对骨折临时固定，防止骨折断端活动刺伤血管、神经等周围组织造成继发性损伤，并减少疼痛，便于抢救运输和搬运。

（1）操作方法

1）上臂骨折固定：将夹板放在骨折上臂的外侧，用绷带固定；再固定肩肘关节，用一条三角巾折叠成燕尾式悬吊前臂于胸前，另一条三角巾围绕患肢于健侧腋下打结。若无夹板固定，可用三角巾先将伤肢固定于胸前，然后用三角巾将伤肢悬吊于胸廓。

2）前臂骨折固定：将夹板置于前臂四侧，然后固定腕、肘关节，用三角巾将前臂屈曲悬吊于胸前，用另一条三角巾将伤肢固定于胸廓。若无夹板固定，则先用三角巾将伤肢悬吊于胸前，然后用三角巾将伤肢固定于胸廓。

3）股骨骨折固定

健肢固定法：用绷带或三角巾将双下肢绑在一起，在膝关节、踝关节及两腿之间的空隙处加棉垫。

躯干固定法：用长夹板从脚跟至腋下，短夹板从脚跟至大腿根部，分别置于患腿的外、内侧，用绷带或三角巾捆绑固定。

4）小腿骨折固定：用长度由脚跟至大腿中部的两块夹板，分别置于小腿内、外侧，再用三角巾或绷带固定。亦可用三角巾将患肢固定于健肢。

5）脊柱骨折固定：将伤员仰卧于木板上，用绷带将脖、胸、腹、髂及脚踝部等固定于木板上。

（2）注意事项

1）有创口者应先止血、消毒、包扎，再固定。

2）固定前应先用布料、棉花、毛巾等软物，铺垫在夹板上，以免损伤皮肤。

3）用绷带固定夹板时，应先从骨折的下部缠起，以减少患肢充血水肿。

4）夹板应放在骨折部位的下方或两侧，应固定上下各一个关节。

5）大腿、小腿及脊柱骨折者，不宜随意搬动，应临时就地固定。

6）固定应松紧适宜。

【病例举例】 患者，男性，65 岁。下肢外伤 1 小时。1 小时前因车祸导致右下肢外伤，伤口出血不止，患者意识清醒，未述其他部位疼痛。

【小组讨论】

1. 为患者查体时应注意哪些体征？

2. 如何为患者止血？

3. 为患者包扎时应注意哪些问题？

（张　凯　祁　磊）

实验 9　高级生理模拟系统下的急救训练

【目的要求】

1. 掌握在危急情况下，患者情况的观察。

2. 掌握心跳呼吸停止后的综合处理措施。

3. 掌握心肺复苏成功后的进一步处理。

【实验内容】 高级生理模拟系统（HPS）设定为急性心肌梗死患者，心电图显示为室性心动过速，血压、呼吸正常。要求医生给予处理。

处理过程中患者心脏停搏，随即呼吸停止。

1. 人工呼吸方法 患者仰卧，术者位于患者一侧，低头观察患者胸廓无呼吸起伏动作，口鼻亦无气息吐出，颈动脉搏动消失，判断其呼吸停止、心脏停搏，呼叫同事抢救的同时，迅速松开其领口和裤带，并抽去枕头，用纱布或手帕清除患者口鼻分泌物及异物，保持呼吸道通畅。一手抬起患者颈部，使其头部后仰，另一手压迫患者前额保持其头部后仰位置，使患者下颌和耳垂连线与床面垂直；然后一手将患者的下颌向上提起，另一手以拇指和示指捏紧患者的鼻孔。术者深吸气后，将口唇紧贴患者口唇，把患者嘴完全包住，深而快地向患者口内吹气，时间应持续1秒以上，直至患者胸廓向上抬起。此时，立刻脱离接触，面向患者胸部再吸空气，以便再行下次人工呼吸。与此同时，使患者的口张开，并松开捏鼻的手，观察胸部恢复状况，并有气体从患者口中排出，然后再进行第二次人工呼吸。开始时先迅速连续吹入3～4次，然后吹气频率维持在每分钟12～20次，吹气量每次500～600ml。

2. 胸外心脏按压 患者躺在硬板床或地上，去枕，解开衣扣，松解腰带。术者站立或跪在患者身体一侧。术者两只手掌根重叠置于患者胸骨中下1/3交界处，肘关节伸直，借助身体之重力向患者脊柱方向按压。按压应使胸骨下陷5cm以上（婴幼儿下陷1～2cm）后，突然放松。按压频率大于100次/分钟。单人抢救时，每按压30次，俯下做口对口人工呼吸2次（30∶2）。按压5个循环周期（约2分钟）对患者做一次判断，主要触摸颈动脉（不超过5秒）与观察自主呼吸的恢复（3～5秒）。双人抢救时，一人负责胸外心脏按压，另一人负责维持呼吸道通畅，并做人工呼吸，同时监测颈动脉的搏动。两者的操作频率比仍为30∶2。

注意事项如下。

（1）按压必须要与人工呼吸同步进行。

（2）按压不宜过重、过猛，以免造成肋骨骨折，也不宜过轻，会导致效果不好。

（3）按压放松时手掌不要离开原部位。

（4）因抢救需要（如心内注射，做心电图），停止按压不要超过15秒。

（5）婴幼儿心脏位置较高，应按压胸骨中部，频率100次/分。

3. 电除颤 成功复苏的关键是快速转复到有效的心脏-机械电生理机制，因此，当监测到心室颤动时，必须立即以200J进行除颤，如果不成功则可给予300J，甚至360J的电击。有时在心搏骤停的急救中，为了争取时间尽早复苏，在不能及时做心电图或监测的情况下，也可盲目电击除颤。

（1）操作方法：立即将电极板涂导电糊或垫以生理盐水浸湿的纱布，按照电极板标示分别置于胸骨右缘第2～3肋间和胸前心尖区或左背，选择按非同步放电钮，按充电钮充电到指定功率，明确无人与患者接触，同时按压两个电极板的放电电钮，此时患者身躯和四肢抽动一下，通过心电示波器观察患者的心律是否转为窦性。若心电显示为细颤，应坚持心脏按压或用药，先用1%肾上腺素1ml静脉推注，3～5分钟后可重复一次，使细颤波转为粗波后，方可施行电击除颤。

（2）操作注意：①电击时电极要与皮肤充分接触，勿留缝隙，以免发生皮肤烧灼。②触电早期（3～10 分钟）所致的心搏骤停，宜先用利多卡因 100mg 静脉注射。

4. 简易呼吸器的使用 简易呼吸器交口对口人工呼吸可以维持和增加机体通气量，有效纠正威胁生命的低氧血症。它可应用于各种原因所致的呼吸停止或呼吸衰竭的抢救及麻醉期间的呼吸管理。在运送患者时，需机械通气的患者做特殊检查途中，进出手术室时均需使用。遇到呼吸机因故障、停电等特殊情况时，可临时应用简易呼吸器替代。

（1）操作方法：抢救者站于患者头顶处，患者头后仰，托起患者下颌，将简易呼吸器连接氧气，氧流量 8～10L/min，扣紧面罩；一手以“EC”手法固定面罩，另一手有规律地挤压呼吸囊，使气体通过吸气活瓣进入患者肺部，放松时，肺部气体随呼气活瓣排出；每次送气 400～600ml，挤压频率为每分钟成人 12～20 次，小儿酌情增加。

（2）注意事项

1）面罩要紧扣鼻部，否则易发生漏气。

2）若患者有自主呼吸，应与之同步，即患者吸气初顺势挤压呼吸囊，达到一定潮气量便完全松开气囊，让患者自行完成呼气动作。

3）注意复苏后的高级生命支持。

【病例举例】 患者，男性，68 岁。清晨等公交车过程中突然意识丧失，经同路人拨打 120 求助后，由 120 运送至医院。运送途中出现呼吸停止、心搏骤停，行心肺复苏后呼吸、心搏恢复，送至医院。

【小组讨论】

1. 作为医院急诊科医生接诊该患者，应注意的患者临床表现是什么？

2. 复苏后的处理措施主要包括哪些？

3. 最合理有效的抢救顺序是什么？

（程汉智）

实验 10 肝炎病毒的分子学诊断

【目的要求】 掌握肝炎病毒定量测定的方法。

【实验内容】

1. 乙型肝炎病毒定量检测 采用荧光定量 PCR 技术对人外周血清或血浆中乙型肝炎病毒（HBV）DNA 进行定量检测，可用于判断患者体内 HBV DNA 的复制情况。

实时荧光定量 PCR（real-time fluorescence quantitative PCR）是在常规 PCR 基础上加入荧光标记探针或相应的荧光染料来实现其定量功能的。在 PCR 反应的过程中，PCR 反应产物不断累加，荧光信号强度也等比例增加。每经过一个循环，收集一个荧光强度信号，这样就可以通过荧光强度变化监测产物量的变化，从而得到一条荧光扩增曲线图，最后通过标准曲线对未知模板核酸进行定量分析。

HBV 病毒携带者和乙型肝炎患者血清中存在着完整的具有感染性的 HBV 颗粒。本实验通过裂解血清中 HBV 颗粒，提取其基因组 DNA。采用核酸扩增技术和 *Taq*Man 荧光探针技术，利用一对乙肝病毒的特异性引物和特异结合于扩增区另一位点的 *Taq*Man 探针，实现对乙肝病毒 DNA 模板的实时定量检测。

（1）标本获取

血清：受检者静脉血约 2ml，尽快送检，分离血清作为标本。

血浆：采集患者 EDTA 抗凝静脉血 2ml，分离血浆作为标本。

（2）实验方法：临床上，本实验使用商品化的 HBVDNA 检测试剂盒，其中包含 DNA 提取液 I、DNA 提取液Ⅱ、PCR 预混合液（含有 $MgCl_2$、dNTPs、PCR 反应缓冲液、引物、荧光标记的探针）、*Taq* DNA 聚合酶、阳性对照血清、阴性对照血清、四个浓度的阳性标准品模板、去离子水。

1）样本处理：取若干个 0.5ml 的灭菌 EP 管，标记。

2）向 EP 管内加入 100μl DNA 提取液 I，再分别向阳性对照管、阴性对照管以及标本管内加入各种对照样本以及待测血清各 100μl，振荡混匀，1 3000 转/分离心 10 分钟，弃上清。

3）向混合液内加入 25μl DNA 提取液Ⅱ，振荡 10 秒，置于干式加热器中 100℃作用 10 分钟，1 3000 转/分离心 10 分钟。吸取上清液备用，弃去沉淀。

4）配制 PCR 反应液：从试剂盒中取出已经配制好的 HBV PCR 反应液，*Taq* DNA 聚合酶及 UNG，室温融化后，2000 转/分离心 10 秒。配制份数为检测标本数+4 份标准品+高浓度和低浓度阳性血清各一份+阴性对照 1 份+空白对照 1 份。为了避免加样误差，可适当多配出 1～2 份。

5）扩增反应：PCR 扩增程序如下：37℃ 3 分钟；94℃ 1 分钟；95℃ 5 秒；60℃ 30 秒，共 40 个循环；60℃用 single 模式采集荧光信号。

（3）结果判读

1）检测质控标准：实验中根据获得的标准品扩增曲线，即可进行标准曲线设置和结果分析。四个阳性标准品的 CT 值均应小于 38.0。输入 1～4 号阳性标准品的浓度，仪器自动以阳性控制品浓度的对数值为横坐标，以其实际测得的 CT 值为纵坐标绘出标准曲线。标准曲线的拟合度$|r|\geq 0.97$，接近于 1，否则视为定量结果无效。

2）空白和阴性对照的 CT 值应无数值，HBVDNA 拷贝数应为 0.0 拷贝/ml。

两个阳性对照应在设定范围内，否则按室内质控失控处理。①检测样本 HBVDNA 在 5×10^2～5×10^7 拷贝/ml，测定结果有效，可直接报告相应的拷贝数。②检测样本 HBVDNA＞5×10^7 拷贝/ml，直接报告＞5×10^7 拷贝/ml。也可用乙肝表面抗体的阴性血清按 10 倍做相应稀释，使其拷贝数落在相应的 5×10^2～5×10^7 拷贝/ml 范围内再重新测定，测定结果乘以相应稀释倍数即为样本的实际浓度。③检测样本 HBVDNA＜5×10^2 拷贝/ml 时，报告＜5×10^2 拷贝/ml。检测样本 HBVDNA 为 0.0 拷贝/ml 时，报告为＜最低检出限。

（4）注意事项及影响因素

1）如果样本裂解产物当天不使用，则要保存在−20℃。

2）本检测实验各阶段应在不同实验区域进行，包括 PCR 扩增试剂准备区、标本处理区及 PCR 扩增检测区。

3）本实验中，阴性对照、阳性标准品应和待检标本进行平行检测。

4）加试剂时，吸嘴轻靠在管壁上，尽量不要产生气泡。

5）在标本处理阶段建议使用负压超净台。

6）操作过程中用到的超净台、移液器、离心机、扩增仪等仪器设备应经常用 10%次氯酸或 70%乙醇及紫外线灯处理。

7）实验中废弃的吸嘴应弃于含 10%次氯酸的废液缸中，以防止污染。

2. 丙型肝炎病毒的定量检测 采用逆转录-荧光定量 PCR 技术检测人外周血中丙型肝炎病毒 RNA 的含量，可用于丙型肝炎的辅助诊断和疗效观察。

丙型肝炎病毒（HCV）呈球形，有包膜，是一种单正链 RNA 病毒，主要在肝细胞内复制。基因组由 9 个基因区组成，编码糖基化包膜蛋白 E1 区和 E2 区基因极易出现变异。

从血清或血浆中提取 HCV RNA，在逆转录酶作用下将 RNA 逆转录为 HCV cDNA。然后采用核酸扩增技术和荧光探针技术，利用一对特异性引物和荧光探针，对 HCV cDNA 进行实时定量检测，从而反映检测标本中 HCV RNA 的含量。

（1）标本获取

血清：受检者（无须空腹）静脉血约 2ml，尽快送检，分离血清作为标本。

血浆：采集患者 EDTA 抗凝静脉血 2ml，分离血浆作为标本。

（2）实验方法：临床上，本实验采用商品化的 HCV RNA 检测试剂盒，其中包括样品处理液Ⅰ，样品处理液Ⅱ，RNA 溶解混合物，RNA 反应混合物Ⅰ，酶混合物Ⅰ和Ⅱ，荧光反应混合物Ⅱ和Ⅲ，阴性对照 HCV RNA 阴性的混合人血清；弱阳性对照含 2×10^{4}U/ml HCV 基因片段的非传染性体外转录 RNA，强阳性对照含 2×10^{6}U/ml HCV 基因片段的非传染性体外转录 RNA，标准品含有适量 HCV 基因片段的非传染性体外转录 RNA，无水乙醇等。除另有说明外，所用自备试剂均为分析纯级别，所有试剂均用无 RNA 酶的容器分装。

将无水乙醇用灭菌的无 RNA 酶蒸馏水稀释至 75%后，在−20℃冰箱中预冷备用。水浴锅加热，恒定温度在 60℃。样品处理液Ⅰ在 60℃溶解混匀。HCVPCR 荧光样品处理液Ⅱ室温放置。HCV 内对照（IC）RNA 溶液在使用前室温溶解混匀并做短暂离心。准备好待测标本（血清或血浆），阳性对照，阴性对照。准备好 1.5ml 离心管或 1.5ml 螺旋帽管子，标记各管。各管使用前必须灭菌烘干。

取标记好的 1.5ml 离心管，每管先加入 350μl 样品处理液Ⅰ，最后加入 200μl 待测血清，振荡 10 秒，充分混匀，放入 60℃水浴锅保温 15 分钟，取出离心数秒。

每管加入 450μl 样品处理液Ⅱ，振荡 10 秒，充分混匀，14 000 转/分离心 15 分钟，小心吸弃上清液。

每管加入 1000μl 预冷的 75%乙醇，直接 14 000 转/分离心 5 分钟，小心吸弃上清液，100℃快速烘干。试剂盒内阳性对照、阴性对照与标本平行处理。

取出 HCV-荧光 RNA 溶解混合物，室温溶解混匀，离心数秒，取 10ml/人份加入处理好的标本管及处理好的阴性对照、阳性对照管中，室温放置 5 分钟。

标本及阴性对照、阳性对照的逆转录取出 HCV-荧光反应混合物Ⅰ，室温溶解混匀，离心数秒。

取出酶混合物Ⅰ离心数秒。配制逆转录反应体系：试剂反应混合物Ⅰ∶酶混合物Ⅰ=18ml∶2ml（每人份）按所需的量配制好逆转录体系，混匀后分装 20μl 加入已溶解好的标本管及阴性对照、阳性对照管中，盖上离心管盖，轻轻振荡混匀，离心数秒，37℃保温 60

分钟进行逆转录反应。

取出荧光反应混合物Ⅱ和荧光反应混合物Ⅲ，室温溶解混匀，离心数秒。

取出酶混合物Ⅱ离心数秒。配制扩增试剂：混合物Ⅱ：混合物Ⅲ：酶混合物Ⅱ=20ml：5ml：1ml（每人份），混匀后取25μl加入0.2ml离心管或8联管中。

扩增反应：取25μl逆转录产物加入含扩增试剂的0.2ml离心管中，盖上管盖。将标准曲线反应管、待测定样品反应管、阴性对照、阳性对照反应管放入测定仪中。按照仪器的设置程序要求进行设置。其中，PCR循环仪参数为：

37℃　　2分钟；

94℃　　5分钟；

94℃　　15秒；

60℃　　60秒，共42个循环。

荧光信号的收集定为FAM（激发波长为480nm，发射波长为520nm）和TET（激发波长为521nm，发射波长为536nm），数据的采集定在60℃。

（3）结果分析及条件设定

1）读取检测结果：阈值设定原则以阈值线刚好超过正常阴性对照品扩增曲线的最高点，结果显示阴性为准。或可根据仪器噪声情况进行调整。

2）绘制标准曲线：根据4个标准品的浓度和CT值，绘制标准曲线。要求：拟合参数|r|≥0.97，接近于1。阴性对照无CT值并且无扩增曲线，则测定结果为0。阳性对照的CT值应＜30.0，并出现典型的扩增曲线。否则，此次实验视为无效。CT值＞30.0的样本须重做。重做结果无CT值者为阴性，否则为阳性。测定结果为0的标本，为HCV RNA阴性标本，测定结果≥500U/ml的标本为HCV RNA阳性标本。

注意试剂盒的检测灵敏度和定量测定范围：浓度超出定量范围时，提示病毒载量高于试剂盒检测线性范围上限，报告应注明>检测上限（如10^7U/ml）。若需精确定量，应采用阴性血清稀释后再重新测定。若 500＜浓度＜检测下限，提示病毒含量低于试剂盒检测线性范围，应注明低于检测下限，建议随访。

（4）注意事项及影响因素

1）本实验所用的标本若为血浆，注意应用EDTA或枸橼酸钠抗凝，不能用肝素抗凝。

2）待检新鲜血标本若不及时检测，应保存于−20℃。

3）标本制备、扩增前准备、扩增检测须在不同实验室中进行，各实验室的所有物品要专用。

4）反应液分装时应尽量避免产生气泡，上机前注意检查各反应管是否盖紧，以免荧光物质泄漏污染仪器。

5）操作过程中用到的超净台、移液器、离心机、扩增仪等仪器设备应经常用 10%次氯酸或70%乙醇或紫外线灯处理。

6）阴性对照，强、弱阳性对照和工作标准品应和待检标本平行进行操作后方可进行PCR扩增。

7）使用本试剂盒检测的标本具有传染性物质，请按传染病实验室检查规程操作。

【病例举例】 患者，男性，32 岁。上腹胀伴食欲不振 2 周。2 周前无明显诱因出现腹胀，伴恶心，无呕吐及腹泻。无不洁饮食史。

【小组讨论】

1. 为患者查体时应特别注意哪些体征？

2. 患者若为 HBVDNA 阳性，如何为患者解释病情？

（陆 楠）

实验 11 单纯疱疹病毒的定量检测

利用实时荧光定量 PCR 技术，对人脑脊液、生殖泌尿道分泌物、生殖道刮片、疱疹液等样本中单纯疱疹病毒 DNA 进行定量检测，用以对人类单纯疱疹病毒（HSV）感染进行辅助诊断和疗效观察。

HSV 属于疱疹病毒科，是有包膜的双链 DNA 病毒。HSV 有 HSV-1 和 HSV-2 两种亚型，虽然两型的感染方式和临床表现不同，但核苷酸序列同源性高达 50%。HSV 基因组为一线性 DNA 分子，根据 HSV 病毒序列设计特异性引物和荧光探针，配以 PCR 反应液、DNA 聚合酶等成分，可采用荧光定量 PCR 方法检测 HSV 的 DNA 含量。

【目的要求】 掌握单纯疱疹病毒的实验室定量检测方法。

【实验内容】

1. 标本获取

（1）疱疹溃疡部位脱落细胞：用刮片刮取溃疡病灶处脱落细胞，置于无菌玻璃管，密封送检。

（2）男性生殖泌尿道分泌物：用细小棉拭子伸入尿道 2～4cm，捻动拭子采集分泌物，将棉拭子置于无菌玻璃管，密封送检。

（3）女性生殖道分泌物：用无菌生理盐水棉球洗去宫颈外分泌物，再用无菌棉拭子插入宫颈内，停 5 秒，旋转棉拭子采集宫颈分泌物，将棉拭子置于无菌玻璃管，密封送检。

（4）女性尿道分泌物：用无菌生理盐水棉球洗净尿道口，再用无菌棉拭子插入尿道内 2cm，捻动棉拭子采集分泌物，将棉拭子置于无菌玻璃管，密封送检。

（5）脑脊液：按照常规腰椎穿刺抽取脑脊液 0.5～1ml，加入无菌离心管，密封送检。

2. 实验方法 临床上，本实验使用商品化的 HSVDNA 检测试剂盒，其中含有 DNA 提取液、HSVPCR 反应液（含有特异性探针、酶以及缓冲液）、稀释液、阳性定量标准品 4 管（1×10^4～1×10^7 拷贝/ml）、弱阳性质控品、强阳性质控品、阴性质控品。

3. 操作步骤

（1）标本处理

疱疹溃疡部位脱落细胞：向玻璃管内加入 1ml 灭菌生理盐水，充分振荡，尽可能将细胞洗脱。

生殖泌尿道分泌物：向玻璃管内加入 1ml 灭菌生理盐水，充分振荡，挤干棉拭子。

脑脊液：直接加入 DNA，提取步骤如下：

吸取全部液体至 1.5ml 离心管中，12 000 转/分离心 5 分钟，弃上清液。沉淀加入灭菌生理盐水 1ml，振荡混匀，12 000 转/分离心 5 分钟，弃上清液。

质控品：8000 转/分离心数秒，吸取 50μl 置于 0.5μl 离心管。

标准品：8000 转/分离心数秒，备用。

（2）DNA 提取：加入 50μl DNA 提取液，充分混合。100℃恒温孵育 10 分钟。12 000 转/分离心 5 分钟，用于 PCR 反应。

（3）PCR 扩增：将处理后的标本上清液 2μl（包括样品、标准品、阳性阴性对照）加入含有 HSVPCR 反应液的反应管中，做好标记，混匀。8000 转/分离心 30 秒。将反应管放入 PCR 仪，设置样品名称和循环条件：93℃ 2 分钟预变性；93℃ 45 秒、57℃ 60 秒，共 10 个循环；93℃ 30 秒、57℃ 45 秒，共 30 个循环；57℃ 60 秒，共 10 个循环，4℃保存。

（4）运行程序。

（5）结果判断

标准品：根据 4 个标准品的浓度和 CT 值，绘制标准曲线。要求：扩增曲线为 S 形，而且 CT＜27，拟合参数|r|≥0.97，接近于 1。

质控品如下：

阴性质控品：扩增曲线不呈现 S 形或 CT 值超过 30，全部阴性。

阳性质控品：扩增曲线为 S 形，全部阳性。

弱阳性质控品：2×10^{2}～2×10^{4} 拷贝/ml。

强阳性质控品：1×10^{6}～2.0×10^{7} 拷贝/ml。

阴性结果的判断：若扩增曲线不呈 S 形或 CT＞30，则样品的 HSV DNA 含量低于检测下限。

阳性结果的判断：扩增曲线呈 S 形且 CT＜30，根据标准曲线计算样品的病毒含量。

（6）注意事项及影响因素：不同试剂均有各自的检测上限、下限及灵敏度。男性生殖泌尿道分泌物采集标本前 2 小时禁小便。

本检测实验各阶段应在不同实验区域进行，包括 PCR 扩增试剂准备区、标本处理区及 PCR 扩增检测区。本实验中，阴性对照、阳性标准品应和待检标本进行平行检测。加试剂时，吸嘴轻靠在管壁上，尽量不要产生气泡。在标本处理阶段建议使用负压超净台。操作过程中用到的超净台、移液器、离心机、扩增仪等仪器设备应经常用 10%次氯酸或 70%乙醇及紫外线灯处理。实验中废弃的吸嘴应弃于含 10%次氯酸的废液缸中，以防止污染。

【病例举例】 患者，女性，32 岁。发热 2 周。2 周前有受凉史，体温升高，伴轻度皮疹和肌肉酸痛。查体：T 37.9℃，双侧颈部可触及 2cm×1.5cm 大小淋巴结，质软，触痛，咽部充血，扁桃体不大。心、肺及腹部未查及异常。

【小组讨论】

1. 患者查血常规中白细胞可能出现什么样的变化？

2. 患者可能出现哪些种类的病毒感染？

（陆　楠）

实验 12 面肩肱型肌营养不良症的分子诊断

面肩肱型肌营养不良症（facio scapula humeral type muscular dystrophy，FSHD）是继肌营养不良蛋白缺陷病和强直性肌营养不良之后第三类最常见的肌营养不良，该病呈常染色体显性遗传。肌肉营养不良意味着缓慢进展的肌肉变性，伴随着逐渐加重的肌力减退以及肌肉的萎缩（体积减小）。面肩肱型肌营养不良主要累及面部、肩带部和肱骨周围肌肉，病程长者也可以累及下肢或躯干肌。其特征性表现为不对称性的肌无力及肌萎缩。多数患者在面肌、上臂、肩胛带肌肉受累后 10 多年后仍可坚持步行或负重，或坚持部分工作，但进展后可引起下肢的肌力低下，伴有腓肠肌、臀肌的假性肥大性改变。FSHD 除累及肌肉外，常引起其他系统的病变，如高频听力障碍、无症状视网膜血管扩张等。因为 FSHD 的进展通常非常缓慢，并且很少影响心脏或呼吸系统，所以一般认为它不会危及生命，大部分患者都有正常的寿命，但致残率高。由于上肢上举无力而影响患者的日常生活能力和工作能力，约 20%的患者最终需依赖轮椅。目前尚无有效的治疗方法。遗传咨询和产前诊断是预防本病一代代遗传下去的关键。

面肩肱型肌营养不良症的确切致病机制尚未清楚，但基因研究表明染色体 4q35 区 3.3kb 串联重复序列（D4Z4）的整倍数缺失与本病有关。正常人群该序列为 41～350kb，患者拷贝数小于 38kb。D4Z4 拷贝数与临床表型负相关。以 p13E-11 为探针用 *Eco*R I+*Bln* I 双酶切的 Southern 杂交方法可使 FSHD 在分子水平得到确诊，杂交片段大小正常人一般＞50kb，而 FSHD 患者通常＜38kb。

【目的要求】

1. 掌握面肩肱型肌营养不良症的产前筛检项目。

2. 掌握 Southern 杂交方法的检测步骤。

【实验内容】

1. 实验步骤 酚-氯仿法抽提基因组 DNA。每个标本分别加入 *Eco*R I 及 *Eco*R I +*Bln* I，37℃水浴消化 18 小时。0.5%～0.6%琼脂糖凝胶电泳 30～32 小时。Southern 转移至 Hybond-N 尼龙膜。探针 p13E-11 用 α-32P dCTP 通过随机引物法标记，42℃杂交 16 小时，洗膜。条件为 0.1×SSC/0.1%SDS，55℃振荡 30 分钟×2 次。–70℃放射自显影 3～7 天，从 X 线胶片上读出 *Eco*R I/ p13E-11 及 *Eco*R I+*Bln* I/ p13E-11 片段大小。

2. 实验结果 杂交片段大小正常人一般＞50kb，而 FSHD 患者通常＜38kb。

3. 注意事项 FSHD 基因诊断方法建立于 1993 年，现在全世界得到广泛应用并成为研究 FSHD 的基础。基因诊断先将基因组 DNA 用限制性内切酶 *Eco*R Ⅰ消化，再以 p13E-11 为探针进行 Southern 印迹杂交。所得到的 *Eco*R Ⅰ限制性多态片段在正常人中通常为 50～320kb，而在 FSHD 患者中为 10～38kb，从而对 FSHD 患者进行有效的诊断。但是由于关键致病基因的未知、发病机制未明所致的 FSHD 的复杂性和分子遗传学上的新发现，使得印迹杂交基因诊断方法的“金标准”地位受到冲击并需要不断完善。同时目前 FSHD 基因诊断方法均为印迹杂交法，该方法本身存在 DNA 样本量大、操作费时费力、放射性污染等问题。因此在更全面准确、简单易行的基因诊断方法问世前，FSHD 基因诊断方法限于技术条件，在国内尚不能大范围推广。

【病例举例】 患儿，男性，2 岁。因面容异常、智力低下门诊咨询。

【小组讨论】

1. 举例说明家族性遗传病所涉及的基因异常。

2. 产前筛查可应用于哪些疾病？

（马兆垠）

实验 13 逆转录 PCR 检测急性白血病的分子遗传学异常

白血病是一种影响血液及骨髓的恶性肿瘤，它的特点是骨髓产生大量不成熟的白细胞并释放入血液中，同时骨髓的正常造血功能受到抑制，急性白血病患者可出现贫血、出血倾向、感染及器官浸润等临床表现。

已发现许多类型的白血病克隆具有分子生物学异常，这些骨髓细胞的重现性染色体异常可导致融合基因的变化，影响了细胞的生物学行为，出现肿瘤细胞增殖的特征，从而被归属为“病因”。近年来针对这些遗传学异常的白血病分子靶向治疗获得了令人瞩目的成果，新的治疗方法大大改善了白血病的预后，甚至使疾病得到治愈。例如，慢性髓系白血病可归因于一类显著的基因变异，此类染色体易位称之为费城染色体，即 9 号与 22 号染色体发生易位，导致位于 22 号染色体的 *BCR* 基因与 9 号染色体的 *ABL* 基因相融合，这种异常“融合”基因产生了一个 P210 或 P190 的蛋白质（P 为计量细胞内蛋白的质量单位，相当于 kDa）。该 *BCR/ABL* 融合基因所表达产物是一种酪氨酸激酶，可导致细胞过度增殖。针对 BCR-ABL 蛋白的酪氨酸激酶抑制剂伊马替尼等靶向治疗取得了令人瞩目的疗效。

急性早幼粒细胞白血病（APL-M3）是急性髓细胞白血病的一种特殊类型，它对维 A 酸诱导分化治疗反应良好，这与 APL 细胞中表达的维 A 酸受体（RARA）融合蛋白诱导的染色质的改变有关。已报道的 APL 的 5 种染色体易位均累及 17 号染色体上的 *RAR* 基因。该基因全长 39 398bp，包含 9 个外显子和 8 个内含子。t（15；17）易位见于绝大多数 APL 患者。维 A 酸受体 α 基因与 15 号染色体的早幼粒细胞白血病（PML）基因形成 *PML-RARA* 融合基因。其蛋白表达可抑制早幼粒细胞分化成熟。在治疗剂量下 ATRA 可降解 PML-RARα，此外 ATRA 还可使共抑制复合物与 RARα 分离进而招募共激活（coactivators）复合物，包括 CBP/P300、P/CAF、NcoA-1/SRC-1P/CIF 等蛋白其中 CBF/P300 和 P/CAF 有强烈的组蛋白乙酰化酶活性，使组蛋白乙酰化后，转录激活靶基因的功能恢复早幼粒细胞乃至分化成熟。1%～2%的 APL 有变异型 t（11；17）（q23；q21）使 11 号染色体上的早幼粒细胞白血病锌指基因（*PLZF*）与位于 17 号染色体上的 *RARα* 基因融合，此外还有对 ATRA 不敏感更少见的变异性染色体 t（5；17）（q35；q21）、dup（17）。

因此分子生物学检测在血液肿瘤性疾病中不仅有诊断作用，还具有治疗指导和疗效评估作用。

【目的要求】

1. 掌握急性白血病分子异常的诊断方法。

2. 掌握逆转录聚合酶链反应（简称逆转录 PCR）的实验方法。

【实验内容】

实验方法

（1）骨髓单个核细胞的提取

1）无菌条件下分别抽取急性早幼粒细胞白血病患者及慢性粒细胞白血病患者骨髓各 4ml，分别注入含 EDTA 抗凝的试管中，加入两倍体积生理盐水稀释，混匀。

2）取两只洁净的离心管，管内分别加入 3ml 淋巴细胞分离液，用塑料平口吸管将上述骨髓稀释液沿倾斜的离心管管壁缓慢加入至淋巴细胞分离液（相对密度 1.007）上层，使骨髓液与分离液形成明显的分层。在两只离心管上分别做好标记，以区分标本。室温下 2000 转/分离心 20 分钟。

3）取出离心管，用平口吸管吸取中层白色云雾状的单个细胞层转移到做好标记的两只新的离心管中，加入 12ml 生理盐水冲洗混匀。室温下 1000 转/分离心 10 分钟。取出离心管，弃去上清液，分别用 1.5ml 生理盐水将细胞吹打混匀，收于 EP 管。室温下 5000 转/分，离心 5 分钟。取出 EP 管，弃去上清液，即得到骨髓单个核细胞。

（2）细胞总 RNA 的提取：将约 5×10^6 细胞收至去 RNA 酶的 EP 管中，加入 1ml Trizol 液，充分吹打混匀，并多次颠倒（大于 10 次），室温放置 5 分钟。开盖加入氯仿 0.2ml，盖好盖子振荡混匀 15 秒，室温放置 3 分钟，然后 12 000 转/分 4℃离心 10 分钟。取出 EP 管，缓慢吸取上层水相，加入到新 1.5ml 去 RNA 酶的 EP 管中，然后向该管加入 0.5ml 异丙醇，充分振荡混匀，室温放置 10 分钟，然后 12 000 转/分 4℃离心 10 分钟。弃去上清液，加入 75%乙醇（DEPC 水配制）1ml 充分洗涤管盖、管壁和管底沉淀，12 000 转/分 4℃离心 10 分钟。弃去上清液，室温干燥 10 分钟，加入经 DEPC 处理高压灭菌的双蒸水 10μl，充分溶解 RNA 沉淀，应用紫外分光光度仪测定 RNA 溶液纯度和浓度，若纯度达到 1.8～2.0，则可行下一步逆转录或保存于–80℃超低温冰箱待用。

（3）逆转录反应：取去 RNA 酶的 EP 管向其中加入上步提取的总 RNA 样品 3μl，5×反应缓冲液 5μl，dNTP 混合物（2.5mmol/L）4μl，RNA 酶抑制剂（4U/μl）1μl，逆转录酶（20U/μl）1μl，Oligo（dT）引物（0.06μg/μl）1μl，DEPC 处理灭菌双蒸水 10μl，形成 25μl 反应体系，涡旋混匀 30 秒后，放入 PCR 仪进行逆转录反应，反应条件为 40℃逆转录 50 分钟，最后 99℃ 3 分钟终止聚合酶链反应。合成的 cDNA 可以马上作为下一步的反应模板或–20℃保存。

（4）PCR 反应（巢式）：在去 RNA 酶的 EP 管中加入三蒸水 10μl，上下游引物各 1μl，2×*Taq* PCR Master Mix（0.1U *Taq* Polymerase/μl，500μmol/L dNTP eacy，20mmol/L Tris-HCl（pH 8.3），100mmol/L KCl 和 3mmol/L $MgCl_2$）10μl，上步得到的 cDNA 3μl，形成 PCR 反应体系共 25μl。漩涡混匀 30 秒后，放入 PCR 仪进行第一轮扩增，扩增条件为 95℃预变性 3 分钟，进行 30 个 94℃变性 30 秒，59℃退火 45 秒，72℃延伸 60 秒的循环。循环结束后，72℃ 5 分钟终止反应。取第一轮扩增的目的基因的产物 3μl 作模板，再进行第二轮扩增，扩增反应条件与第一轮相同。

第一轮扩增引物见表 5-2。

表 5-2　第一轮扩增引物

BCR/ABL 引物	上游 5′ GAA GTG TTT CAG AAG CTT CTC C 3′ 下游 5′ GTT TGG GCT TCA CAC CAT TCC 3′
PML/RARα 引物	上游 5′ CAG TGT ACG CCT TCT CCA TCA 3′ 下游 5′ GCT TGT AGA TGC GGG GTA GA 3′ 上游 5′ CTG CTG GAG GCT GTG GAC 3′ 下游 5′ GCT TGT AGA TGC GGG GTA GA 3′
β-actin 引物	上游 5′ CGG GAC CTG ACT GAC TAC CT 3′ 下游 5′ AAG CAT TTG CGG TGG A 3′

第二轮扩增引物见表 5-3。

表 5-3　第二轮扩增引物

BCR/ABL 引物	上游 5′ CAG ATG CTG ACC AAC TCG TGT 3′ 下游 5′ TTC CCC ATT GTG ATT ATA GCC TA 3′
PML/RARα 引物	上游 5′ TCA AGA TGG AGT CTG AGG AGG 3′ 下游 5′ CTG CTG CTC TGG GTC TCA AT 3′ 上游 5′ AGC GCG ACT ACG AGG AGA T 3′ 下游 5′ CTG CTG CTC TGG GTC TCA AT 3′

（5）琼脂糖凝胶电泳定性分析：将冷却的 2%琼脂糖凝胶（含溴化乙锭）置于电泳槽，加入没过胶面 2mm 的 1×TAE 电泳缓冲液，将第二轮 PCR 扩增的目的基因产物 10μl、第一轮 PCR 扩增的内参基因产物 β-actin 10μl 和 DNA marker 5μl 小心注入加样孔，以 90V 电压电泳 30 分钟。紫外光激发 EB 发光便可观察各条带的电泳情况，并应用 Bio-rad 凝胶分析系统对图像拍摄保存。BCR/ABL 融合基因最终扩增的目的条　带为 300bp 左右，PML/RARα 融合基因最终扩增的目的条带为 200bp 或 300bp 左右（图 5-1）。

【病例举例】　患者，女性，34 岁。皮肤瘀斑伴月经增多 1 周。患者 1 周前出现皮肤瘀斑，无发热及关节痛，平时有乏力、食欲不振。查体：贫血貌、四肢皮肤散在瘀斑。胸骨下段压痛，心、肺及肝脾无异常。

【小组讨论】

1. 患者出血的原因有哪些?

2. 急性早幼粒细胞白血病为何易出现弥散性血管内凝血?

（李芳邻）

实验 14　慢性骨髓增生性疾病患者 *JAK2* 基因突变检测

慢性骨髓增生性疾病（myeloproliferative diseases）是某一系或多系骨髓细胞不断地异常增殖所引起的一组疾病的统称。临床见有一种或多种血细胞质和量的异常，脾大、出血倾向以及血栓形成。按照增生明显的细胞可分为：①以红细胞增生为主：真性红细胞增多症（polycythemia vera）；②以巨核细胞系增生为主：原发性血小板增多症（essential thrombocythemia）等；③以原纤维细胞及造骨细胞增生为主：原发性骨髓纤维化（primary myelofibrosis）、骨硬化症等。

这些类型具有细胞增生的特点并可以相互转化。

近来发现 90%～95%的 PV 患者可发现 *JAK2/V617F* 基因突变，50%～70%的血小板增多症患者有 *JAK2/V617F* 基因突变，从而导致细胞酪氨酸激酶活性升高至正常 10 倍以上，造成细胞的过度增殖。

【目的要求】

1. 掌握骨髓增生性疾病的诊断标准。

2. 掌握 PCR 检测分子异常的实验方法。

【实验内容】

实验方法

1. 用 QIAGEN 试剂盒提取 DNA 无菌条件下抽取骨髓增生性疾病患者骨髓 2ml，注入含 EDTA 抗凝的试管中。

取 20μl QIAGEN Protease 蛋白酶加入 1.5ml 的离心管，吸取上述骨髓样品 200μl 加入该离心管，加 200μl Buffer AL 液在振荡混匀器上振荡混匀 15 秒。如盖子上有液体，离心甩下。将离心管放入 56℃水浴锅内孵育 10 分钟，水浴后向离心管中加入无水乙醇 200μl，振荡混匀器上振荡 15 秒后，吸取离心管中的混合液加入 QIAGEN 柱中，8000 转/分离心 1 分钟，更换收集管，再向 QIAGEN 柱中加入 500μl AW1 溶液，8000 转/分离心 1 分钟，更换收集管，再向 QIAGEN 柱中加入 500μl AW2 溶液，14 000 转/分离心 3 分钟。将 QIAGEN 柱子放在干净的 EP 管上，加入 80～140μl 消毒的去离子水，室温放置 1 分钟，将 EP 管连同其上的 QIAGEN 柱放入离心机，8000 转/分离心 1 分钟。此收集即为 DNA 提取液（25～75ng/μl）。

2. PCR 反应 在去 RNA 酶的 EP 管中加入三蒸水 10μl，上下游引物各 1μl，2×*Taq* PCR Master Mix（0.1U *Taq* Polymerase/μl，500μmol/L dNTP eacy，20mmol/L Tris-HCl（pH 8.3），100mmol/L KCl 和 3mmol/L $MgCl_2$）10μl，上步得到的 DNA 提取液 3μl，形成 PCR 反应体系共 25μl。漩涡混匀 30 秒后，放入 PCR 仪，进行扩增，扩增条件为 94℃预变性 10 分钟，进行 45 个 94℃变性 30 秒，55℃退火 30 秒，72℃延伸 30 秒的循环。循环结束后，72℃ 5 分钟终止反应。

JAK2 引物类型：①突变型（203bp）：上游 5′ AGC ATT TGG TTT TAA ATT ATG GAG TAT ATT 3′；下游 5′ CTG AAT AGT CCT ACA GTG TTT TCA GTT TCA 3′。②野生型（364bp）：上游 5′ ATC TAT AGT CAT GCT GAA AGT AGG AGA AAG 3′；下游 5′ CTG AAT AGT CCT ACA GTG TTT TCA GTT TCA 3′。

3. 琼脂糖凝胶电泳定性分析 将冷却的 2%琼脂糖凝胶（含溴化乙锭）置于电泳槽，加入没过胶面 2mm 的 1×TAE 电泳缓冲液，将 PCR 扩增的目的基因产物 10μl 和 DNA marker 5μl 小心注入加样孔，以 90V 电压电泳 30 分钟。紫外光激发 EB 发光便可观察各条带的电泳情况，并应用 Bio-rad 凝胶分析系统对图像拍摄保存。PCR 产物电泳后出现 364bp、203bp 两条产物的为突变型，只有 364bp 产物的为野生型（图 5-1）。

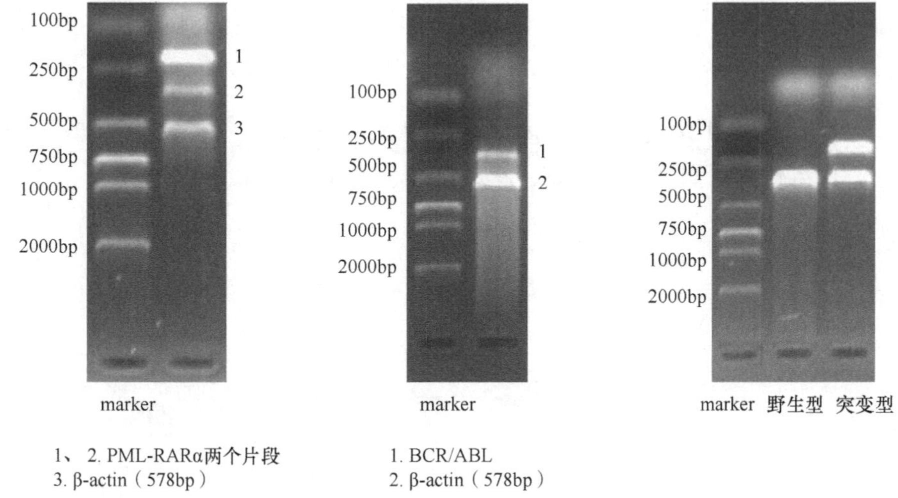

图 5-1　血液系统疾病琼脂糖凝胶电泳定性分析

【病例举例】　患者，男性，61 岁。腹胀半年。查体：一般状况良好，心肺无异常，腹软，无压痛，肝肋下未触及，脾肋下 2cm，质软，无触痛。血常规示：WBC 12×10^9/L，Hb 160g/L，PLT 877×10^9/L。

【小组讨论】

1. 患者脾大的可能原因有哪些？

2. 患者骨髓细胞学检查还可能见到哪些表现？

（李芳邻）

实验 15　基于“治趣 APP”的临床技能训练

【目的要求】

1. 根据“治趣 APP”中所设定的临床病例场景，通过病史问诊、体格检查、诊断与鉴别诊断、临床处置方法等一系列临床思维方式的培训，进一步强化临床理论知识与技能的结合。

2. 根据训练的要求，评估自身学习的成绩和不足。

治趣 APP 是一款移动虚拟临床诊疗应用，通过虚拟病人模拟各类真实病例，提供面向医学人士的临床思维训练服务。由于可以利用电脑和手机登录，因此极大地方便了用户。用户随时利用碎片时间，参与“治趣”软件中设定的诊断和治疗过程，随时随地“治病救人”，提高临床诊疗技能。软件中提供了丰富的病例资源，用户可登录“治趣”进行虚拟问诊、体格检查、制定医嘱、明确诊断等一系列临床诊疗过程，通过信息交互，全程模拟真实医患诊疗场景，其中包括形象地问诊、规范地查体、恰当地检查、准确地诊断、紧张地抢救等过程。这些模拟过程不仅大大规避了临床医疗行为的风险，还有助于初学者尽快系统掌握临床工作的程序和规范，降低了学习成本。“治趣 APP”软件中提供的各专业病例均经过权威专家认证，从海量临床真实病例中精选典型样本，由权威医院共同完成病例研发，病例覆盖内科、妇科、儿科、外科、精神科、肿瘤科等医学专科，形成丰富的病例库资源。仿真医嘱囊括了 CT、MRI、X 线、超声、电生理检查法、核医学、免疫学、脑脊髓、特殊检查、微生物学、胃肠道、心血管、血液学、遗传学等各类临床真实多媒体数据。通过医嘱实现病程推进，还可实时呈现虚拟病患的用药反馈状况。

通过虚拟病人训练/考核临床诊疗思维
标准化、可重复、低成本、移动学习、安全、趣味

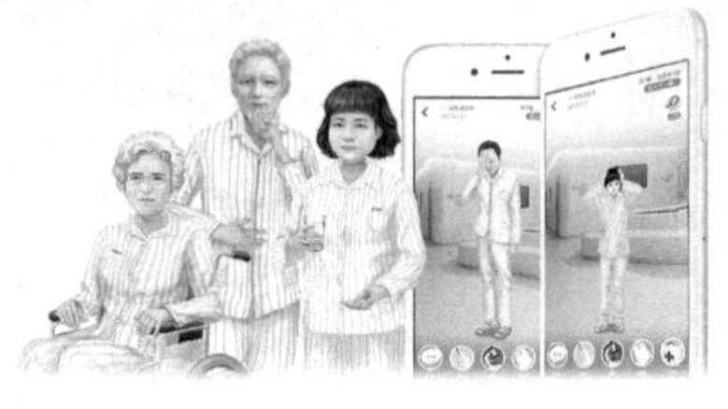

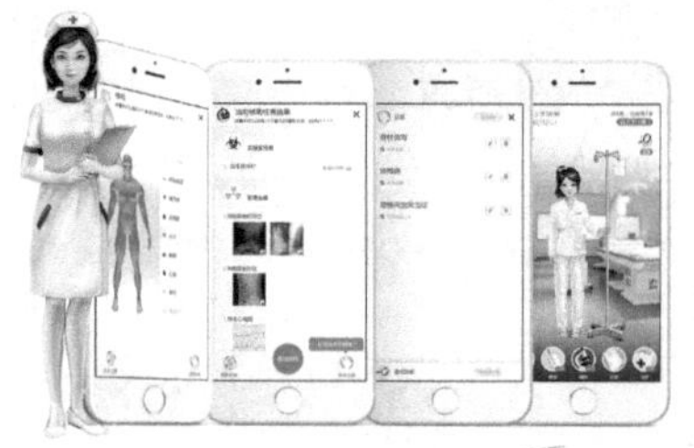

内容严肃、形式活泼（类游戏化学习）

统计分析

提供数十种定性和定量胜任力评估反馈
全面、客观、科学、直观地评估医生的临床能力

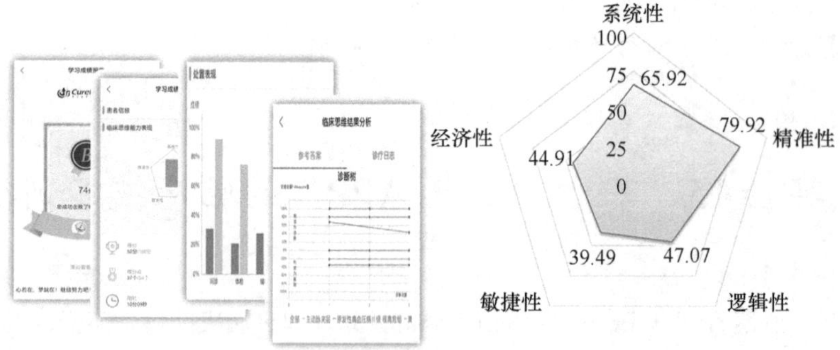

在软件中设置了客观评估系统，按照系统性、精准性、逻辑性、敏捷性、经济性指标实施评判，便于学习者进行自我学习效果的评价。评分机制严谨，严格按照临床疾病的处置规范，对学习者的诊治过程进行科学评估，根据每一项的权重生成详细的评估清单。学习者可根据得分和处置解析，回顾每份病例的处置，寻找合适的诊疗路径，从而更有效地帮助用户提高临床思维能力。

（李芳邻　徐大桐）

实验 16　执业医师考试的现状与对策

为了加强医师队伍的建设，提高医师的职业道德和业务素质，保障医师的合法权益，保护人民健康，我国于 1998 年 6 月通过了《中华人民共和国执业医师法》。我国执业医师法规定医务人员必须依法取得执业医师资格或者执业助理医师资格并经注册方可从事医疗

工作。医师资格考试的性质是行业准入考试，是评价申请医师资格者是否具备从事医师工作所必需的专业知识与技能的考试。该测试为全国统一考试，分为两级四类，即执业医师和执业助理医师两级；每级分为临床、中医、口腔、公共卫生四类。

【目的要求】

1. 掌握国家执业医师的考试内容和要求。

2. 掌握执业医师考试的相关法规。

【实验内容】

1. 我国执业医师考试的相关法规　参照国家卫生健康委员会医师资格考试委员会公告，根据《中华人民共和国执业医师法》和《医师资格考试暂行办法》规定，每年在全国举行医师资格考试。

（1）考试报名：考试报名包括网上报名和现场审核两个部分。

网上报名时间为每年 1 月，考生需持有效身份证件按有关规定如实准确填报个人信息。

现场审核时间为每年 2 月上旬，主要是对网上报名考生的照片采集和报名资料的真实性进行审核。请考生注意安排好报名时间，尽早网上报名。

（2）临床医师资格考试分为实践技能考试和医学综合笔试两部分。

2. 实践技能考试　2020 年，医师资格考试实践技能考试原则上在国家实践技能考试基地进行。实践技能考试合格分数线为 60 分。成绩合格者，成绩 2 年有效。

以 2020 年考试时间为例，全国考试时间如下。

（1）临床类别：2020 年 6 月 10～23 日。

（2）中医类别：2020 年 6 月 13～21 日。

（3）口腔类别：2020 年 6 月 13～21 日。

（4）公共卫生类别：2020 年 6 月 13～14 日。

（5）乡村全科执业助理医师：2020 年 6 月 23～29 日。

3. 医学综合考试　除中医类别少数民族医专业外，执业医师合格分数线为 360 分，执业助理医师合格分数线为 180 分。医学综合考试时间见表 5-4。

表 5-4　医学综合考试时间（以 2020 年考试形式为例，计算机化考试）

类别	考试时间	加试	加试时间
临床类别执业医师资格	2020 年 8 月 22 日 16:30～18:30	军事医学加试	2020 年 8 月 23 日 11:05～12:05
	8 月 23 日 9:00～11:00，13:30～15:30、16:30～18:30	院前急救岗位和儿科专业加试	2020 年 8 月 23 日 11:05～12:05
临床类别执业助理医师资格	2020 年 8 月 21 日 9:00～11:00，13:30～15:30	军事医学加试	2020 年 8 月 21 日 15:35～16:05
口腔类别、公共卫生类别、中医类别中医专业、中医类别中西医结合专业执业医师资格	2020 年 8 月 21 日 9:00～11:00，13:30～15:30 和 8 月 22 日 9:00～11:00，13:30～15:30	军事医学加试	2020 年 8 月 22 日 11:05～12:05
口腔类别、公共卫生类别、中医类别中医专业、中医类别中西医结合专业执业助理医师资格和乡村全科执业助理医师资格	2020 年 8 月 22 日 9:00～11:00，13:30～15:30	军事医学加试	2020 年 8 月 22 日 11:05～11:35

2020 年所开展的医师资格考试临床执业医师、临床执业助理医师、中医类别具有规定学历中医专业执业医师和具有规定学历中医专业执业助理医师医学综合笔试“一年两试”试点。在试点考区通过当年实践技能考试，但未通过第一次医学综合笔试且无违纪违规行为的考生，可以报名参加第二次医学综合笔试（含缺考与未缴纳第一次医学综合考试费用考生）。医学综合笔试“一年两试”试点第二次考试时间在每年 11 月。

4. 医师资格考试知识点结构 基础医学（生理学、生物化学、病理学、药理学、医学微生物学、医学免疫学）占 13.33%；医学人文综合（卫生法规、医学心理学、医学伦理学）占 6.67%；临床医学综合占 75%，其中包括内科学（含传染病学）、外科学、妇产科学、儿科学、神经病学、精神病学；预防医学等综合占 5%。举例如下。

基础医学综合（150 分±）：生物化学 10～12 分，生理学 10～14 分，病理学 15～20 分，药理学 10 分，医学微生物学 5 分，医学免疫学 5～8 分，医学心理学 15～18 分，医学伦理学 5～10 分，卫生法规 15～20 分，预防医学 15～20 分。

临床医学综合（450 分±）：预估各专业比例分配为消化系统 14.5%，妇产科学、女性生殖系统 12.5%，儿科学 11.5%，神经精神系统 8%，心血管系统 8.5%，外科总论及其他 8.5%，呼吸系统 7%，泌尿系统 4.5%，运动系统 5%，血液系统 5%，内分泌系统 4.5%，传染病学 9.5%，风湿免疫系统 1%。

考试题型全部为选择题，包括 A_1 、A_2、A_3/A_4、B_1 型题。临床执业医师考核的分数线约为 360 分，共 600 道题；临床执业助理医师考核的分数线约为 180 分，共 300 道题。

A_1 型题：每道试题有一个短句或长句的描述性题干和 5 个备选答案组成，要求选出最佳答案。多用于考查学生是否掌握基本概念、基本理论等内容，记忆性理论多见。

例题：病原体进入人体后，是否引起疾病，主要取决于

A. 病原体的数量　　B. 病原体的毒力

C. 病原体的致病能力和机体的免疫功能　　D. 病原体的侵袭力

E. 机体的抵抗能力

正确答案：C

A_2 型题：题干为贴近临床的简要病历，根据病例描述，提出针对该疾病或患者的考核内容（引导句）。考核点可涉及相关病因、发病机制、诊断、鉴别诊断、治疗、预后、人文等内容，为考核的主要题型。备选答案同样为 5 个，要求选出最佳答案。

例题：患儿，1 岁。发热，流涕 4 天。4 天前开始发热，体温 38.5℃，流涕，打喷嚏，畏光，咳嗽，昨日体温稍降，今日又发热。于半个月前曾接触过麻疹病儿。查体：耳后发际部出现红色斑丘疹，疹间有健康皮肤，未接种过麻疹疫苗。查血白细胞 4.5×10^9/L。患者最可能的诊断是

A. 猩红热　　B. 麻疹　　C. 幼儿急疹

D. 风疹　　E. 荨麻疹

正确答案：B

A_3/A_4 型题：此型题也称为病例串多选题。试题以临床情景的描述作为题干，根据该病例所涉及的疾病诊疗等知识，提出 2～3 个相关问题，每个问题均与题干中的临床情景有关，引导句中的考核要点符合临床逻辑性，每一问题中含有 5 个备选答案。A_4 型题和 A_3 型题的区别在于，A_4 型题可以在已经给出临床情景的基础上，针对患者的病情变化或检查

结果，提供假设信息，然后针对假设的情况进行提问。

例题：患者，女性，42 岁。右乳肿物 1 周。患者 1 周前发现右乳外上象限肿物，局部感疼痛，无发热。查体：右乳外上象限触及一包块约 4cm×5cm 大小，质硬，触痛，外上象限皮肤稍凹陷，右腋窝可及直径 1cm 淋巴结，质硬，活动度可。

此患者首先考虑的诊断是

A. 急性乳腺炎　　B. 乳腺癌　　C. 浆细胞性乳腺炎

D. 乳腺囊性增生病　　E. 乳腺纤维腺瘤

正确答案：B

为明确诊断应采取的措施是

A. 红外线扫描　　B. B 超　　C. 钼靶摄片

D. PET-CT　　E. 粗针穿刺活检

正确答案：E

B_1 型题：此型题的形式是给出 5 个性质一致的备选答案，常常是症状、体征、辅助检查、疾病等的名词或短语。问题提问则是与备选答案特征相关的检查结果或疾病等，用于考查病因、发病机制、临床表现、诊断与鉴别诊断等内容。

例题：

A. 上斜肌　　B. 下斜肌　　C. 外直肌

D. 眼轮匝肌　　E. 瞳孔开大肌

1. 滑车神经支配的肌肉是

2. 动眼神经支配的肌肉是

正确答案：1.A，2.B

5. 执业医师临床技能考试　临床技能考试是针对医师所应具备的基本能力的考核，围绕内科、外科、妇产科、儿科各类常见病及多发病所具有的基本临床特征，设计病史采集、病例分析、基本体格检查、基本辅助检查、基本临床操作，可以综合评估医生的临床诊断和处置能力。

考核步骤与必考内容如下。

第一站：病史采集与病例分析，笔试，22～26 分钟。

第二站：体格检查、临床基本操作、医学人文，20～26 分钟。

第三站：电脑答题，体格检查（心肺听诊等）、影像学阅片（X 线片、CT 等）、心电图判读，15～20 分钟。

（1）病史采集：是指围绕患者症状（如发热、呼吸困难、腹痛、意识障碍等）进行病史采集。

其内容主要包括：①现病史：发病病因、诱因、主要症状的特点、病情的演变、伴随症状、诊疗经过、全身状态即发病后的一般状况等的采集。②其他病史：包括既往史、个人史、月经婚育史、家族史等，尤其关注既往健康状况、与患者疾病相关的病史内容、食物及药物过敏史、外伤手术史、烟酒嗜好等。

（2）病例分析：是指医师应该有能力通过对患者的临床表现、辅助检查等资料的获取，做出正确的疾病诊断，对诊断依据及鉴别诊断的疾病加以分析，熟悉该疾病的病因、病理生理等基本知识，提出进一步检查的内容和方法，并掌握该疾病（患者）

的治疗原则。

【病例举例及小组讨论】

1. 患者，男性，55 岁。因“感冒发热”来急诊科就诊。查体：T 39.5℃，P 122 次/分，R 32 次/分，精神差，口唇发绀，自觉胸闷不适。

问题：该患者采集病史及根据临床表现所需要的处理是什么?

2. 患者，男性，25 岁，工人。骤然抬起重物时腰部剧痛，继而右下肢麻痛，咳嗽时疼痛由臀部串到左足跟。体格检查：腰部有肌痉挛，活动受限并有侧弯现象，L_4～L_5椎间隙有明显压痛和叩痛。

问题：①患者病史采集内容还需要注意补充什么？②下一步的诊断与处理是什么?

3. 患者，女性，32 岁，初产妇。妊娠 40 周，产前无痛性阴道流血 3 次，自然分娩，胎盘娩出后阴道流血约 500ml，检查胎盘完整，胎膜破口距胎盘边缘 4cm。

问题：①患者的问诊要点要关注哪些病史？②体格检查应注意哪些内容？③下一步的处理是什么?

4. 患儿，男性，22 天，足月顺产。出生体重 3100g，生后母乳喂养。第 3 天出现皮肤黄染，至今黄疸不退。胃纳好，体温正常。查体：体重 3750g，除皮肤黄染外，无其他异常。血常规及尿常规均正常，血清胆红素 204μmol/L。

问题：①患者病史中还需要补充哪些内容？②最可能的诊断及诊断依据是什么？③诊断时应与何种疾病相鉴别？④对患者下一步的处理措施是什么?

医师资格考试报名有关规定及考试相关信息，各考区、考点和考生可登录国家卫生健康委和国家中医药管理局网站查询，或者登录国家医学考试网和中国中医药考试认证网查询。国家卫生健康委网址：http：//www.nhc.gov.cn/；国家中医药管理局网址：http：//www.satcm.gov.cn/；国家医学考试网网址：http：//www.nmec.org.cn/；中国中医药考试认证网网址：http：//www.tcmtest.org.cn/。

（李芳邻）

附录　症状和体征常用英文词汇

1. 身体的一般状态（body as a whole）

上（下）部量 upper（lower）measurement
身高 body height
坐高 sitting height
体重 body weight
体重增加 gain in weight
体重减少 loss in weight
体表面积 surface area
头（胸、腹）周长；头（胸、腹）围 head（chest，abdominal）circumference
体态 posture
营养 nutrition
　肥胖 fat；obesity；overweight
　消瘦 thin；emaciation；underweight
　极度消瘦 marasmus
　恶病质 cachexia
体格检查 physical examination
生长 growth
发育 development
　发育迟缓 growth retardation；stunting
畸形 deformity；malformation
体型 habit；habitus；body type；body shape
　多血质 plethora
　巨人症 gigantism
　侏儒症 dwarfism
意识；神志 consciousness；sensorium
精神状态 mental status
言语；语音 speech
　口吃 stammer；stuttering
　构音障碍 dysarthria
　失语症 aphasia
　呵欠 yawning；oscitation
　打喷嚏 sneeze
　鼻鼾 snoring
步态 gait
　蹒跚步态 waddling gait

跨栏步态 tabbing gait
偏瘫步态 hemiplegic gait
醉酒步态 drunken gait
痉挛步态 spastic gait
共济失调步态 ataxic gait
慌张步态 festinating gait
跨阈步态 steppage gait
剪刀状步态 scissors gait
间歇性跛行 intermittent claudication

运动 movement

伸直 extension
强直 rigidity
过伸 hyperextension
屈曲 flexion
外展 abduction
内收 adduction
旋前 pronation
旋后 supination
旋转 rotation
仰角 elevation
偏差 deviation
对掌运动 opposition
向前 forward
向后 backward
向上 upward
向下 downward
向外 outward
向内 inward

2. 全身症状（constitutional symptoms）

白化病 albinism
色素沉着 pigmentation
发红 redness
潮红 flush
黄疸 jaundice；icterus
发绀；青紫 cyanosis
苍白 pallor；paleness
松弛 looseness
紧张 tension
膨胀 turgor

弹性 elasticit
紫纹 purple striae
角化 keratinization；conification
出血 hemorrhage
渗出 exudation；seepage
紫癜 purpura
渗血 capillary hemorrhage
瘀点 petechiae
瘀斑 ecchymosis
血肿 hematoma
水肿 edema；dropsy
脱水 dehydration
皮下气肿 subcutaneous emphysema
斑疹 macule
丘疹 papule
水疱 vesicle；blister
脓疱 pustule
结节 nodule
肿块 mass；tumor
风团 wheal
脱屑 desquamation
脱落 exfoliation
鳞屑 scale
结痂 crust
表皮剥落 excoriation
裂纹 fissure
溃疡 ulcer
瘢痕 scar；cicatrix
皮疹 eruption；rash
黏膜疹 enanthema
玫瑰疹 rose spots
皮肤划痕症 dermographia
匙状甲；反甲 spoon nail；koilonychia
毛发脱落 loss of hair
多毛症 hirsutism
体温 temperature
发热 fever；pyrexia
热型 fever type
　　稽留热 continued fever

弛张热 remittent fever
间歇热 intermittent fever
波状热 undulant fever
基础体温 basal body temperature
吸收热 absorption fever
寒冷 coldness
畏寒；寒战 chill；regor
出汗 sweating；perspiration
多汗症 hyperhidrosis
少汗症 hypohidrosis
盗汗 night sweating
头痛 headache
胸痛 chest pain
背痛 backache；back pain
腹痛 abdominal pain，stomache
腰痛 lumbago
四肢痛 limbs pain
关节痛 arthralgia
神经痛 neuralgia
灼性神经痛 causalgia；burning pain
压痛 tenderness
局部痛 local pain
牵涉痛 referred pain
放射痛 radiating pain
急性疼痛 acute pain
慢性疼痛 chronic pain
隐痛；钝痛 dull pain
绞痛 colic；colicky pain
酸痛 soreness；aching pain
锐痛 sharp pain
胀痛 distending pain
刺痛 stabbing pain；sting
瘙痒 itching；pruritus
麻木 numbness
不舒服 indisposition；discomfort；malaise
过劳 over- strain；over-work
疲倦；劳累 fatigue；to be tired
软弱无力 weakness
晕厥 syncope；swoon；faint

眩晕 vertigo；dizziness

3. 头面部（head and face）

小头畸形 microcephaly
大头畸形 macrocephaly
尖头畸形 acrocephaly
方颅 enlarged square skull
颅缝早闭 craniosynostosis
囟门高突 bulging fontanel
囟门下陷 sunken fontanel
满月脸 moon face
苦笑面容 risus sardonicus

4. 眼（eyes）

突眼 exophth almos
眼球震颤 nystagmus
流泪 lacrimation
眼睑浮肿 eyelids swelling
结膜水肿 chemosis
结膜充血 conjunctival injection
结膜干燥 conjunctival xerosis
新生血管形成 neoangiogenesis
角膜浸润 cornea infiltration
角膜混浊 corneal opacity
瞳孔对光反应 reaction of pupil to light
畏光 photophobia
视疲劳 asthenopia
视物模糊 blurred vision
视力减退 visual deterioration
失明 blindness
斜视 squint
复视 double vision；diplopia

5. 耳鼻喉（otolaryngology）

鼻塞 nasal obstruction；nasal stuffiness
鼻腔 nasal
鼻出血 nasal hemorrhage；epistaxis
打喷嚏 sneezing
鼻涕 snivel
嗅觉丧失 anosmia
嗅觉减退 hyposmia
嗅觉倒错 parosmia

鞍鼻 saddle nose
鼻漏 nasal discharge；rhinorrhea
咽痛 sore thoat
伪膜 psendomembrane
声音嘶哑 hoarseness
失音 aphonia；loss of voice
发声困难 dysphonia
缄默症 mutism
呼吸困难 dyspnea
听力减退 hearing loss
耳鸣 tinnitus
耳痛 earache；otalgia
耳聋 deafness
聋哑 deaf-mutism

6. 口腔（oral cavity）

口眼歪斜 facial paralysis
疱疹 herpes
皲裂 rhagades
舌震颤 tremulous tongue
舌苔 coated tongue；furred tongue
镜面舌 mirror-like tongue
裂纹舌 fissured tongue
舌痛 tongue
草莓舌 strawberry tongue
地图舌 graphic tongue
牙痛 toothache
牙关紧闭 trismus；lockjaw
口臭 halitosis

7. 颈部（neck）

颈强直 cervical rigidity
斜颈 wry neck；torticollis
甲状腺肿 goiter

8. 四肢（extremities）

偏侧肥大 hemihypertrophy
翼状肩胛 winged scapula
腕下垂 wristdrop
畸形手 talipomanus
畸形足 clubfoot
多指（趾）polydactyly

并指（趾）syndactyly
爪形手 claw hand
杵状指 clubbed fingers
间歇性跛行 intermittent claudication
膝反射 patellar reflex
手足搐搦 tetany
膝内翻 genu varum
膝外翻 genu valgum

9. 胸、肺（chest and lungs）

扁平胸 flat chest
桶状胸 barrel chest
鸡胸 pigeon chest；pectus carinatum
漏斗胸 funnel chest；pectus excavatum
佝偻病胸 rachitic chest
脊柱侧弯 scoliosis
脊柱前凸 lordosis
脊柱后凸 kyphosis
三凹征 three concave sign；three depressions sign
吸气性（呼气性）呼吸困难 inspiratory（expiratory）dyspnea
夜间阵发性呼吸困难 nocturnal paroxysmal dyspnea
缺氧 anoxia；hypoxia
窒息 asphyxia
喘鸣 stridor
腹式呼吸 abdominal breathing
胸式呼吸 thoracic breathing
端坐呼吸 orthopnea
张口呼吸 mouth breathing
呼吸过缓 bradypnea
呼吸暂停 apnea
呼吸过速 tachypnea
通气过度 hyperventilation
陈-施呼吸 Cheyne-Stokes respiration
间停呼吸 Biot’s breathing
抽泣样呼吸 Sobbing respiration
语音震颤 vocal fremitus
触觉语颤 tactile fremitus
胸膜摩擦音 pleural friction rub
清音 resonance
过清音 hyperresonance

鼓音 tympany
浊音 dullness
实音 flatness
呼吸音 breath sound
肺泡呼吸音 vesicular breath sound
支气管呼吸音 bronchial breath sound
支气管肺泡呼吸音 bronchovesicular breath sound
啰音 rales
湿啰音 moist rales；crackle
粗（中等、细）湿啰音 coarse（medium，fine）moist rales
捻发音 crepitations
干啰音 dry rales；rhonchi
鼾音 sonorous rhonchi
哮鸣音 wheezing rale
语音 speech
听觉语音 vocal resonance
耳语音 whispered pectoriloquy
语音共振 vocal resonance
羊鸣音 egophony
干咳 dry cough
湿性咳嗽 wet cough；productive cough
咳痰 expectoration
黏液性痰 mucous sputum
脓性痰 purulent sputum
铁锈色痰 rusty sputum
粉红色泡沫痰 pink frothy sputum
咯血 hemoptysis
胸腔积液 pleural effusion

10. 心血管系统（cardiovascular system）

搏动 pulsation
颈静脉搏动 jugular venous pulsation
颈静脉充盈 jugular vein engorgement
毛细血管搏动 capillary pulsation
震颤 thrill
肝颈静脉回流征 hepatojugular reflux sign
窦性心律不齐 sinus arrhythmia
间歇脉 intermittent pulse
脉搏短绌 pulse deficit
水冲脉 water-hammer pulse

奇脉 paradoxical pulse
心脏肥大（扩大、增大）cardiac hypertrophy（dilatation，enlargement）
期前收缩 premature beat
心音 heart sound
心动过速 tachycardia
心动过缓 bradycardia
心音分裂 splitting of the heart sound
开瓣音 openingsnap
第三心音 third heart sound
心脏杂音 heart murmur
海鸥鸣样杂音 seagull murmur
心包摩擦音 pericardial friction rub
心悸 palpitation
心包叩击音 pericardial knock
心脏压塞 cardiac tamponade

11. 腹壁和消化系统（abdominal wall and alimentary canal）

轮廓 contour
舟状腹 scaphoid abdomen
腹胀 abdominal distension
妊娠纹 striae gravidarum
腹直肌分离 diastasis recti abdominis
蠕动波 peristaltic wave
肠型 intestinal form
蠕动 peristalsis
静脉曲张 varicosis
瘢痕 scar
食管静脉曲张 esophageal varices
蜘蛛痣 nevus araneus；spider angioma
肝掌 liver palm
板状腹 abdominal muscle rigidity
反跳痛 rebound tenderness
压痛 tenderness
揉面感 doughy sensation
腹水 ascites
移动性浊音 shifting dullness
肿块 mass
胃肠胀气 flatulence
肠鸣音 borborygmus；peristolic sounds
肝大 enlargement of the liver；hepatomegaly

脾大 enlargement of the spleen；splenomegaly
闭孔肌试验 the obturator test
粪便 stool；feces
气腹 pneumoperitoneum
食欲减退；厌食 anorexia
多食 polyphagia
食欲亢进症 hyperphagia
恶心 nausea
呕吐 vomiting
干呕 retching
口渴 thirst
口干 dry mouth
烦渴 polydipsia
异食癖 parorexis；pica
嗳气 erucatation；belching
呃逆 hiccough；hiccup
消化不良 indigestion；dyspepsia
反胃 regurgitation
吞咽困难 dysphagia
呕血 hematemesis
心因性呕吐 psychogenic vomiting
喷射性呕吐 projectile vomiting
胃灼热；烧心感 heart burn；pyrosis
胃痛 stomach pain
胆绞痛 biliary colic
排便困难 difficult defecation
便秘 constipation；astriction
腹泻 diarrhea
大便失禁 fecal incontinence
里急后重 tenesmus
成形便 formed stool
血便 bloody stool
水样便 watery stool
糊状便 mushy stool
黏液样便 mucoid stool
黑粪 melena
脂肪泻 steatorrhea
水泻 watery diarrhea
乳糜泻 celiac disease